올바른 회복을 위한 산후 필라테스

POSTNATAL PILATES - A Recovery and Strength Guide for Life

'나의 이상적인 세상에서는 모든 엄마들은
Anya의 단축 다이얼을 가지고 있다!!
탁월한 필라테스와 결합된 수많은 지당한 조언은
엄마들에게 있어서 완벽하다.
엄마들이 신체의 "통제"를 되찾을 수 있도록 도와주고
앞으로 몇 년 동안 올바른 신체 사용을 위한 기초를 다진다.
이 책을 추천하기에 형용할 만한 충분한 말이 떠오르지 않는다.'

리 엔 로빈슨, 바디 컨트롤 필라테스® 대표

올바른 회복을 위한

산후 필라테스

지니킴 외 옮김

ANYA HAYES

POSTNATAL PILATES

A Recovery and Strength Guide for Life

영 문 출 판 사

■ **옮긴이**

지니킴 호주 여성골반건강 전문 치료사
호주 APA 골반건강, 근골격계 정회원
미국 APTA 골반건강 정회원
호주 로얄 브리즈번 여성전문 종합병원 근무
한국인 최초 호주 클리니컬 필라테스 마스터

조지연 전) 국제 재활 필라테스 협회 임산부과정 교육강사
물리치료사
필라테스 유니크 원장

윤원형 Core Pilates 산전산후과정 수료
E Pilates 근막이완 인증강사
TCFWF 산전산후 복직근이개 인증강사

POSTNATAL PILATES A Recovery and Strength Guide for Life
by **ANYA HAYES**

올바른 회복을 위한
산후 필라테스

2021년 6월 21일 초판인쇄
2021년 6월 28일 초판발행

지은이 : ANYA HAYES
옮긴이 : 지 니 킴 외
발행인 : 박 병 조
발행처 : 도서출판 영문출판사
등 록 : 1987년 12월 21일 제2-419호
주 소 : 서울시 강남구 삼성동 69-1
전 화 : (02) 514-5590, 776-5590
팩 스 : (02) 756-8943
홈페이지 : www.ymsbook.net
E-mail : yeongmunsa@empas.com
정 가 : 20,000 원
ISBN 978-89-7224-506-3 93510

※ 파본은 교환해 드립니다.

목차

시작하며

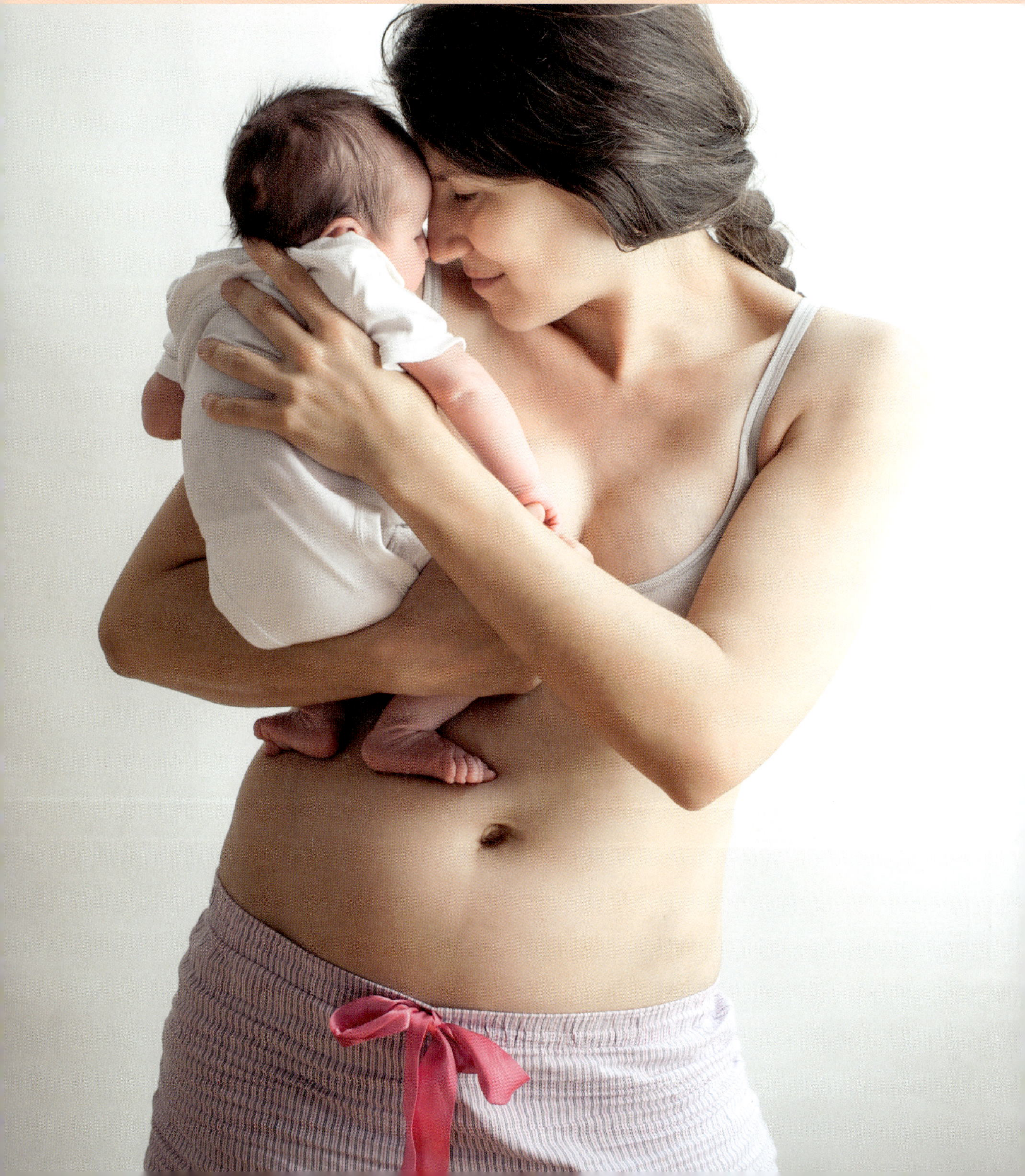

출산과 그 이후!

To maternity and beyond!

축하합니다! 당신은 엄마입니다! 당신의 아기가 태어난 지 2주, 2개월, 2년, 심지어 20년이 되었다 하더라도 이 책은 당신의 마음, 신체, 정신에 있어서 산후 회복을 위한 자료의 종합 세트입니다. 이 책은 당신이 골반기저근에서 에너지를 찾는 것을 돕고, 9개월의 임신기간 동안 변형된 자세와 척추를 재정렬하고, 엄마가 된 후 변화한 일상에서의 적응을 위해 당신의 몸을 강하게 훈련시키는 것을 목표로 합니다.

임신 후 건강 및 웰빙: 정신적 및 신체적 균형

신체적 정신적 건강은 뗄레야 뗄 수 없는 관계이다. 육아에 있어 모성애의 보유량이 한계까지 시험될 때, 어떻게 신체적, 정신적 회복력을 쌓을 수 있는지 배워, 우리가 이 삶의 기술을 아이들에게 전수할 수 있도록 하는 것은 필수적이다. 임신과 모성의 육체적인 고갈은 자주 간과되고 스트레스는 아주 쉽게 쌓일 수 있다. 만약 우리에게 회복력이 없다면, 과도한 스트레스는 우리의 건강을 해칠 수 있다.

스트레스는 바쁜 삶, 세금청구서 걱정 등에 의해 야기될 수 있지만, 또한 당신의 신체적 환경과 식단과도 관련이 있다; 너무 많은 설탕이나 카페인은 당신의 시스템에 과부하를 주고 스트레스를 유발할 수 있다. 만성적인 스트레스는 우리의 회복력을 무기력하게 만들어 호르몬 불균형, 머리가 멍해지는 것(Brain Fog), 체력 상실 등으로 이어지게 할 수 있다. 즉, 우리가 가정하고 (희망)하는 회복은 특별히 주의를 기울이지 않아도 진행되는 것이지만 장기간의 스트레스는 산후 신체적 회복에 해를 끼친다.

필라테스와는 어떤 관련이 있을까?

출산 후 신체적으로 허약하다고 느낀다면 이것은 당신의 감정, 에너지, 능력, 자신감, 정체성에 도미노 효과를 줄 수 있다. 이것은 부정적인 방향으로 나아갈 수 있으며, 자기 의심과 자기 비판으로 이어지고, 건강과 행복에 영향을 준다. 산후 당신이 신체 회복의 주인이 되는 것은 긍정적인 추진력을 만들어 건강과 웰빙의 다른 모든 측면에 영향을 미칠 수 있다.

이 책의 의도는 당신이 어떻게 하면 의식적인 주의를 기울여 에너지를 보충하고 재생시킬 수 있는지 — 당신이 신체 활동, 휴식, 호흡을 통해 그리고 당신 자신을 위해 조금 더 투자함으로써 에너지를 비축할 수 있는지를 보여주려는 것이다. 우리는 임신 기간 동안 우리의 건강, 즉 무엇을 먹고 마시는지, 얼마나 운동하고 휴식을 취하는지 우선 순위를 정하도록 권장된다 — 그리고 이것은 '아기를 위한 것'이기 때문에 합법적으로 중요한 것으로 여겨진다. 하지만, 어떤 이유로 일단 아기가 태어나면, 우리는 우리의 건강과 행복을 우선시 하는 것이 더 이상 유효하지 않다고 느낀다. 우리는 이것을 재구성할 필요가 있다.

'당신 자신을 위해서 하는 것'이 사치로 느껴지거나 죄책감이 느껴진다면, 이것 또한 여전히 '아기를 위한 것'이라는 것을 기억하라. 아기가 태어나면 당신은 아기의 감정적, 신체적뿐만 아니라 간식과 관련된 모든 필요를 충족시키기 위해 논쟁의 여지없이 최적의 건강과 에너지를 유지하기 전력을 다해야 한다. 우리 자신도 행복해야 한다 — 당신은 당신 자신의 영원한 동반자이다. 우리의 에너지가 우리 주변 사람들에게 어떻게 전달되는지 생각해봐야 한다. 만약 우리가 스트레스를 받고 에너지가 고갈된다면, 이것은 우리의 모든 상호작용에 영향을 미친다.

자신의 몸과 마음을 돌볼 수 있을 때, 누군가와 함께 하기에 분명히 더 좋은 사람이다. 당신이 얼마나 많이 움직이고, 무엇을 먹고, 마시고, 얼마나 쉬고 있는지 — 이것들은 당신의 에너지 구성 요소들이다. 아기를 임신하고, 출산하는 것은 육체적으로 큰 업적이기에 우리는 회복기를 존중해야 할 필요가 있다.

내가 최근에 읽은 내용에서는 보통 엄마들이 자신들에게 주어진 시간은 하루 대략 17분 정도라고 한다. 여기에는 아마도 아기와 종종 동반되는 화장실가는 시간이 포함 되지 않을 것이다. 나는 당신의 시간이 얼마나 소중한지 알고 있다. 운동은 몸과 영혼에 대해 무수히 많은 입증된 이익을 가지고 있다: 당신은 당신의 몸에 무슨 일이 일어나고 있는지 더 잘 통제하고, 더 강하고, 더 단단해지는 걸 느낄 것이다. 운동을 통해 당신은 고양되고 활력을 느끼게 될 것이다. 하지만 안타깝게도 운동은 또한 아기를 낳은 후에는 불안과 고갈의 원인이 될 수도 있다. 달리려고 할 때 요실금 증상이 생기거나 완전히 지쳐서 기운이 없는 경우도 있을 것이다. 이것은 그레믈린(gremlin)이 될 수 있고, 당신이 해야 할 무언가가 될 수 있다.

필라테스는 '나는 그냥 할 수 없다'와 '나는 사실 할 수 있다' 사이의 가교 역할을 제공해 줄 것이다. 필라테스는 부드럽고 개념적으로 충격이 낮은 운동이지만, 믿을 수 없을 정도로 도전적이다 — 만약 당신이 필라테스가 너무 쉽게 느껴졌다면, 제대로 필라테스를 하지 않았을 가능성이 높다. 또한 필라테스를 통해 펌핑 효과를 볼 수 있고 골반기저근과 관절에 부담을 주지 않으면서 성취감과 훌륭한 엔돌핀 돌진을 제공할 수 있다. 필라테스는 당신의 힘과 활력을 심부에서부터 만들어 준다: 요실금에 대한 두려움 없이 다시 달리기를 시작할 수 있게 하고, 에어로빅 운동을 시작하기에는 아직 무리라고 느껴질 때 안전하게 활력을 보충하고 구축하는 방법을 제공한다.

필라테스란 무엇인가?

필라테스는 20세기 초반 조셉 필라테스(Joseph Pilates)에 의해 창시된 바디 컨디셔닝 단련법이다. 병약한 어린 시절을 보낸 필라테스는 허약함을 극복하기 위해 체조, 무술과 요가를 연마했다. 그는 서커스 곡예사로서 강한 남자였고, 이 모든 다양한 영향들을 바탕으로 자신을 위한 운동 프로그램을 개발하고 그 결과로 얻어진 자신의 건장한 체격과, 튼튼한 건강 그리고 활력을 자랑스럽게 여겼다. 제 1차 세계대전 기간 동안 그는 영국의 포로 수용소에 수감되었고, 이 기간 동안 부상으로 인해 무력한 상태에 있던 병사들이 병상에서 실행할 수 있는 운동 프로그램을 개발해 그들이 회복할 수 있는 힘을 되찾을 수 있도록 도움을 준다. 이러한 운동들은 오늘날 필라테스 운동법과 기구의 본질을 형성하게 된다. 그는 제2차 세계대전이 시작되기 전에 독일을 떠나 아내 클라라(Clara)와 함께 뉴욕에서 스튜디오를 차렸고 무용수와 복싱 선수들 사이에서 필라테스 운동법은 인기와 명성을 얻게 된다.

산후에 필라테스 운동법은 왜 완벽한가?

필라테스는 의식적이고 주의 깊게 신체를 연결할 수 있는 환경을 조성하고, 몸을 인지하고 이완할 수 있는 능력을 발달시킨다. 또한 심부 자세 근육을 강화시키고 골반기저근의 인지능력을 장려한다. 엄마가 되는 것은 육체적으로 힘든 일이다. 필라테스는 자세를 교정하는 데 도움을 주고, 임신과 출산으로 관절에 가중된 무리를 줄여준다.

필라테스는 호흡, 긴장 완화 및 심부 근육과 골반기저근 강화에 중점을 둔다. 이렇게 함으로써 내부에서부터 몸을 치유하여 힘을 강화하고 신체 기능을 최적화하기 위해 몸의 정렬을 조절한다. 이것은 또한 당신이 신체에 대한 긍정적인 감정을 함양하는 데 도움이 될 수 있다 — 당신이 만약 임신을 준비하고 출산하는 과정에서(난임이나 불임 또는 자연분만을 원했는데 제왕절개를 하게 된 경우나 출산 후 변화된 몸) 실망했던 경험이 있다면 특히 중요하다(주의: 출산에 있어서 '실패'란 없다).

Tip

클래식이나 '일반적인' 필라테스 수업은 산욕기에 적합하지 않다. 만약 당신의 선생님이 산후에 관련된 교육을 받지 않았다면 복부나 골반 스트레스에 대한 잠재적인 위험 요소들이 너무 많다. 따라서 헌드레드, 싱글/더블 레그 스트레칭, 롤오버 또는 롤업이 포함된 필라테스 수업에 참여한다면 이러한 운동은 산후 즉각적인 회복에 적합하지 않기 때문에 필히 주의해야 한다: 발은 항상 지면에 닿도록 하고 천천히 의식하여 움직임에 있어서 체간을 안정시키는 데 집중한다.

이 책에서는 기초를 안전하고 효과적으로 다지기 위한 맞춤형 필라테스 연습을 할 수 있을 것이고, 그래서 당신이 다시 고강도 인터벌 트레이닝(HIIT)이나 달리기를 할 수 있게 되고, 클래식 매트 수업이나 체육관에서 진행되는 그룹 필라테스 수업에 걱정 없이 다시 즐겁게 참여할 수 있을 것이다.

필라테스의 기본 원리

집중 Concentration

조셉 필라테스에 따르면 필라테스는 '몸과 마음 그리고 정신의 완전한 협응'을 요구한다. 우리는 종종 내가 아닌 누군가에 의해 조종되는 듯한(Autopilot) 삶을 살고 있지만 필라테스를 하는 동안에는 현재의 움직임에 완전히 집중하게 만든다. 엄마가 된다는 것은 종종 우리에게 머릿속이 산만해지고 육아와 과중한 집안일로 압도감을 느끼게 되기도 한다. 우리의 머릿속에는 정서적 노동의 댓가로 의도했던 의도하지 않았던 생기게 된 수많은 일상에서의 잔여물이 남아 떠돌아 다닌다. 필라테스는 오롯이 현재의 순간에 몰두할 수 있는, 복잡한 마음을 다스릴 수 있는 기반을 만들어준다.

이완 Relaxation

엄마가 되는 것은 경이로운 일이다. 하지만 끊임없는 분주함과 혼란의 시기이기도 하기에 불안과 스트레스에 휩싸이는 감정은 지극히 정상적인 과정이기도 하다. 요동치는 호르몬의 변동으로 인하여 전반적인 통제력 상실과 정서적 불안감이 생길 수 있는데, 이러한 변화는 우리의 스트레스 수치를 높이는 연료가 될 수 있다. 호흡은 제대로 하고 있는지, 자신이 얼마나 긴장되어 있는지 등, 스트레스에 대한 신체적인 반응과 변화를 알아차리는 법을 배우는 것 또한 산후에 있어 발달시켜야 하는 가장 중요한 기술 중 하나이다. 필라테스는 당신이

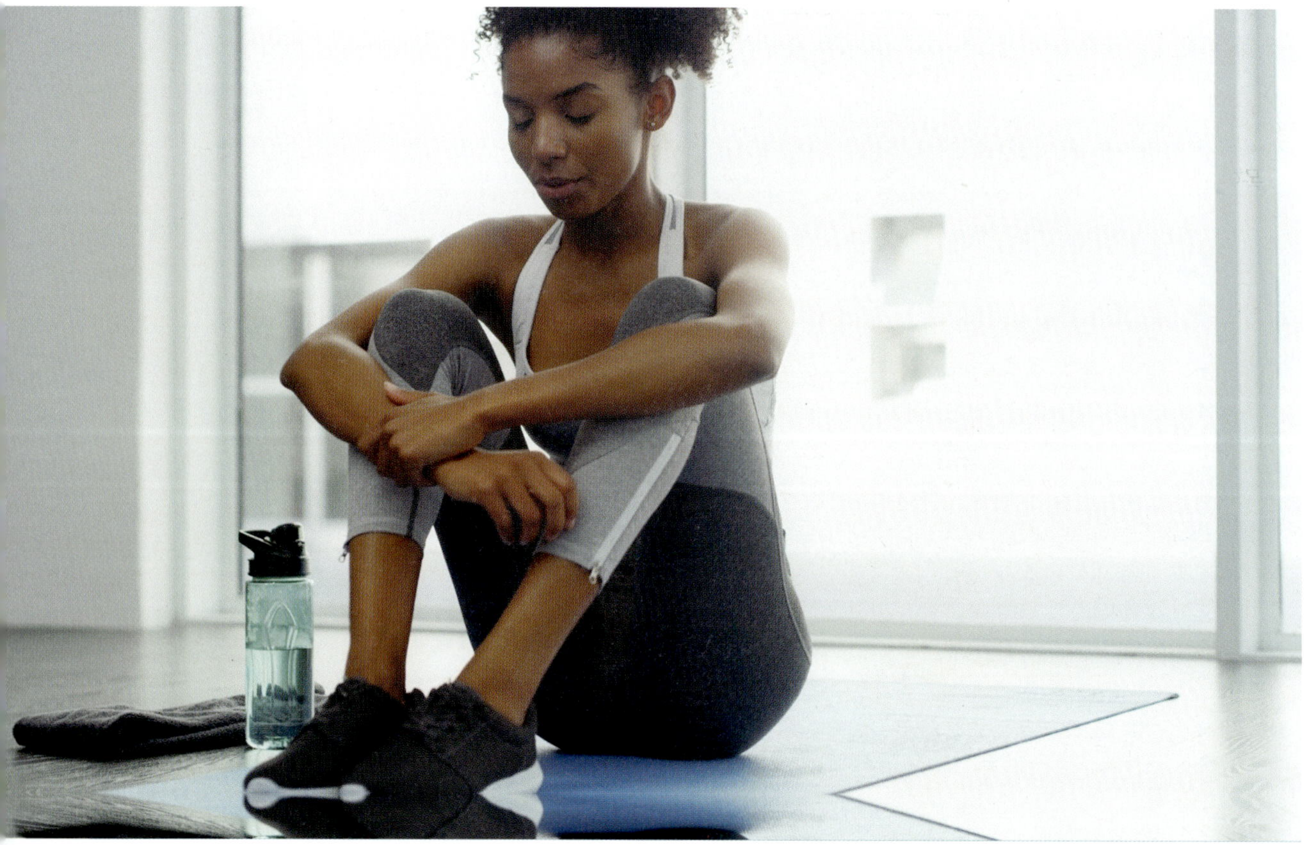

원하지 않는 근육의 긴장도를 인지하고 이완할 수 있는 방법을 배우게 될 것이다.

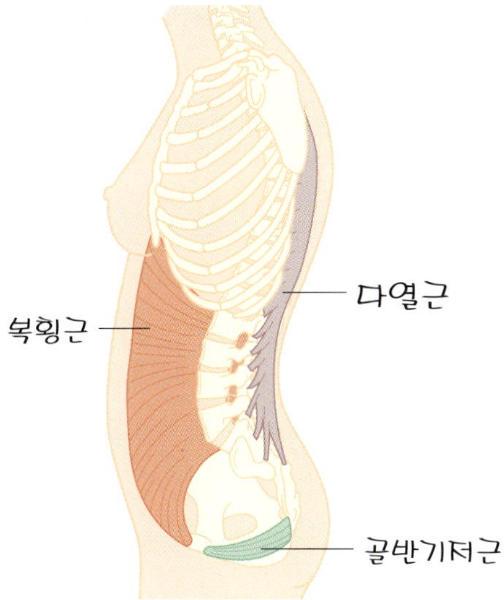

중심 Centring

필라테스의 움직임은 '강한 중심으로부터 흘러 나온다'. 그 중심은 바로 코어 근육들이다, 골반기저근, 심부 하복근 (배가로근), 척추 근육(뭇갈래근)으로 형성된다. 조셉 필라테스는 동작을 수행하기 전에 배를 단단하게 끌어당겼을 때 척추가 안정감 있게 유지된다는 것을 알아차렸다. 그는 '배꼽을 척추쪽으로 당겨라'라는 큐잉을 사용하여 마치 허리 주변을 감싸고 있는 코르셋처럼 심부 근육을 활성화시켜 척추 안정화의 중요성을 강조했다. 그는 이것을 '파워하우스 (Power house)', 또는 'girdle of Strength'.

'배꼽을 척추쪽으로 당겨라' 라는 용어는 이제 매우 구식이 된 표현으로, 척추를 지지하는 심부 근육의 활성화보다는 상부 복부 근육(복직근 & 복사근)의 개입이 일어날 확률이 높아져 어깨와 목에 불필요한 힘이 들어가고 호흡에 영향을 줄 수 있다. '파워하우스'는 배꼽 아래쪽의 복횡근 하복부를 의미하고, 아랫배를 살짝 끌어올려 배가 평평해지는 느낌으로 안쪽으로 당겨준다는 의미가 크다. 치골과 좌골 사이에 있는 근육을 살짝 들어 올리고, 장골 사이를 안쪽으로 모아준다는 상상을 해 보라. 꼬리뼈에서 배꼽 쪽으로 대각선으로 된 결합선을 상상하고, 그 선을 따라 위와 안으로 모아주는 걸 떠올려라.

> **Tip**
>
> Body Control Pilates®의 대표, 로빈슨(Lynne Robinson)은 중심과의 결합을 조광 스위치로 묘사한다: 불은 항상 켜져 있어야 하지만, 밝기에는 다른 레벨이 있다. 난이도가 높은 도전적인 움직임을 할 때 요구되는 안정감을 유지하기 위해서는 불의 밝기를 최대로 올려야 하지만, 기본적인 운동에 있어서 안정감을 느끼는데 필요한 불의 밝기는 낮은 불빛으로도 충분하다.

정렬 Alignment

몸이 올바르게 정렬되었을 때, 장기들과 근육들은 균형을 이루고 각각의 기능을 다할 수 있도록 최적화된다. 올바른 몸의 정렬은 중력에 의해 척추와 관절에 지속적으로 가해지는 과부하를 줄여주는 반면에, 몸이 최적의 정렬에서 장시간 벗어나게 되면 신체에 지속적인 부담이 가해질 수 있다.

필라테스는 몸의 균형을 바로 잡을 수 있게 해줄 뿐만 아니라 일상의 움직임에서 잘못된 정렬을 인지하고 수정하는 것을 가능하게 한다.

정렬에 집중하는 것은 단순히 매트 위에 필라테스를 할 때만 중요한 것이 아니라, 회사 업무를 볼 때, 출퇴근 시, 아이와 놀이터에서 놀아줄 때나 유모차를 밀 때와 같이 생활 전반에 걸쳐서 적용하는 것이 필요하다. 몸의 정렬이 올바르지 않으면 근육이 균형을 이루지 못하고 최적화되지 않는다: 폐의 움직임이 원활하지 못해 활력을 되찾아주는 산소의 공급이 충분하지 못하게 되고, 골반기저근은 효과적으로 안정화를 시킬 수 없게 된다.

호흡 Breathing

조셉 필라테스는, '젖은 수건을 짜내듯 폐를 쥐어짜 숨을 내쉬라'고 말했다. 곧 머리부터 발끝까지 온몸 전체에 신선한 산소로 충전될 것이다'. 필라테스에서는 코로 숨을 들이마시고 입으로 숨을 내쉰다. 필라테스 호흡은 '측면 호흡'(Lateral Breathing) 이다: 마치 우산을 펴는 것처럼 숨을 들이마실 때 갈비뼈가 최대로 확장된다. 복부를 사용한 복식호흡이 아닌 갈비뼈의 측면과 뒤쪽을 확장해 숨을 들이쉼으로써 몸의 중심과 강한 연결이 유지될 수 있다. 숨을 내쉴 때 심부 근육의 활성화는 더 효율적으로 되기 때문에 난이도가 있는 힘든 동작을 필라테스 동작을 수행할 때에는 일반적으로 날숨에 수행한다. 피스톤 호흡(p.63 참조).

협응 Coordination

협응은 필라테스의 원리 중에서 놀라울 만큼 도전적인 측면이 있다. 올바른 움직임 패턴을 반복적으로 훈련시킴으로써 우리 몸에 자리잡고 있는 잘못된 습관들에서 벗어날 수 있도록 새로운 경로를 만들어 뇌를 훈련시키고 관련 근육들이 이를 기억할 수 있도록 한다. 풀이 무성한 넓은 풀밭에 새로운 길을 개척하는 것과 같이 처음엔 어려울 수 있다. 수많은 필라테스 동작들은 팔과 반대쪽 다리의 협응이 필요한 움직임을 필요로 한다. 이를 실행하는 것은 신체적뿐만 아니라 정신적으로도 어려울 수 있다.

물흐르듯 연결되는 움직임 Flowing movements

필라테스와 요가의 근본적인 차이점 중 하나는 필라테스에는 물이 흐르는 듯한 자연스러움과 우아한 움직임이 내재되어 있다는 것이다. 요가에서는 하나의 자세를 정적인 상태에서 유지하고 움직임은 이 각각의 자세를 하나로 연결짓는다. 필라테스에서는 리듬감과 물 흐르는 듯한 움직임의 연결성으로 안무적 특징을 가지고 있다.

이 모든 원칙들이 결합되어 우아하면서도 힘들이지 않는 자연스러운 움직임을 만들어낸다. 조셉 필라테스가 말했듯이 '필라테스는 당신의 걸음걸이, 취미생활을 하고 일에 몰두할 때에도 꾸밈없는 우아함과 자연스러움이 묻어나올 수 있도록 고안되었다.'

필라테스는 앉은 자세, 누운 자세, 선 자세, 네발기기 자세와 같은 다양한 자세를 사용하여 모든 운동면(Plane)에서 움직임을 도전할 수 있게 한다. 근육은 다양한 방향에서 사용되기 때문에 심부에서부터 기능적 힘을 만들어낸다. 의자에서 일어나기, 계단을 올라가고, 이제 막 걸음마를 시작한 어린 아이를 안아 올리고, 바닥에 쏟아진 음식을 치우는 등
일상 생활에서의 움직임에 있어 필라테스의 원리를 적용시킬 수 있다는 것을 의미한다.

체력 Stamina

엄마로서 꼭 필요한 것이 두 가지가 있는데, 바로 체력과 지구력이다. 필라테스는 엄마에게 필요한 이 두 가지를 기를 수 있게 한다. 개별 동작은 반복적으로 연습하면서 체력을 향상시킬 수 있는데, 근육이 피로 해지기 시작할 때, 체력이 이미 방전되고, 아이가 운동을 방해하지 않는데도 쉽게 포기하고 싶을 때 정신력으로 버티고 포기하지 않는다면 지구력 또한 필라테스를 통해서 향상시킬 수 있다. 육아로 힘들고 지칠 때 조금만 더 힘을 내어 도전한다면,

호흡방법

조화롭고 의식적인 호흡은 필라테스의 기본이지만, 처음 시도할 때는 어려울 수 있다. 호흡에 대한 걱정은 내려놓고, 그저 호흡하는 것을 기억하면 된다. 호흡도 움직임으로 생각하라: 폐는 흉곽 내에서 들숨(inhalation)에는 마치 우산이 부드럽게 펼쳐지고 날숨(exhalation)에는 접혀지듯이 움직인다.

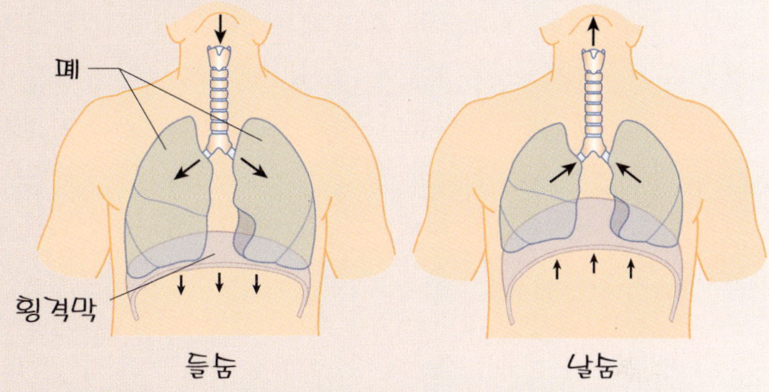

숨을 들이마시면 가로막이 아래로 내려오는 모습은 마치 커다란 해파리가 우아하게 펼쳐지는 모습을 시각화하고, 이때 갈비뼈와 배가 부드럽게 확장되는 것을 느껴본다. 다음으로 숨을 내쉬면서 가로막이 위쪽으로 상승하고 안으로 모아지는 움직임을 시각화한다.

폐는 갈비뼈 안쪽에 자리잡고 있으며 들숨 시에 흉곽이 열리면서 확장된다. 양손을 갈비뼈 위에 올려 놓고, 숨을 들이마실 때 폐가 확장되면서 흉곽 폐의 뒤와 옆면이 넓어지는 것을 느껴본다. 가슴이나 어깨의 윗부분이 올라오는 것을 느낀다면 너무 얕은 호흡을 하고 있다는 뜻이다.

숨을 내쉬면서 손 아래로 흉곽이 부드러워지고 좁아지는 것을 느껴본다. 천천히 의식적으로 한숨을 내쉬듯 숨을 내쉰다. 호흡할 때는 들숨보다 날숨을 조금 더 오래 쉴 수 있도록 한다. 5초 동안 들이마시고, 7초 동안 내쉬어 폐 안에 있는 모든 공기를 자연스럽게 내뱉어 깊은 호흡을 할 수 있도록 노력한다. 이때 호흡은 자연스러워야 하고 강요되어서는 안된다.

Tip

웰빙을 위한 필라테스

스트레스는 현대 생활의 가장 큰 부정적인 요소 중 하나이며 질병만큼이나 신체적, 정신적 안녕에 영향을 끼친다. 실제로 세계보건기구(WHO)는 2012년 우울증과 불안이 2020년까지 전 세계적으로 두 번째 건강 부담이 될 것이라고 예측했는데, 이는 심장병, 관절염 및 여러 형태의 암보다 그 비중이 더 크다. 필라테스의 호흡, 명상 그리고 신체적 도전은 다음과 같은 수 많은 이점들이 있다.

- 긴장된 근육을 이완시키고 안정감과 행복감을 북돋아준다.
- 엔돌핀을 분비되어 더 편안하고 긍정적인 기분을 느끼게 한다.
- 수면의 질을 향상시켜 피로와 스트레스를 크게 줄여줄 것이다.

필라테스는 당신에게 필요한 신체적 · 정신적 힘을 기를 수 있게 해 줄 것이다.

필라테스를 위한 준비

제 2장부터 각 장의 마지막 부분에는 운동 세션에 필요한 아이디어가 포함되어 있다. 이 책에는 이 운동 세션에 포함된 것보다 더 많은 다양한 운동이 소개되었기 때문에, 자신의 레벨에 맞는 운동을 선택해 대체할 수 있다. 한 번에 운동의 전체 프로그램을 할 시간이 없다면, 마치 간식을 먹는 것처럼 한두 가지 운동을 선택해 시간날 때마다 나눠서 하는 것도 효과적이다. 나는 매일 잠자리에 들기 전이나 세 살배기 아이가 나에게 올라오는 동안 스파인 컬(Supine Curls)을 한다 (p.86 참조). 나 또한 그 이상의 운동을 할 수 있는 기회가 많지 않지만, 적어도 스파인 컬 정도는 항상 한다. 하루에 적어도 2분 동안 1회 정도의 운동은 책임감을 가지고 실행하고, 적응되기 시작할 때 자연스럽게 어떤 방향으로 진전시킬지 주목한다.

> **Tip**
>
> 올바른 호흡은 엄마가 된 당신에게 있어 많은 장점이 있다. 출산 후 회복을 위해 우리의 신경과 다시 연결되는 첫 번째 방법이다. 호흡은 분노를 진정시키고, 불안을 완화하며 '모든 걸 그만 두고 싶은' 순간에 도움이 될 것이다. 나도 모르게 눈물이 나거나 피곤함에 지쳐 힘든 순간에도, 언제 어디서든 (부료로) 할 수 있는 훌륭한 도구가 될 것이다.

운동 프로그램을 계획하기 위한 팁

- 운동프로그램은 긴장을 완화하고, 3번의 깊고 느린 호흡과 근육을 이완시킬 수 있는 동작으로 시작한다.
- 운동을 할 때는 p.83의 '척추의 움직임'을 참고하여 가능한 척추가 모든 방향으로 움직일 수 있도록 한다 — 척추 굽힘, 가쪽굽힘, 돌림, 폄.
- 단 두 개의 동작을 하더라도 '운동'으로서 충분한 자격이 되기 때문에 전체 프로그램을 할 시간이 오기를 기다리지 않는다. 아무 것도 하지 않는 것보다 마치 간식을 먹는 것처럼 짧게 하는 3분의 필라테스가 훨씬 효과적이라는 것을 꼭 기억한다.

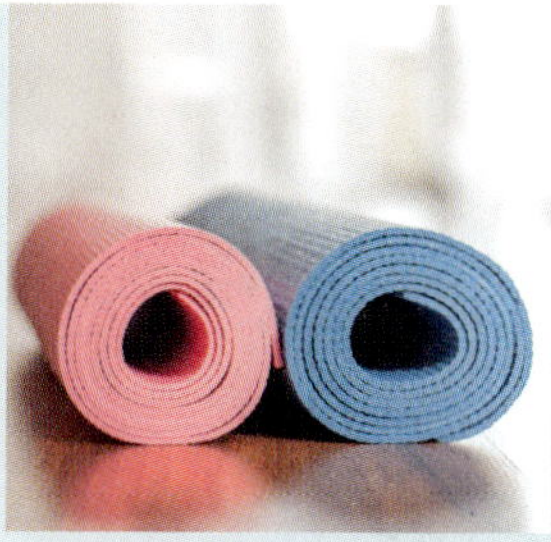

실제 사례

시몬(Simone), 필라테스 강사이자 두 아이의 엄마(그리고 이 책의 모델)

첫 아이와 둘째 아이의 출산 후 회복 과정이 달랐다. 첫째 아이 출산후, 3도 회음 열상이 생겼고, 항생제가 효력이 미치기 전에 감염까지 된 상태였다. 항생제로 인해 아이와 나는 구강 칸디다증에 걸리고, 이로 인해 힘들고 고통스러운 수유가 시작됐다. 약간의 요실금이 있었고 혹시나 평생 증상이 남아 있을까봐 매우 걱정했다. 다행히 그렇지 않았지만 이로 인해 내 몸에 대한 자신감은 떨어지게 되었다.

여성 전문 물리치료사에게 치료를 받은 건 내가 한 일 중에 가장 잘한 일이었다. 3도 회음 열상 때문에 병원에서 골반기저근 검사를 받기로 예약되어 있었지만 검사를 받는 동안 울고 있는 아기를 데리고 가야 했다. 이상과는 정말이지 거리가 멀었다! 검사를 진행한 분으로부터 겨우 4초밖에 참을 수 없다는 말을 들었다. 필라테스 강사가 직업인 나였기에 결과는 충격적이었다. 전문적인 추가 검사를 받아보라는 소견서를 받았고, 그 사이 여성 전문 물리치료사에게 내진을 포함한 검사를 받았는데 다행히도 괜찮다는 진단을 받았다. 그 때의 안도감은 매우 컸고, 다시 내 몸에 대한 자신감이 서서히 생기기 시작했다.

산후 직후부터 잭(Zach, 남자아이 이름)을 안고 있지 않는 순간이 생기면, 골반을 앞뒤로 부드럽게 움직이고, 니이 드롭스(Knee Drops)나 힙 롤스(Hip Rolls)와 같은 낮은 강도의 운동을 침대에서라도 시작했다. 이렇게 운동을 시작하면서부터 출산으로 둔해졌던 내 몸 일부에 대해 인지하기 시작했고, 천천히 그 연결고리들이 하나씩 깨어나는 걸 항상 느끼면서 놀라지 않을 수 없었다.
그럼에도 불구하고 진전은 더뎠다. 내가 가장 놀랐던 점은 여전히 임신 6개월이 된 것처럼 보이는 모습으로 퇴원하게 된 것이다. 아직도 꺼지지 않은 내 배를 보면서 속은 듯한 느낌도 들었다. 얼마나 아프고, 피를 흘리고, 아이가 나온 후에 배의 모습이 어떨지에 대해서 아무도 말하지 않는다. 내 모습보다 더 힘들었던 것은 임신 전부터 꽤 강했던 복부와의 연결이 완전히 사라진 것 같은 느낌이었다. 내 몸의 일부가 내 몸이 아닌것 같았고 그것을 받아들이는 데에 약간의 노력이 필요했다.

내 몸과 다시 연결되는 걸 느낄 때까지 무려 9개월이 걸렸다. 그것 또한 내가 기대했던 것이 아니었고, 나는 평생 무용을 했기 때문에 당연히 자연스럽게 '돌아올 것' 이라 기대했었다. 하지만 현실은 전혀 그렇지 않았다. 그것은 마치 무용을 하던 시절 여러 번 겪었던 부상과 수술 후에 회복되는 과정들과 비슷한 느낌이었다, 그래서 몸의 변화를 이해할 수 있었고 인내할 수 있었지만 동시에 좌절감 또한 생겼다.

필라테스는 출산 후 내 몸의 회복과 다시 정상적으로 움직이는 데 도움을 줬다. 나는 20년 동안 펠빅틸트(Pelvic Tilt) 운동을 하고 있다. 이 운동 하나만으로도 척추뿐만 아니라 몸 전체의 느낌이 좋아지고 몸이 올바르게 움직이는 걸 느낄 수 있고 또한 몸의 회복에 도움이 된다.

필라테스는 골반기저근을 분리하는 것이 아니라 움직임으로 연결시킴으로써 내 골반에 대한 이해도를 높였다. 네발기기 자세에서의 호흡은 또한 기저근의 이완에도 큰 도움을 줬다. 나의 두번째 출산은 훨씬 더 쉬웠고, 회음부 손상도 없었다. 나는 회음부 손상을 예방하기 위해 노력했기 때문에 임신 중에 EPI-NO(출산 전 회음 트레이너)를 사용했었다. 그래서 둘째 출산 시에는 회음부 손상이 없었는지 아니면 하지 않았어도 괜찮았을지는 모르겠지만 손상없는 출산 후의 회복은 분명히 훨씬 쉬웠다.

필라테스를 위한 도구

필라테스를 하기 위해 필요한 몇 가지 도구들이 있지만 큰 비용이 드는 건 아니니 걱정하지 않아도 된다.

- 보조 매트 — 카펫이 깔려 있는 바닥에서도 운동은 가능하지만, 요가 매트(또는 이상적으로 필라테스 매트)는 척추를 편안하게 지지해준다.
- 탄력밴드 또는 스카프를 이용한다.
- 1kg-2kg의 아령, 또는 음식이 들어 있는 캔이나 물병을 사용할 수도 있다.
- 작은 필라테스볼 또는 운동에 따라서 어린이용 축구공이나 쿠션으로 대체할 수 있다.

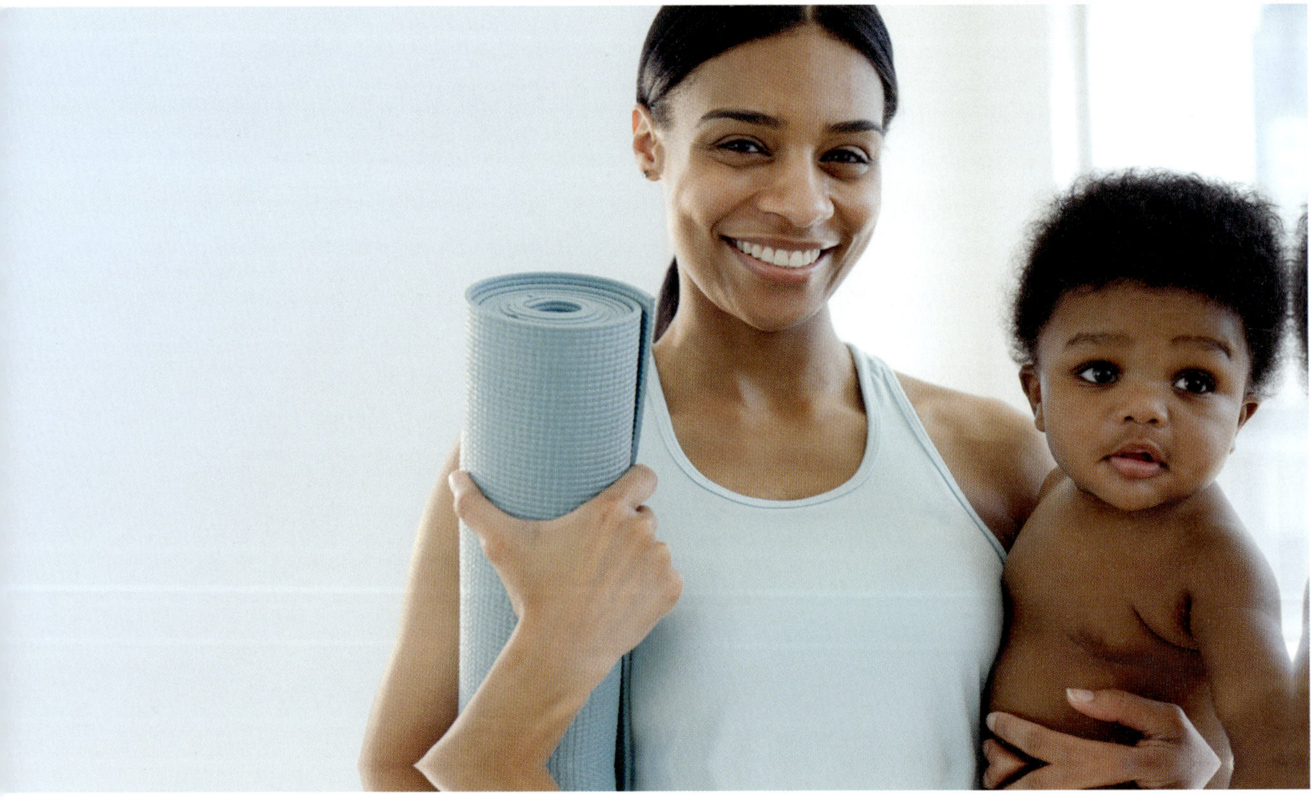

Tip

운동을 하기 위한 '완벽한 타임'을 기다리지 마라. 어린 아기와 아이들을 키우면서 나에게만 주어진 완벽한 순간은 거의 일어나지 않는다 – 만약 그런 순간이 오더라도 3초 안에 방해를 받게 될 것이다. 이 책의 모든 운동들은 아이와 함께 또는 아이들 주변에서 할 수 있다. 나만의 공간이 없다고 포기하지 말아라. 그들을 함께 참여시켜라. 엄마가 자신의 건강을 우선시하고, 자기 관리에 시간을 집중하고 있는 것을 아이들이 보게 하라. 당신이 자신을 소중히 여기는 모습을 아이들이 볼 수 있게 한다. 운동할 때를 기다리지 말고, 집이 정리되지 않아 난장판이더라도 신경쓰지 말아라. '간식'시간을 갖는 것과 마찬가지로 시간을 나눠, 여기서 10분, 저기서 3분, 30초 단위로 운동을 하는 것은 1시간 운동 세션을 하는 것만큼 가치가 있다. 당신의 일과에서 운동을 더 하면 할수록 더 많은 운동을 갈망하게 될 것이고 더 많은 시간을 긍정적인 주기로 활용하게 될 것이다.

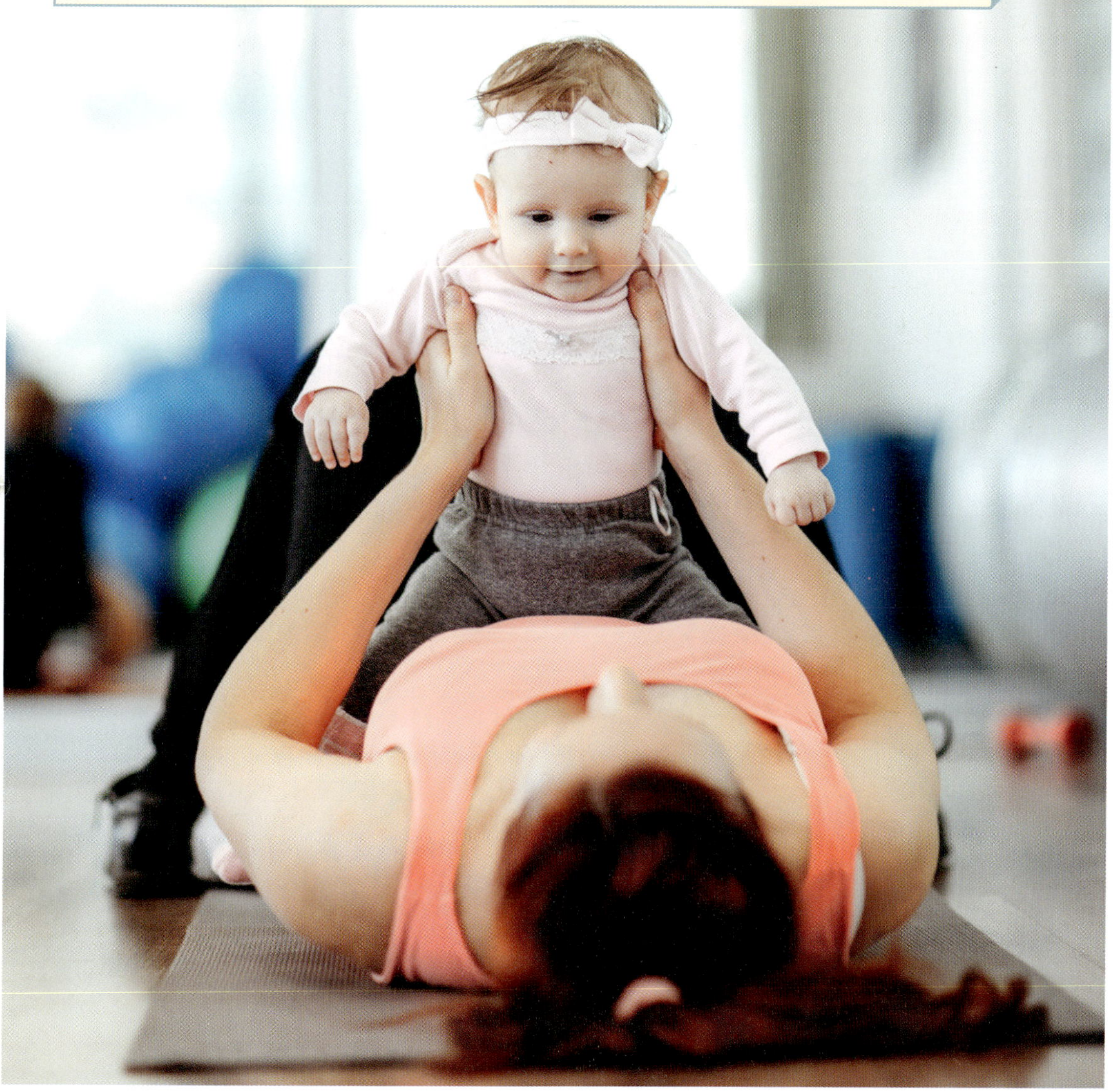

자기 관리의 4가지 핵심 요소

필라테스 수련을 통해 최대의 효과를 보려면 건강한 삶을 위한 자기 관리 4가지 핵심 요소(휴식, 수분보충, 영양보충, 활력회복)를 기둥으로 세운다!

- **휴식** — 휴식은 단순히 잠을 자는 것을 말하는 것이 아니다. 이제 막 출산을 한 초보 엄마든 육아의 경험이 있는 엄마라 하더라도 잠을 잘 때는 우리의 감정을 이해하기 어렵고 특히 육아 초기에는 더 어려울 수 있다. '수면이 더 필요하다'는 말을 듣는 것은 마치 마법처럼 되돌릴 수 있는 것처럼 정서적 에너지에 해로울 수 있다. 아기가 매 45분마다 깨거나 당신의 토들러가 잠을 자는 것이 패배자를 위한 것이라고 생각할 때(또는 6살짜리 아이가 새벽 4시에도 가끔 당신의 침대로 기어 들어 올 때). 충분한 수면을 취하는 것은 정말 중요하다. 수면 부족은 슬픔, 분노, 부정적인 자기 대화와 같은 고조된 감정에 노출될 수 있고, 의심할 여지 없이 우울증의 위험을 높인다. 비록 우리에게 8시간의 통잠은 거부되더라도, 우리가 수면으로부터 얻을 수 있는 이점을 최대화시키기 위해서는 휴식과 신경계통의 회복을 일상생활에서 적용하는 법을 배울 필요가 있다. 규칙적으로 심호흡을 하는 것만으로도 재충전, 마음의 안정, 자동적으로 나오는 부정적 반응으로부터 나 자신을 진정시키는 데 도움이 될 것이다.

- **수분보충** — 우리 몸이 활력을 느끼고, 음식을 통해 얻는 충분한 영양 흡수와 맑은 정신을 유지하기 위해서는 충분한 양의 수분 섭취가 필요하다. 화분에 물 주는 걸 깜빡해서 시들어버린 모습을 상기해보라. 우리의 몸은 식물보다는 단지 더 복잡할 뿐이고, 탈수되었을 때에는 정확히 같은 방식으로 쳐진다. 안타깝게도 커피는 좋은 수분 공급제가 아니며, 철분과 같은 귀중한 영양소와 미네랄의 장내 흡수를 차단할 수 있으므로 영양 건강을 최적화하기 위해 평범한 플랫 화이트(Flat White)를 물로 대체하는 것이 좋다. 카페인은 또한 골반기저근의 기능저하와 요실금의 원인이 될 수도 있다(p.44 참조). 그렇기 때문에 이러한 증상으로 고통을 겪고 있다면, 커피/차/다이어트 콜라의 섭취량을 살펴볼 필요가 있다.

- **영양보충** — 엄마들은 끝이 보이지 않는 육아를 버티기 위해 커피, 테이크아웃 음식이나, 먹다 남은 간편 냉동조리 음식에 의존하는 함정에 빠질 수 있다. 만약 모유 수유 중이라면 때때로 단 음식의 유혹에 빠지게 된다. 수면 부족은 확실히 당근스프보다는 당근케익 쪽으로 손이 가게 만든다. 당신 자신을 소중히 여겨라. 육아로 지쳐 체력이 방전될 때 설탕은 때때로 꼭 필요한 요소이다. 당신의 식단이 정말로 내부에서 에너지와 활력을 재구축하는 데 도움이 되고 있는지 그렇지 않은지, 그리고 아주 작은 변화라도 자신을 올바른 방향으로 움직이려는 노력이 필요하다. 장의 건강은 웰빙에 지대한 영향을 미친다. 약 90%의 세로토닌, 행복과 웰빙의 정서적 안정을 담당하는 '행복한 화학 물질'은 장에서 생성된다. 임신과 출산은 장건강에 큰 영향을 줄 수 있다.

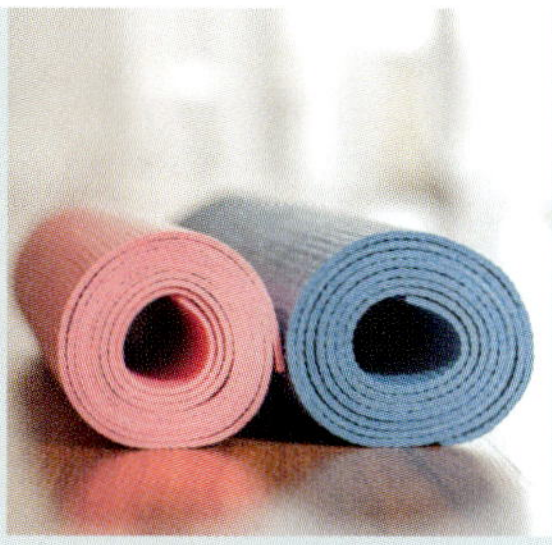

실제 사례

리아 (Ria), 한 아이의 엄마

나는 필라테스를 통해 내 몸과 연결되고 있다는 걸 느끼고 임신 중에도 내내 연습했다. 어디가 쑤시고 아픈지 주의를 기울일 수 있고 진정시킬 수 있다. 예전에 운동은 몸을 혹사시켜야 효과가 있는 것처럼 배웠지만 필라테스는 정말이지 내 몸을 아끼는 것처럼 느껴진다. 산후에는 아직 할 수 없는 것들이 무수히 많지만, 낮은 강도의 부드러운 필라테스는 충분히 할 수 있었고 이를 통해 많은 힘을 얻었다.

호르몬, 임신성 메스꺼움 및 식욕과 소화, 카페인, 설탕, 제왕절개와 항생제는 말할 것도 없고, 모두 장내 미생물 군유 전체에 영향을 미친다. 따라서 장건강과 산모의 정신건강, 산후 우울증 사이에는 잠재적으로(아직은 일반적이지 않은 미개척 분야) 연관성이 있을 수 있다. 따라서 장건강이 당신의 기분까지 망치고 있지는 않은지 알아보는 것은 매우 중요하다. 나는 이브 칼리닉(Eve Kalinik)의 멋진 책 "Be good to your gut"을 추천하고, 세부 사항을 참조문헌에 포함시켰다. 복부 마사지 또한 장건강 증진에 꼭 필요한 핵심 요소이다(p.128 참조).

- **활력회복** — 매일 몸을 움직여라. '지방 태우기 고강도 인터벌 트레이닝 줌바' 프로그램과 같이 산후에 나온 뱃살빼기와 '내 몸매 되찾기' 같은 외형적인 움직임을 얘기하는 것이 아니다. 출산 후 자신의 몸이 어떤 상태인지, 그리고 회복하기 위해서 필요한 것들은 무엇인지 궁금해하는 것에 대한 이야기를 하는 것이다. 당신의 기분을 좋아지게 하는 것들은 무엇인가 생각해 본다. 여기에서 말하는 움직임이란 초기에는 단순히 적절하게 호흡하는 것을 의미할 수도 있다. 움직임은 근육, 혈액순환 그리고 임신으로 인해 변화된 장기의 위치와 변화된 가로막근과 골반기저근이 산후에 제자리를 찾는 것을 돕기 위한 장기를 움직이기 위한 마사지를 의미할 수도 있다. 걷기, 수영, 주방에서 춤추기를 의미할 수도 있다. 몸에 산소를 공급하고, 영혼에 활력을 불어 넣는 것을 의미한다. 또한 명상이나 저널링(Jourgnalling)의 순간을 통해 정서적으로 고착되어 있을 때 당신의 생각과 마음이 움직이는 것을 의미할 수 있다.

산후 체력고갈

나의 큰아들은 종종 자신과 내 뱃속에 잉태되었을 때를 이야기한다. 난 이것이 정말 좋다. 새로운 인간을 창조하는 데 있어서 어떤 장인 수준의 기술과 재능을 가졌던 것 같은 느낌이 든다. 또한 어린 생명을 잉태하는 데 필요한 강도 높은 노력의 수준, 물리적 환경과 집중력을 깨닫게 하지만, 우리는 의식적으로 아무것도 하지 않고 있고, 우리는 '문제가 있는' 것으로 보여지지 않기를 열망하기 때문에 종종 그것의 엄청난 영향을 무시한다. 한 생명을 품는다는 것은 몸에 많은 무리가 간다. 사회적 시선에서 우리가 저지르는 실수는 이러한 과정을 경시하고 모든 사람들이 출산 직후에 멋진 몸매를 유지하고, 임신전과 같이 정상적인 생활을 하는 것을 기대하는 것이다.

임신과 출산은 호르몬 화산과 같다. 당신이 만들어낸 아기의 속눈썹과 발가락 외에도 완전히 새로운 기관인 태반도 만들어낸다. 9개월 이상의 임신기간 동안 당신과 태아를 유지하고 영양을 공급하기 위해 무한 충전된 호르몬 수치를 마법처럼 생성해 내는 것이다. 우리의 몸은 가능한 모든 영양소, 무기질, 수분 공급, 모든 것을 여러분의 태아에게 보내게 되는데, 당신이 일상에서 정상적인 생활을 하는 동안 이러한 마법같은 일이 일어나게 된다. 아기가 태어나고 태반이 밖으로 나오게 되면 이 호르몬 활동 수준에는 엄청나게 강력한 변화가 생기게 되는데, 태반이 제공했던 마법같은 기능을 잃어버리게 된다. 아기가 빠져나간 이 새로운 몸에 적응하는 데는 시간이 걸린다. 물론 아직 '정상'이라고 느껴지지도 않고, 몸은 고갈되어 약간 혼란스러운 느낌도 받는다.

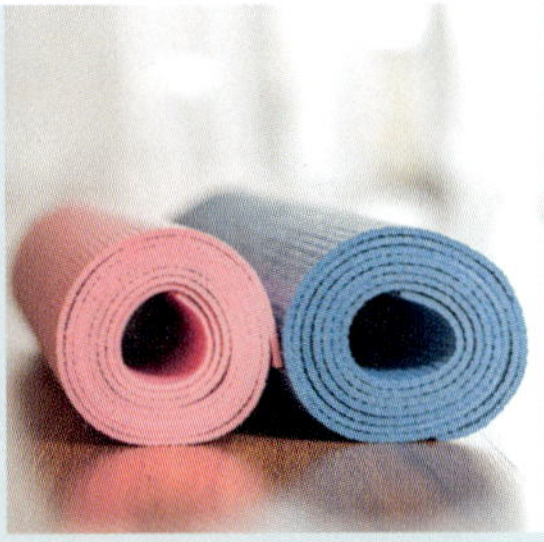

실제 사례

니콜라(Nicola), 필라테스 강사, 한 아이의 엄마

아기를 갓 낳았을 때 몸은 내 몸처럼 느껴지지 않는다, 그리고 마음 또한 그렇지 않다는 걸 직시하자. 딸을 낳은 후 필라테스를 다시 시작했을때 나는 두 가지 모두에 집중할 수 있었다. 필라테스를 통해 호흡하고, 긴장을 풀고 쉴 수 있었고, 다시 내 자신과 연결할 수 있게 되었다. 그 한 시간 짜리 수업은 나의 안식처가 되었다. 저녁 수업이었기 때문에 센터에 아기들은 있지 않았다. 나는 걱정으로 제정신이 아닌 새로운 엄마들이 엄한 남편에게 아기를 맡기고, 우는 아기를 남겨둔 것에 대해 죄책감을 느끼면서 수업에 도착하는 것을 볼 것이다. 엄마들은 수업이 진행되는 한 시간 동안 몸을 움직이며 자신을 돌보며 보냈는데, 이것은 산후 몇년 동안에는 드문 기회이다. 수업을 마치고 돌아갈 때, 그들은 미소를 짓고, 편안해 보이고, 좀 더 자신감 있어 보이고, 바라건대 죄책감을 덜 느꼈으면 한다. 스스로에게 상기시켜야 할 한 가지는 서두르지 말라는 것이다. 천천히, 각각의 수업에서 자신의 몸이 어떻게 느끼는지 따라가고 좋은 선생님을 찾기를 바란다!

현대 사회에서 엄마들에게 기대하는 회복의 속도는 우리가 대개 고갈의 증상을 무시한다는 것을 의미하며, 이것들이 어떻게든 제시간에 기적적으로 재설정되기를 희망한다. 고조된 불안감, 어마어마한 피로, 소화기 문제, 월경통 또는 불규칙성, 피부 및 헤어의 문제는 모두 산후 고갈의 징후이다. 우리는 이러한 변화들을 방치해 둔 채 출산하고 7년이 지난 후에도 왜 아직도 '옛날의 나 자신'처럼 느껴지지 않는지 의아해 한다. 장기적인 안목으로 다산을 했을 경우 — 한 번, 두 번, 세 번의 임신과 출산, 모유 수유, 그리고 불임치료 또는 몇 번의 유산이 출산을 하는 과정에서 반복되는 것을 상상할 수 있다면 — 이 지속적인 호르몬들의 영향을 보기 시작할 것이다. 산후 고갈은 매우 충격적으로 느껴질 수 있는데, 특히 당신이 아이를 갖기 전에 체력을 우선시하는 데 익숙했다면 더욱 그럴 것이다. 산후 고갈을 그대로 내버려 둔다면 정신 건강에 심각한 영향을 미칠 수 있다.

'몸이 예전같지 않다'고 느낀다면 왜 그런지 궁금해하고, '괜찮을 거야…'라는 말은 이제 그만해야 한다. '예전처럼 회복될 거야' 라는 주변의 말들은 당당히 거부하고, 산후 문제를 '아기를 낳으면 원래 그래' 라고 치부하지 말자.

산후 우울증(PND)

산후 우울증 증상은 경미한 증상에서부터 극심한 산후 정신병에 이르기까지 임상적으로 존재한다. 만약 당신 스스로 비정상적이거나 전례없는 수준의 죄책감, 자신에 대한 불확실함, 불안감, 분노, 피로감, 눈물, 우울감 및 과민반응을 경험하고 있다고 느낀다면 수치심이나 부끄러움은 접어두고 모두 검사 받아야 할 가치가 있다. 산후 우울증은 아기가 태어난 지 얼마되지 않았을 때 뜬금없이 나타날 수도 있고, 또는 당신의 출산 경험에 의해 유발되었을지도 모른다('분만 트라우마', p.99 참조, 산후 우울증과는 뚜렷이 다르기 때문에 당신이 치료를 원한다면 다른 방식으로 치료되어야 한다). 그것은 여러분의 기질과 아기의 기질에 크게 영향을 받을 수 있다. — 과도한 울음은 정신 건강에 해로울 뿐만 아니라, 수면량, 가족이나 주변의 지원 정도, 그리고 불임치료 과정이나 유산과 같은 과거의 감정적 경험으로부터 오는 우울증에 대한 취약성과 같은 요인들에도 영향을 받을 수 있다. 잡지 가디언(Guardian)에 인용된 2015년 연구에 따르면, 일부 여성의 경우 산후 우울증 증상은 출산 후 4년 후 최고조에 달한다고 한다. 산후 육아에 대한 두려움과 경력 단절에 대한 막막함이 모든 엄마들에게 나타나는 것은 아니지만 시간이 지남에 따라 신체적 고갈과 감정적 회복력이 감소하는 누적 효과일 수 있다.

마치 얼룩덜룩한 유리를 통해 인생을 바라보듯 예전에 '내자신'이 아닌 것처럼 매우 좋지 않다고 느낀다면 자신에게 솔직해지고 가까운 사람에게 도움을 청하라. 그 대상이 꼭 당신의 주치의일 필요는 없고, 단지 누군가에게 당신의 감정을 표현하는 첫 걸음을 내딛기만 하면 된다. 아기와의 유대감 부족이나 세상으로부터 고립되어 있는 것 같은 '고전적인' 우울증 증세가 없을 수도 있고, 당신은 그저 잘 대처하고 있는 것처럼 보일 수도 있다. 산후 우울증은 압도적인 불안감, 내면에서의 지나친 자아비판, 자신감 결여 또는 남편에 대한 지나친 분노로 표출될 수도 있다. 도움을 꼭 요청하길 바란다. 이 기간에는 도움을 요청하는 데 있어 마치 정신적인 문제가 있는 것처럼 낙인이 찍히지 않아야 한다: 참조란에 유용한 지원 자료를 제공했다. 당신만 그런 것이 아니라는 점을 기억하길 바란다.

정신적, 정서적 건강 보호

산후 우울증은 여전히 오명과 이를 언급하는 것조차 금기시되어 있지만, 이러한 부분은 시정되어야 한다. 증상은 경미함에서 중증까지 나타나고, 종종 우리는 일반적인 우울증만큼 심각하지 않다고 느끼면서 버텨가고 있기 때문에, 자신이나 다른 사람들에게 산후 우울증으로 고군분투하고 있다는 것을 인정하지 않고 있다. NCT는 2017년 Hidden Half 캠페인을 통해 초기 모성기의 정신 건강 문제를 강조했다(p.192 웹사이트 참조). 이 보고서에 따르면 인터뷰에 응한 엄마들 중 절반이 정신적 또는 정서적 문제를 가지고 있지만, 너무 당황스러웠거나 부끄러워 현실을 인정하지 못했고, 자신들의 주치의나 방문 의료인들과의 접촉이 있었음에도 불구하고, 적절한 지원이나 정보를 제공받지 못했다고 말했다. 이것은 수많은 여성들이 정신 건강 상태를 스스로 해결하게 되는 것을 의미하는데, 처음 엄마가 되어 정신없이 바쁜 육아를 하면서 압도되고, 고립과 외로움이 초래되는 많은 문제들을 야기할 수 있다.

그래서, 첫 번째 단계는 당신의 감정이 어떤지 알아보는 것이다. 당신의 정신적 배경에 주목하는 것은 매우 중요하다. 왜냐하면 에너지가 고갈된 상태가 무시된 채 그냥 내버려 둔다면 우울증을 앓게 될 수도 있기 때문이다.

필라테스는 정신적으로 건강한 모성을 경험하는 데 어떻게 도움이 될 수 있을까?

나를 위한 운동을 위해 시간을 내고 웰빙에 집중할 때 얻는 심리적 이점은 과소 평가 돼서는 안된다. '나만의 시간'이 호화로운 스파에서 주말을 보내는 것이 아니라, 혼자서 화장실을 갈 수 있는 것으로 격하된 것은 엄마들에게 있어 더욱 더 중요하다. 필라테스는 당신 자신을 위해 시간을 갖고, 고된 육아와 집안일에서 잠깐이나마 멈추고, 당신의 기분은 어떤지 감정에 집중할 수 있도록 격려해 준다. 몸을 치유하는 것은 마음을 위한 공간을 만드는 데 도움이 되지만, 육아에 쫓기는 엄마들에게는 턱없이 부족한 부분이기도 하다.

필라테스와 함께, 나는 마음챙김 명상을 가르치고 있다. 마음챙김 명상에 기초한 인지치료 Mindfulness-Based Cognitive Therapy(MBCT)는 우울증과 불안감을 위한 영국 국립보건의료원(NICE)에서 권장하는 치료법으로, 복지를 증진시키고 스트레스를 완화시키는 것으로 증명되었다. 마음챙김은 육아를 하는 엄마들에게는 쉽게 혼란스러워 질 수 있지만, 아이와 잔잔한 놀이를 할 때 나 또는 아이가 머리 위에 올라 타더라도 할 수 있는 것이기도 하다. 이 책에는 몇 가지 명상이 포함되어 있다. 이 방법들을 자신의 상황에 따라 나름대로 시도해 본다면 당신이 갈망해 왔던, 아주 짧은 순간이라도 내면에 여유가 생기는 것을 알 수 있을 것이다.

나의 산후 경험담

나에게는 천방지축 개구쟁이지만 훌륭한 두 아들이 있다. 나는 필라테스를 가르쳤고, 나의 경력은 내 복근의 힘이 말해 주고 있었다. 수년간 임산부와 산후맘들을 위해 일했었고, 이와 관련된 내가 가지고 있는 훌륭한 지식과 연습을 통해 당연히 빨리 회복할 수 있을 거라고 확신했었다. 내가 이 분야의 전문가인데 어떻게 즉시 몸매를 회복하지 못할 수 있을까? 아기가 생후 6주 정도부터 통잠을 자기 시작할 무렵부터 나는 예전 몸매로 자연스럽게 몸매로 돌아갈 거라고 확신했다. 이렇게 내 머릿속에는 확실한 환상이 있었지만, 현실은 몸과 마음에 그야말로 커다란 충격이었다.

나의 첫 번째 출산은 그야말로 충격이었다. 출산 예정일보다 2주나 늦어졌고, 그 사이에 자간전증(임신중독증)이 발생하고, 3일 동안의 진통과정을 겪여야 했지만 결국은 제왕절개로 출산하게 되었다. 이 모든 것은 4일 동안 한숨도 못자고 완전히 기진맥진된 상태에서 개복수술을 받고, 엄마로서의 첫 관문이 시작됐다는 것을 의미했다. 아기도 며칠 동안 진행된 분만 트라우마를 함께 겪은 결과로 태어났을 때 숨을 쉬지 않았고, 또한 진단되지 않은 태반적 문제로 인해 심각한 저체중이었다. 처음 몇달 동안 나와 아이는 많이 울었고 잠못이루는 밤을 지새우는 날들의 연속이었다. 이런 종류의 출생 경험은 아마도 최극단적인 예일지 모르지만 슬프게도 비정상은 아니라는 것이다. 사실 이러한 출산 경험은 꽤 흔한 것으로 받아들여지고 있다. 심지어 가장 자연스럽고, 긍정적이고, 완벽한 출산일지라도 신체적으로 충격을 받고, 멍들고, 허약함을 느끼게 할 수 있다.

출산 후 나는 꽤 여러 달 동안 완전히 생존 모드에 있었다. 의식적으로 숨을 쉬지 않았고, 물도 거의 마시지 않았다. 오후 3시에 피자를 주문한 날은 새로 태어난 것 같은 특별한 날이었다.

내 산후 경험은 체력의 완전한 손실이라는 점에서 다 불타버린 산불과도 같았다. 아들이 두 달이 되었을 때 나는 간단한 니이 폴드 동작을 시도했다(p.75 참조). 할 수 없었다. 흉터에 통증없이 한쪽 다리를 바닥에서조차 들어 올릴 수 있는 복부의 힘이 없었다. 나는 제왕절개 흉터 회복에 수많은 문제를 겪었고, 1년 넘게 지속된 심한 수면 부족으로 운동에 대한 생각은 할 수조차 없었다. 슬프게도, 나는 그 후에 두 번의 유산을 했고, 그로 인한 체력 고갈로 인해, 불가피하게 산후 우울증까지 걸리게 되었다. 영원할 것 같았던 체력과 나의 자신감은 닳아 없어져 버렸고, 신체적으로 그리고 감정적으로 무에서 다시 회복해야 했다. 이 경험을 통해 나는 산후 여정은 결코 간단하지도 예측할 수도 없다는 것을 깨닫게 되었다.

그러나 엄마들은 여전히 '자연적으로 회복되고' '산전 상태로 돌아가라'는 가혹한 압력을 받고 있다.

막내가 4살이다. 둘째의 출산 후 나의 산후 건강과 체력은 첫째 때와는 다른 장애물을 마주하게 되었다. 첫째 때보다는 만족스럽고 더 긍정적인 출산 경험과 훨씬 더 쉬운 초기 회복 후에, 나는 둘째가 6개월이 되었을 때 철인 3종 경기에 출전했다. 두 번째 산후 회복은 많은

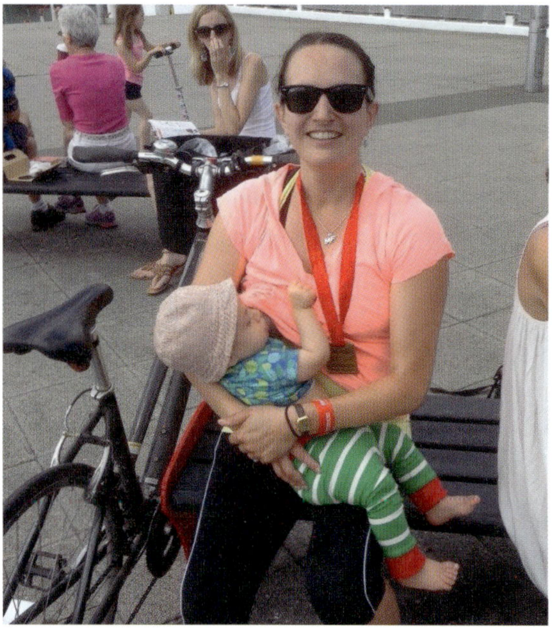

런던 철인 3종 경기를 마친 후 6개월된 프레디(Freddie)에게 모유 수유중인 Anya.

부분에서 훌륭했다. 나는 집중할 수 있었고, 운동 시간을 우선 순위로 정하는 것을 확실히 할 수 있었고, 그 첫 번째 집중적인 6개월 동안 두 아이의 엄마라는 혼란에서 탈출했다. 내 몸은 그저 준비가 되어 있지 않았다. 그러나 너무 많은 것을 지나치게 빨리 해버렸다. 무릎과 어깨에 부상을 입었다. 훈련과 육아에 필요한 추가적인 요구를 충족시킬 만큼의 심부 코어와 둔근의 근본적인 근력을 만들어내지 못했다. 그 후 '산전으로 빨리 돌아가려는' 나의 지나친 욕심 때문에 생긴 피해를 바로잡기 위해 1년 이상의 회복과 재활의 시간이 걸렸다.

돌이켜 보면, 나는 내 자신이 할 수 있다는 것을 증명하고, 강해지고, 첫째를 출산하고 일어났던 일을 겪지 않기 위해 철인 3종 경기를 해야 한다는 것은 알고 있었다. 하지만 다시 할 수만 있다면 훨씬 더 인내하고 조심스럽고 천천히 꾸준한 코어 회복에 집중했을 것이다. 고강도 운동에 대해 생각하기도 전에 완벽한 신체 검사를 위해 여성 골반 건강 전문 물리치료사를 방문했어야만 했다. 이 책은 지난 7년 동안 나의 산후 회복의 정점이라고 할 수 있다. 아직 끝난 게 아니다. 나는 여전히 당신과 함께 산후 여정을 함께 하고 있다. 이 책에 소개되는 산후 재활에 관련된 운동은 나의 산후 경험과 지난 10년 동안 함께 한 수백 명의 산후 회원들을 지도할 수 있었던 배경에서 비롯되었다.

필라테스나 운동에 대한 경험이 전혀 없는 초보자라면 이 책은 당신에게 완벽한 안내서가 될 것이다. 만약 당신이 임신과 출산으로 불어난 뱃살을 빼고 '정상'으로 돌아가고 싶어하는 버기 러너(Buggy Runner-유모차를 밀면서 달리기를 하는 유모차족)라면, 그것이 무엇이든 간에, 이것은 당신에게도 이상적인 기초가 될 것이다. 필라테스는 산후 회복과 근력을 위해 최고의 운동법이 될 것이다. 이 운동법의 장점은 당신이 일상에서 필요로 하는 신체적, 정신적 힘을 기능적인 방법으로 적용 가능하다는 것이다. 세레나 윌리엄스(테니스 선수)와 같은 최고의 운동 선수조차 산후에 어려움을 겪었다는 것을 기억하길 바란다.

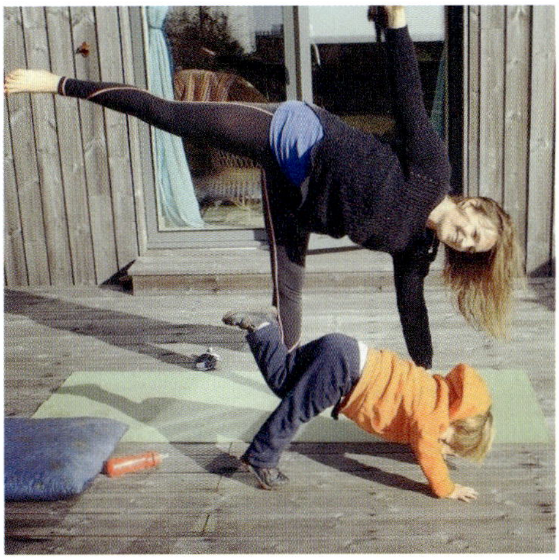

Anya와 2살 모리스가 요가 놀이를 하는 모습

그녀는 출산 후 10개월 후에 참가한 2018년 윔블던 결승에서 패배했지만, '나는 오늘 모든 엄마들을 위해, 경기를 했다' 고 말했다. '우리 중 많은 사람들은 산후 10개월 만에 세계적인 테니스 선수권 대회에 필요한 체력과 회복력은 고사하고, 테니스 라켓을 잡는다는 생각조차도 환상' 이라고 생각하는 사람들에게 할 수 있다는 것을 보여주기 위해 나는 노력했다. 엄마가 된다는 것은 힘든 일이다. 만약 힘을 기르는 것이 어렵다고 생각한다면, 당신은 혼자가 아니라는 것을 기억하기 바란다.

산후 문제가 해결되지 않으면 평생 문제가 된다. *당신은 영원히 산후일 것이다.* 산후는 당신이 겪은 6주 동안의 상태가 아니라, 바로 지금 당신의 모습인 것이다. 산후 에너지를 재충전하는 데 있어 장기적이고 지속적인 프로젝트로 다룰 필요가 있다. 당신의 몸, 건강, 그리고 웰빙을 처음부터 시작하는 프로젝트로 생각하길 바란다. 우리가 하고 싶은 멋진 인테리어 데코레이션에 대한 웅장한 계획을 가지고 있는 것은 모두 매우 훌륭하지만, 모든 것들을 하기 전에 가장 먼저 네 개의 기둥을 세워야 한다. 이렇게 하는 것은 벽돌을 하나하나 쌓아 벽을 세우는 것처럼 당신의 장기적인 건강과 체력을 위한 기초를 쌓는 것과 같다.

만약 당신이 출산 후에 몸과 마음의 치유, 치료나 회복을 위한 시간을 따로 마련하지 않았다면, 이것은 인테리어를 위해 허물어진 벽을 재건하는 것을 잊는 것과 같다. 벽에 시멘트가 마르기 전에 페인트를 칠하지 말자. 우리는 여러 단계에서 다시 시작해야 하며, 어떤 날/주/달에는 다른 이들보다 더 힘들게 느껴질 수도 있다. 이 책은 당신이 가장 탄탄한 기초를 구축하는 데 필요한 정보를 제공해 줄 것이다.

당신의 장기적인 산후 치유

일단 엄마가 되면 꼭 받아들여야 할 것들이 몇 가지 있다. 이것들은:

- *흉터들.* 감각의 변화 또는 분만 시 부상으로 인해 장기적 영향을 미칠 수 있고 신경 손상은 — 일부 출산에서는 쉽게 지울 수 없는 흉터를 남기고 — 이 흉터 조직은 장기적으로 감각에 문제를 일으킬 수 있다. 하지만 우리는 유연하게 받아들일 수 있고, 우리의 몸과 연결시켜 귀기울이고 관대해지기 위해 최선을 다할 것이다. 당신의 몸을 사랑할게 될 것이다. 자신의 몸을 혐오하는 데 에너지를 낭비하지 말아라. 자녀를 위해 자기애를 실현하는 모델이 되어 보아라. 아이들이 끊임없이 비판적인 시각을 통해 자기 자신을 본다면 어떤 기분이 들까 생각해 본다. 아이들은 당신 스스로가 자신을 대하는 태도를 항상 보고 그것을 반영하고 있을까? 고민해야 한다. 만약 우리가 싫어했던 것보다 우리가 자신에 대해 사랑했던 것들에 시간을 투자한다면, 이것이 얼마나 강력한 영향을 미칠지 생각하길 바란다.

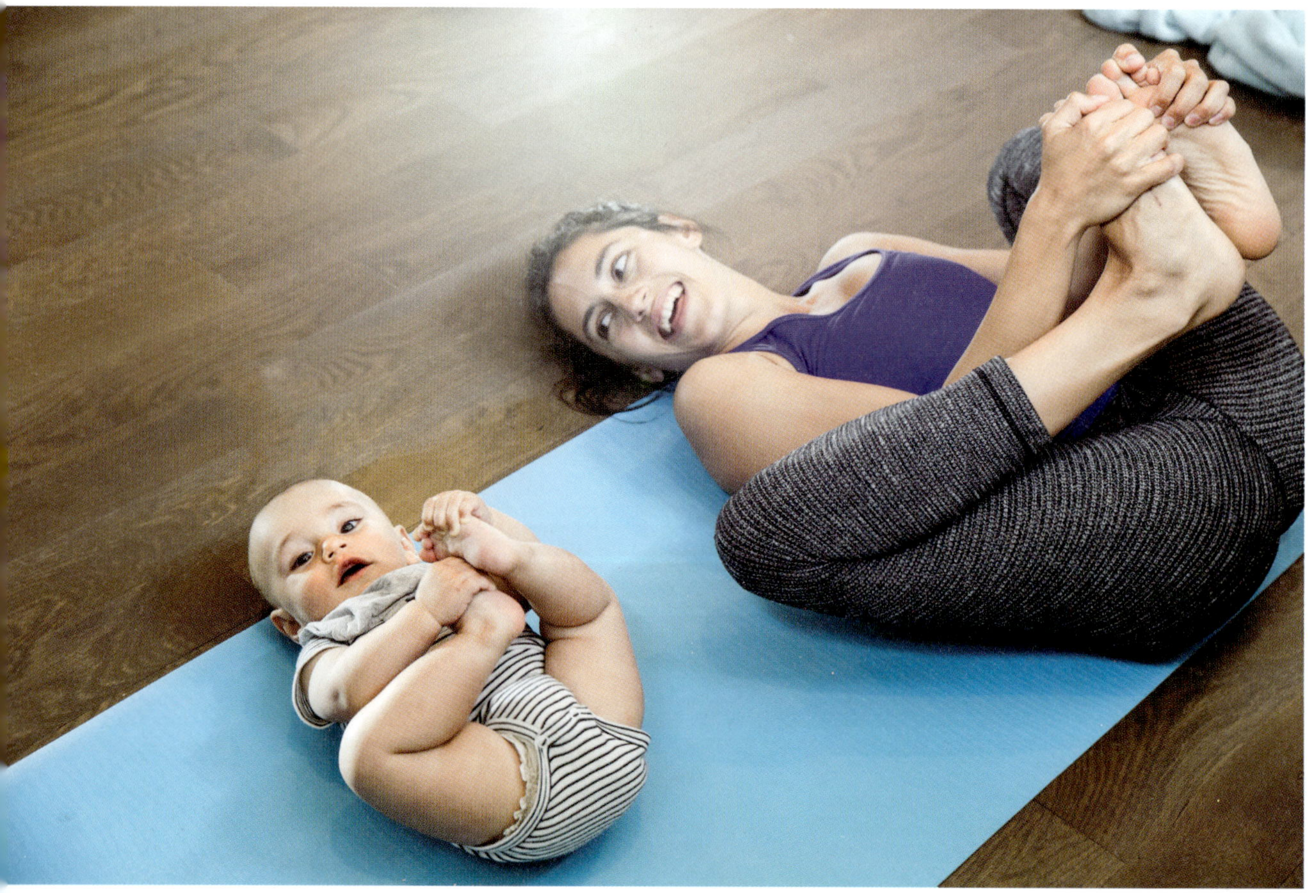

- *튼살* — 멕시코 조산사는 이것을 '사랑의 선'이라고 부른다. 우리 몸에 생긴 못난 자국이 아니라 '사랑의 선'으로 본다면 얼마나 좋을까?

- *가슴의 변화* — 임신 기간과 모유 수유를 하는 동안의 호르몬 변화는 당신의 몸에 큰 혼란을 일으킬 수 있고 이것은 우리가 엄마가 되어가는 과정 중의 일부로 받아들여야 할 수도 있다. 자세는 그야말로 전부이다: 올바른 자세로 꼿꼿이 서 있는다면 심하게 처진 가슴도 더 멋지게 보일 수 있다. 그리고 보정력이 좋으면서 편안한 브래지어는 놀라운 효과를 발휘할 것이다.

- *고조된 감정과 불안감(걱정)* — 이것은 우리가 겪는 생리적 변화의 일부이며, 엄마 고양이처럼 항상 새끼를 보호할 준비가 되어 있게 만들어준다. 호흡은 불안감이 여러분을 위해 가상의 이야기를 만들어낼 때 여러분의 신경계를 진정시켜주는데 도움을 주지만, 여러분이 '신경증', '호르몬', 과민반응이 아니라, 여러분은 엄마이고, 고조된 감정은 여러분의 엄마 힘이라고 안심하세요.

그러나 '엄마가 되는 것의 일부'로 절대로 받아들여서는 안 되는 몇 가지 사항이 있다.

- *복직근이개*(복부 분리, P.49 참조) 및 코어의 장기적인 약화. 나의 첫 조산사는 26주가 된 내 배를 만지면서 '당신은 매우 강한 복부를 가지고 있다. 아기를 낳은 후에는 그것은 다시는 그렇게 되지 않을 것이다!' 라고 어둡게 말했다. 나는 그녀의 부정적인 발언에 언짢았다. 사람들은 당신이 임신하고 취약해져 있을 때 경솔하게 내뱉는 한마디가 어떠한 영향력을 주는지 살피지 않는다. 당신이 복직근이개가 있다는 것을 인지하고, 올바르게 치유하기 위해 노력한다면, 당신은 분명 힘을 회복할 수 있다.

- *요실금 및 골반 장기 탈출증*. 아주 가볍게 점프하고, 달리고, 재채기하고, 기침할 때 소변이 샌 적이 있는가? 마치 밑이 '빠지는' 것처럼 질 주변에 느껴지는 무거운 느낌? 출산 후 엄마가 되기 위한 일부인 것인가? 아니다. 절대 아니다. 이러한 증상을 무시하거나 패드를 사용하면서 참고 견뎌서는 안된다. 우리는 산후에 생기는 요실금을 정상적인 문화로 치부하고, 이것을 당연시하며 가볍게 웃어넘긴다. 그러나 이러한 행동은 장기적으로 우리의 신체적 정신적 건강에 전혀 도움이 되지 않는다. 골반기저근의 기능 장애는 아기를 낳은 직후에는 흔할 수 있지만 장기적으로는 정상이 아니며 당연하게 받아들여서는 안된다. 아직 우리에게는 인생이 너무 많이 남아 있다는 것을 기억하길 바란다. 지금 이 문제에 대해 뭔가 조치를 취함으로써 75세가 되었을 때 당신 자신에게 영광을 돌려라. 영국에서는, 프랑스 같은 나라들의 관행에 따라 국민 건강 보험의 10년 계획의 일환으로 출산 후 여성들이 여성 골반 건강 전문 물리치료사를 의무적으로 볼 수 있게 될 것이라고 발표했다. 하지만 이 정책이 완전히 구현되기 전까지는 당신 스스로 산후 회복에 대해 더 많은 책임감을 가져야 할 것이다. 이 책은 이 작업을 수행하는 데

도움이 될 것이다.

- *피로*. 피로는 아이들을 키울 때 몸에 걸쳐진 묵직한 코트같은 것이다. 초기 몇 년 동안의 수면 부족과 아이들의 가차없는 혼잡함, 이것은 단언하건데 피할 수 없는 것이다. 이제 막 엄마가 된 사람들 중에 다크 서클이 없는 엄마를 보여 준다면 인스타그램 필터가 사용되었을 것이라고 추정할 수 있다. 피로가 만성적으로 되지 않도록 자가 관리 전략을 실행하는 것을 권장한다. 휴식을 취한다(단 10초 동안 눈을 감기만 해도 초기에는 휴식으로 간주될 수 있다) 호흡. 명상. 충분한 수분 섭취, 좋은 영양 섭취, 움직임과 신선한 공기, 녹색 공간… 이 모든 것들은 휴식을 취하는 데 도움이 된다.

  철과 아연과 같은 미네랄 수치를 확인하여 장기와 소화 기능이 제대로 작동하는지 확인한다. 피로는 엄마가 되는 순간부터 따라다니는 것이다, 이것도 엄청나게 — 비록 아기가 통잠을 자기 시작하더라도, 또 어딘가에서는 당신의 손길을 필요로 하는 또다른 일들이 계속 생길 것이다. 산후 회복의 여정은 우리가 예측할 수 없는 다양한 형태로 진행된다. 육아 초기의 이러한 예측 불가능성은 분명 당신의 에너지 레벨에 해를 끼친다. 특히 피로는 우울증의 핵심 증상이라는 것을 명심할 가치가 있다. 그래서 당신의 무기력감과 피로는 당신의 몸이 해결이 필요한 무언가를 당신에게 전달하려고 하는 것일 수 있다. 당신의 몸은 당신의 마음을 말한다.

이 책은 다음 세 단계로 나누어 장기적인 관점에서 점차적으로 힘을 키우는 데 도움을 줄 것이다.

- **1단계 : 인식** — *마음과 근육의 연결*. 당신이 느끼지 못하거나 연결할 수 없는 것들은 강화시킬 수 없다. 산후 초기 몇 주와 몇 달 동안에는 아마도 '다시 시작하고 싶은' 욕구가 생길 수 있다. 하지만 먼저 근육에 대한 인식을 제대로 한다면 가장 큰 보상을 받게 될 것이다. 긴장의 완화야말로 당신이 근육과 제대로 연결될 수 있고, 그래야 진정한 힘이 따라오게 된다.

- **2단계 : 기초** — 코어와의 깊은 연결을 활성화할 수 있게 되면, 우리는 움직임에 적용해서 연습하고 도전해야 한다. **2단계**의 운동들은 다양한 단계의 부하 및 협응을 실행하는 데 있어 안정성 유지에 초점을 맞춘다. 이 방법은 평생 훈련하는 데 도움이 된다: 예를 들어, 아기를 안아 올리거나 카시트에 앉히는 것과 같은 기능적 상황에서 활성화를 찾는 것이다. 고강도의 운동을 시작하기 전에 **2단계**에서 충분한 시간을 보내는 것은 매우 중요하다.

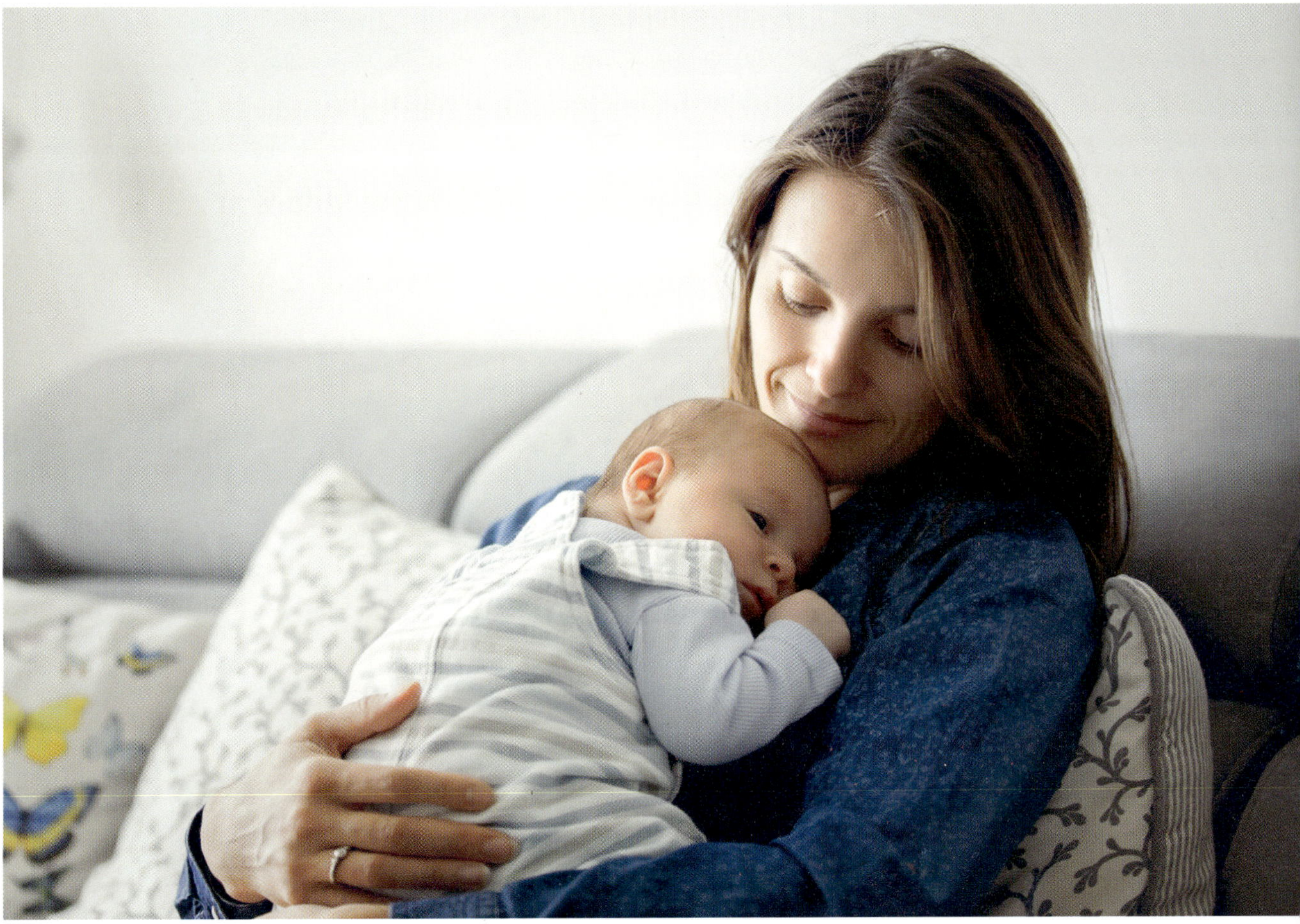

- **3단계 : 기반 구축하기** — 코어와의 연결을 찾고 활성화한 다음에는 당신 스스로가 강해지기 위해 더 많은 도전을 시작할 수 있다. 종종, 엄마들은 자신들의 회복 과정이 정체된 것처럼 느껴지고, 눈에 잘 띄지 않는 코어나 탄탄해진 배를 느끼거나 보는 것 같지 않다. 어쩌면, 당신은 2단계의 편안한 범위에 머물면서 근육에 대한 충분한 자극을 주지 않았을지도 모른다. 하지만 여전히 달리는 동안 요실금 증상이 있다면, 이는 당신이 1단계와 2단계에서 충분한 양질의 시간을 보내지 않고 **3단계**로 급하게 진행했다는 것을 의미한다. 때가 되었을 때 도전하는 것을 두려워하지 말아라. 근육이 스스로 성장하고 더 강해지려면 점진적인 도전이 필요하다. 진행하라, 그냥 의식적으로 인내심을 가지고 수행하면서 다양한 도전에 대한 몸의 반응을 관심있게 관찰하고,(예: 만약 새로운 시도로 인해 소변이 세거나, 복압 조절이 되지 않아 배가 볼록 나오는 것을 느낀다면, 너무 이르다는 증거이다) 몸의 반응에 따라 맞춰 나간다.

3개의 단계 중 하나라도 놓치거나, 기초를 건너뛰게 되면, 부상이나 골반기저근의 기능 부전으로 인해 어느 순간에는 다시 시작 단계로 돌아가게 된다. 마찬가지로 **2단계**에서의 운동이 편안하게 느껴진다면 오랜 시간이 지난 후에는 불만감을 느끼거나 왜 더 이상 강해지지 않는지에 대해 궁금해질 수 있다.

시작해보자 !

Tip

1-3장에서는 **1단계**와 **2단계**를, 4-5장에서는 **3단계**를 볼 수 있다. 시간을 갖고 하루 동안의 호흡을 주의 깊게 살피면서 조절하고, 자세와 움직임 패턴에 집중하는 것이 임신 중 늘어난 뱃살을 빼기 위해 버기러너 그룹(Buggy Runners Group—유모차를 끌면서 달리기를 하는 그룹을 말한다)에 열정만 가지고 급하게 합류하는 것보다. 장기적인 측면에서는 훨씬 더 유익할 것이다. 산후 6주 후에 전문의로부터 운동을 해도 괜찮다는 허락을 받았더라도 당신의 내부는 아직은 부드러운 블랑망제(Blancmange—부드러운 푸딩)같을 것이기 때문이다.

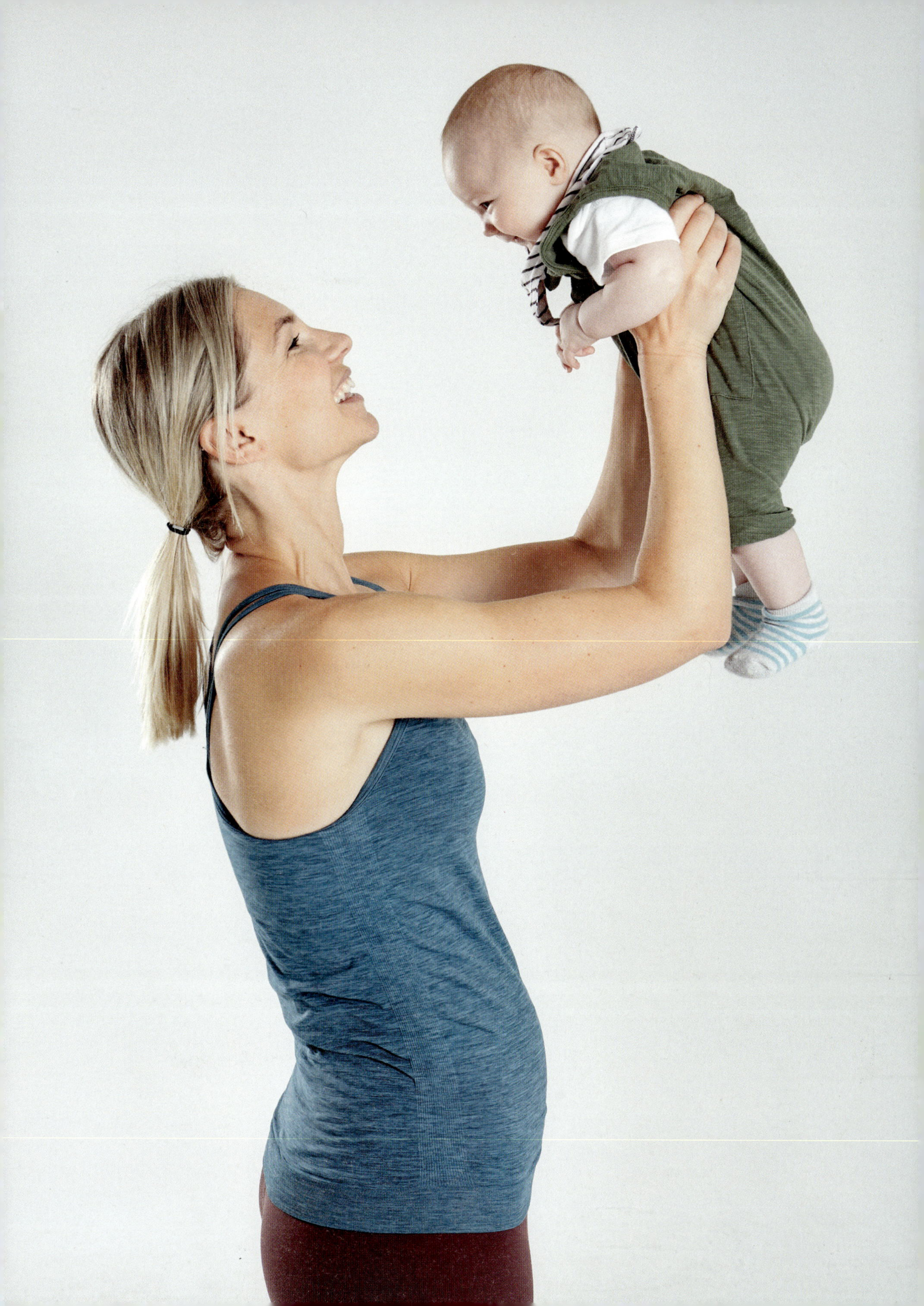

Chapter 1

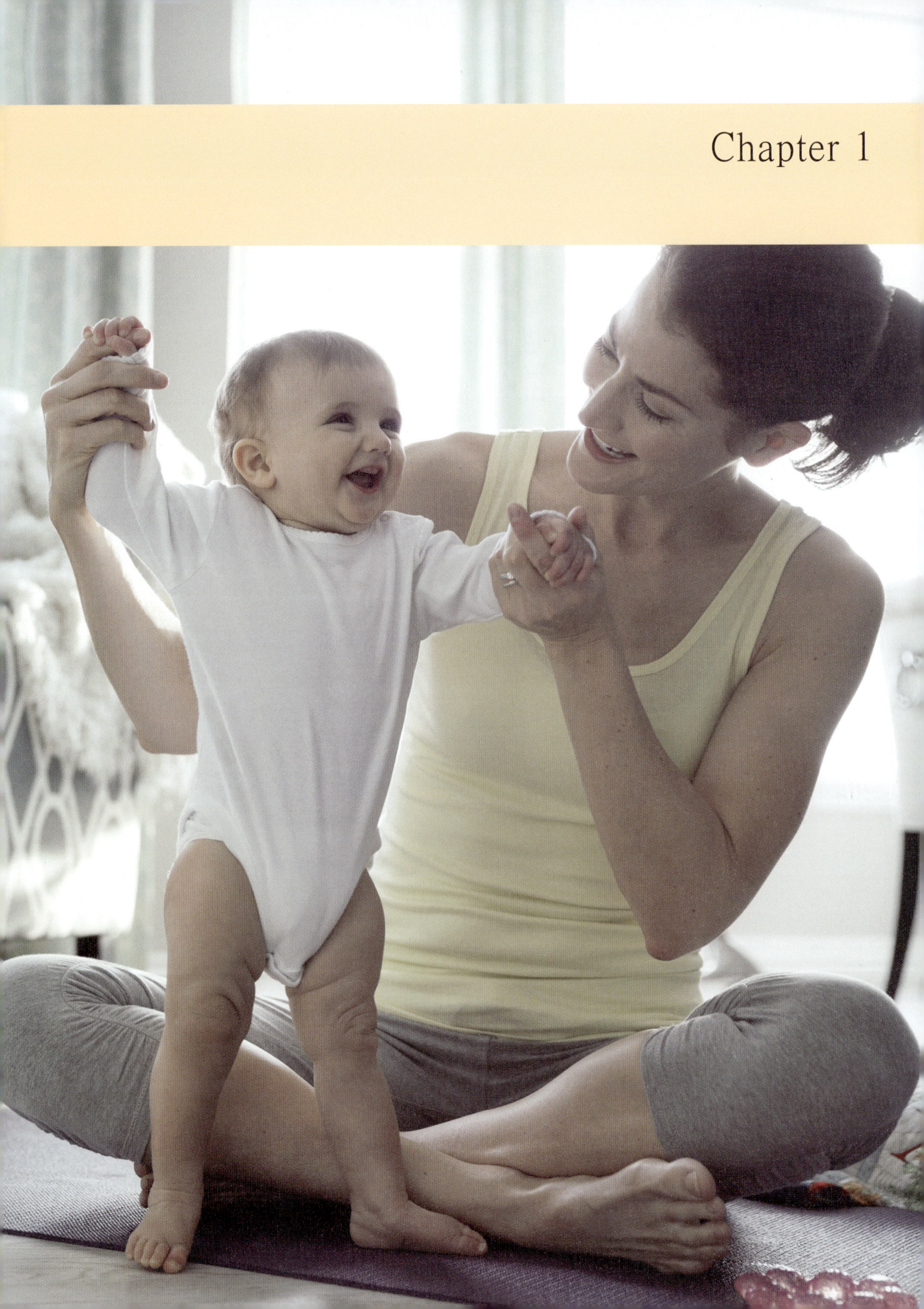

필라테스의 기초

Pilates fundamentals

임신과 출산 그리고 모성이 신체에 미치는 영향

엄마들 세상에 온 걸 환영한다! 아기를 낳은 후, 사회는 당신이 집으로 돌아가 기분이 낳아지고 정상적으로 기능하기를 바라기보다는, 임신 전 입었던 청바지가 맞고 멋져 보이는 것에 몰두하는 것처럼 보인다. 겉모습만 임신 전으로 회복되면 우리 사회는 재채기를 할 때 소변이 찔끔 새는 부분에 대해서는 별로 신경 쓰지 않는 것 같다. 이 장에서는 출산과 엄마가 된 당신의 몸에 나타나는 변화에 대한 개요를 제공하고, 이 놀라운 신체 조절 프로그램이 어떻게 우리의 힘을 회복하고 출산이 신체에 미치는 영향을 균형 있게 조절하는 데 도움을 줄 수 있는지를 보여주기 위해 필라테스의 기본 원리를 소개한다. 이 장의 운동은 필라테스의 기초를 형성하고 모든 산후 단계에 적합하다. 다음 장에서는 출산 후 일 년 그리고 그 이후 출산 회복 단계의 특정 요구에 필요한 점진적 필라테스 프로그램을 제시한다.

임신 과정과 출산 경험으로부터 생긴 당신의 몸, 감정, 뇌에서 일어난 거대한 변화에 반해 '바운스백' 과 관련된 사회적인 분위기는 산후 여성을 전혀 배려하지 않은 무례한 문화이다. 마트레센스(Matrescence)로도 불리고 있는데, 엄마가 된다는 것은 온몸과 생각이 변화되는 과정이다. 이것은 1970년대에 인류학자 다나 라파엘(Dana Raphael)에 의해 여성들이 아기를 가질 때 마음, 신체, 정신의 전환기를 묘사하기 위해 만들어진 용어이다. 아기의 탄생은 또한 엄마의 탄생이기도 하다. 호르몬의 강도와 신체 변화의 규모에 있어서 청소년기와 비슷하지만, 문화적으로 우리는 이것을 거대한 변화라고 생각하지 않고 있다. 이 변화의 시기에 대한 생식기 정신과 의사인 알렉산드라 색스(Alexandra Sacks) 박사의 멋진 TED 강연을 보길 바란다(자세한 내용은 참고문헌을 참고한다). 사춘기에 신체적, 정서적으로 거대한 지진과 변화가 나타나는 것처럼 마트레센스도 마찬가지이다.

엄마가 되는 과정은 여성의 삶 중에서도 다른 어떤 단계보다 뇌 활동에 더 많은 변화가 있는 시기를 나타낸다. 우리의 뇌는 임신 후기에 약간 수축하고, 이러한 변화는 출산 후에도 약 2년 동안 지속되는 것으로 알려져 있다. 우리의 뇌는 말 그대로, 아기가 태어나면 필요한 기술에 미세하게 적응하여 구조화된다. 감성 지능 영역은 우리가 아기의 요구에 공감하고 반응할 수 있도록 하기 위해 성장하게 된다. 뇌에서도 가장 오래된 부분으로, 도마뱀 뇌('Lizard')로도 불리는 편도체(Amygdala)는 이러한 변화의 가장 큰 수혜자 중 하나이지만, 이것은 또한 당신의 스트레스(근심 걱정)가 고조된다는 것을 의미하기도 한다. 이 모든 것은 완벽하게 이치에 맞는데, 이제 당신은 아이의 보호자이지만, 특히 예전에 불안감을 경험해 본 적이 없다면 이 과정은 어쩌면 당신에게 있어 예상치 못한 불편한 변화가 될 수 있다. 더 많은 요구 사항을 처리할 수 있는 새로운 소프트웨어인 뇌의 업그레이드라고 생각하길 바란다.

뇌와 다른 생리적 변화에 대한 자세한 개요는 오스카 세랄라크 박사(Dr Oscar Serrallach)의 2018년 책 *산후 고갈 치료법*(The Postnatal Depletion Cure'을 참조하라). 우리가 경험하는 변화는 심오하고 잠재적으로 오래 지속될 수 있다. 기운이 없거나 또는 나약하다고 느끼는 것은 산후 여성들에게 있어 완벽하게 정당한 이유이지만, 우리는 우리의 회복에 우선 순위를 두지는 않고 있다. 멋진 책 "*임신 제 4 분기*"(The Fourth Trimester)의 저자 킴벌리 앤 존슨(Kimberly Ann Johnson)은 현대의 산후 회복기를 우리가 길에서 넘어지면 느끼는 정신력에 비유한다: 우리는 창피함을 피하고 주위에 관심을 받지 않기 위해 즉시 일어나서 시선은 땅을 바라보고, 빠르게 그 장소에서 벗어나 아무도 없는 곳에서 마치 고양이처럼 혼자서 상처를 쓰다듬고 있는다. 실제로, 상처를 평가하기 위해서는 잠시 앉아서 숨을 쉬어야 하고 더 나아가 다시 회복할 수 있도록 도움을 청해야 한다.

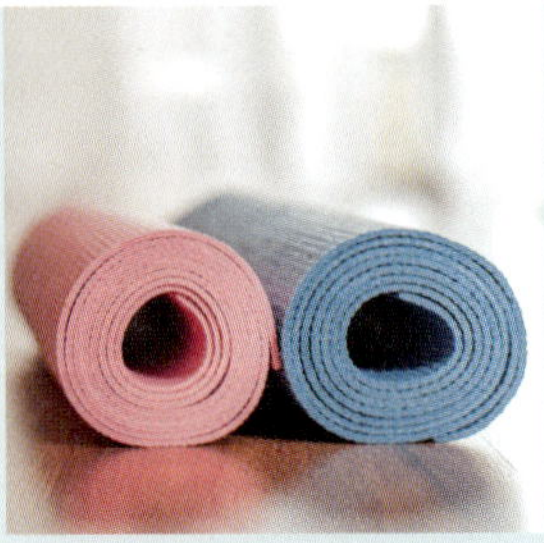

실제 사례

줄리(Julie), 세 아이의 엄마

이전에 나는 고강도의 운동과 달리기를 즐겨왔기 때문에 필라테스에 대해 처음에는 정말 냉소적이었다. 숨이 차지 않고 땀이 나지 않는다면, 어떻게 운동이 될까 하는 생각이 들었다. 하지만 필라테스를 통해 허리 통증이 아주 빨리 완화되었다. 나는 다른 형태의 운동을 할 때 내 코어가 강화되고 호흡이 개선되는 것을 느꼈다. 결과는 거의 즉시 눈에 띄었다. 이 과정은 생각보다 힘들었지만 달성 가능한 수준이었다.

내 몸에 무슨 일이 일어나고 있는 걸까?

다음은 출산 후 직후부터 일 년 동안 몸에 나타날 수 있는 변화를 기간별로 나타낸 것이다.

1 일 ~ 10 일

예상되는 사항들 :

- 밤에 식은 땀을 흘리게 된다. 특히 임신 후반기에 부기가 많은 경우, 잠옷이 땀에 흠뻑 젖게 될 것이다.
- 심한 출혈
- 골반기저근의 외상 또는 제왕 절개로 인한 불편함이나 통증.
- 이 기간 동안 혈압, 심박수, 체온 및 호흡은 점차 정상으로 돌아간다.
- 모유 수유 여부에 관계없이 젖이 돌기 시작하면 크게 변할 것이다. 가슴이 놀라울 정도로 커질 수 있으며 고통스러울 정도로 단단한 돌덩이처럼 변한다. 이 순간은 지나갈 것이지만 가슴이 불편할 정도로 단단하고 꽉 찬 느낌이 들면 가슴을 마사지하고 단 하룻밤이라도 가능한 한 자주 아기에게 젖을 물려 모유 수유를 시작하고 모유가 쌓이는 것을 완화하여 모유량을 조절한다.
- 유두가 매우 아프고 약해질 수 있다. 모유 수유가 잘 되고 있어도 정상적인 증상이다. 수유하는 동안 천천히 깊은 호흡을 한다. 통증은 곧 가라앉을 것이다. 유선염이나 질염 증상을 인지하고(참고문헌에 NHS 웹 페이지 링크를 제공했다) 필요한 경우 가능한 한 빨리 치료를 받아야 한다.
- 산후 우울증의 증상으로 극심한 감정의 변화와, 고조된 불안감을 느낄 수 있다. 이제 더 이상 태반에서 호르몬이 생성되지 않고 몸 안에서 임신 전 호르몬 수치로 돌아가기 시작하는 전환 시기이다. 한 순간은 행복감을 느끼고 다음 순간에는 눈물을 흘릴 수도 있다. 출산 경험에 대해 기뻐하거나 패배감을 느낄 수도 있다. 요동치는 호르몬 수치와 강도 높은 감정의 노동 그리고 수면 부족으로 혼란스러울 수 있다. 이러한 모든 감정의 변화는 산후 여성들에게 흔하게 나타나는 현상으로 지극히 정상적이지만 지속될 경우에는 전문가의 도움을 받아 원인을 찾는 것이 중요하다.
- 요실금 증상, 특히 재채기나 기침할 때 나타난다.
- 제왕 절개를 한 경우, 속이 부글거리고, 배에 가스가 꽉 차서 생기는 통증도 생길 수 있다.

이 단계를 위한 안전한 운동 :

- 골반기저근 인지 운동
- 호흡: 깊고 길고 완전한 호흡
- 발목으로 원을 그리고 발목을 포인트하고 플렉스하기, 발 운동 (p.55 참조), 레그 업 더 월(p.118 참조), 목과 어깨 스트레칭 : 부드럽고 회복력에 좋으며 진정에 도움이 되는 움직임.
- 만약 제왕절개 수술을 받았다면 조심스럽게 기침하여 수술부위를 활성화한다.

10 일 ~ 20 일

예상되는 사항들 :

- 줄어든 출혈
- 제왕 절개와 외음 절개술 주변의 회복은 잘 진행되어야 하지만, 여전히 고통 스럽고 붓기가 있을 수 있으며 멍이 남아 있다.
- 제왕 절개의 흉터 부위에 감각이 없고 살짝 만져도 아플 수 있다. 기침, 재채기, 웃을 때 통증이 있을 수 있다. 이럴땐 진통제를 복용해도 괜찮다.
- 모유 수유 중이라면 유두가 여전히 매우 아플 것이다. 유두 크림을 냉장고에 보관하고 수유 사이에 충분히 발라준다. 가능하면 유두를 '자연적으로 건조' 시킨다. 모유에는 치유를 위한 마법의 힘을 가지고 있으므로 정말로 아플 경우, 젖을 약간 짜준다.
- 배는 여전히 임신했을 때처럼 볼록 나와 있을 것이다.
- 치유는 여전히 깊은 수준에서 진행되고 있다. 장기들은 복부 내에서 재조합되고 있는 중이다.

이 단계를 위한 안전한 운동:

- 낮은 강도를 유지한다. 아기 / 유아 (위로 큰 아이가 있을 경우)를 안아 올릴 때와 바닥에서 일어날 때 의식적으로 숨을 내쉬면서 골반기저근을 들어 활성화시켜 지지해준다.
- 몸이 근질거리더라도 처음 6주 동안은 격렬한 유산소 운동은 피한다. 걷는 것은 괜찮다.
- 골반기저근은 여전히 아플 수 있으며 재채기나 기침을 할 때 여전히 소변이 샐 수 있다. 숨을 내쉴 때 골반기저근을 인지하는 연습을 하고 기침이나 재채기 직전에 골반기저근을 먼저 들어 올리는 것을 잊지 않는다.

4 ~ 6 주

예상되는 사항들 :

- 여전히 약간의 상처 치유가 진행되고 흉터에 통증이나 불편함이 있을 수 있다.
- 모유 수유로 인한 통증은 지금쯤이면 가라 앉지만 만약 그렇지 않은 경우, 아기의 젖물림에 대한 조언과 도움을 구한다. 자세한 내용은 참조 문헌을 참고한다.
- 지금쯤이면 출혈은 완전히 멎어야 한다.
- 이 기간이 끝날 때 즈음에는 자궁은 임신 전의 크기로 돌아가고 이 과정은 매우 고통스러울 수 있다. 이 과정은 종종 첫 출산 때보다는 두 번째 그리고 그 이후의 출산 때 더 빨리 일어나고 더 아플 수 있다.
- 복부 근육과 피부의 스트레칭으로 인해 배는 여전히 임신한 것처럼 보일 수 있다.

이 단계를 위한 안전한 운동:

- 관절의 이완을 증가시키는 릴렉신과 임신 호르몬 수치가 여전히 조절되어 가는 과정이고 인대가 아직은 취약할 수 있기 때문에 점진적인 강도가 낮은 운동, 필라테스, 스트레칭, 요가를 권장하지만, 강렬한 스트레칭은 주의하고 핫 요가를 피한다.
- 사이클링, 걷기와 같은 중간 강도의 충격이 낮은 운동을 권장하고, 걷기의 거리나 시간을 늘릴 수 있다.

6 ~ 8 주

예상되는 사항들 :

- 수면 부족이 누적되면 에너지 레벨에 영향을 미칠 수 있다.
- 출산 후 초기에는 허리, 목, 어깨 통증, 손목 통증은 반복적인 동작으로 인해 흔히 나타난다.
- 임신 전 수준으로 조정되는 호르몬 수치 때문에 머리카락이 빠지기 시작할 수 있고, 모유 수유를 하는 경우에는 호르몬의 수치가 재조정되는 데 시간이 더 걸릴 수 있다.
- 임신 중에 골반 통증을 경험했고, 특히 모유 수유 중이라면 여전히 골반 통증이 나타날 수 있다. 임신 전 몸매로 빨리 돌아가고 싶은 마음에 고강도 인터벌 트레이닝(HIIT)이나 달리기를 시작하는 것은 여전히 골반기저근이 약할 수 있고 골반 관절은 부상에 취약하기 때문에 주의가 필요하다.
- 주치의에게 검진을 받게 되면 신체 전반에 걸친 검진을 위해 여성 골반 전문 물리치료사에 의뢰해 달라고 요청하라. 모든 여성은 산후 여성 골반 전문 물리치료사에게 의무적으로 진료를 받아야 한다. 이 산후 관리 모델은 향후 10년 동안 표준 치료 경로를 위해 실행되고 있지만 아직 정착된 제도가 아니기 때문에 주치의와의 진료 시에 의뢰해야 한다.

이 단계를 위한 안전한 운동:

- 골반기저근과 안정화 운동, 펠빅 틸트 (p.61 참조).
- 충분한 스트레칭과 가슴을 열어 주는 동작. 바닥에 누워 손바닥을 천장을 향하게 하는 동작은 매우 유익할 수 있다.
- 걷기, 완만한 자전거 타기와 수영과 같은 낮은 강도의 유산소 운동을 시작할 수 있지만, 골반에 통증이나 불편함이 있다면 평영은 피한다.
- 긴장을 풀기 위해 충분한 휴식, 심호흡 및 스트레칭을 한다.
- 부드러운 복부 마사지를 시작한다(p.128 참조).

2 ~ 3 개월

예상되는 사항들 :

- 만성적인 피곤함과 피로는 정신 건강과 회복력에 영향을 미치기 시작할 수 있다.
- 아기의 수면 시간이 길어지기 시작했는데도 불구하고 만성적으로 피곤하고, 기운이 없다면, 이것은 순전히 수면 부족 때문이 아닐 수도 있으니, 주치의에게 철분이나 다른 미네랄 수치 검사를 요청한다. 아직 하지 않았다면, 지금이 당신의 식단을 점검하기 좋은 때이다. 당신은 최적화된 영양 섭취를 하고 있는가?
- 여성 골반 전문 물리치료사와의 진료 예약이 용이하다면 지금이 골반기저근, 복부의 상태, 호흡, 자세 등 전신에 걸친 검사를 받을 수 있는 이상적인 시기이다.
- 복직근이개(DR) : 복근 분리의 자연 치유가 가장 잘 이루어지는 시기는 출산 후 첫 8주에 발생한다. 8주 이후에는 이 자연 치유 과정이 느려지기 시작한다. DR에 대한 자세한 내용은 p.48를 참조한다.

이 단계를 위한 안전한 운동:

- 골반기저근! 골반기저근! 골반기저근!
- 전문가에게 복직근이개 검사를 받고, 목표했던 코어의 회복 운동을 시작한다.
- 서 있기, 구부리기, 쭈그리고 앉기, 옆으로 눕기, 네 발 모두 점진적이지만 목표인 핵심 복원 필라테스를 위해 플랭크와 윗몸 일으키기를 피한다.
- 여성 골반 건강 전문 물리치료사로부터 승인을 받기 전까지 달리기는 피한다. 특히 요실금 증상이 있다면 달리기는 아직 시작하면 안 된다는 것을 명심하길 바란다. 다시는 하면 안된다는 것이 아니라 지금은 안 된다는 뜻이다.
- 산후 주치의로부터 받는 검진은 '운동을 시작해도 된다는 승인'이 아니며, 여태까지 결코 그랬던 적도 없었다. 산후의 모든 여성은 여성 골반 건강 전문 물리치료사로부터 전신에 걸쳐 검진을 받아야 한다는 사실에 대한 인식이 높아지고 있다. 특히 고강도 인터벌 트레이닝 (HIIT)이나 달리기와 같은 고충격 운동을 시작하려고 계획하는 경우에는 더욱 더 그렇다. 물리치료사의 주도 아래 만들어진 산후 고강도 운동으로 복귀하는 것에 대한 최신(2018) 지침은 참조 문헌에 나열된 출판물을 참조하길 바란다. 이 단계에서는 골반 장기 탈출 위험이 높아질 수 있다(p.46 참조).
- 목과 어깨 주변을 스트레칭하고, 긴장을 완화시킨다.

4 ~ 6 개월

예상되는 사항들 :

- 이 기간에는 체중이 증가하는 경향이 있는데 특히 모유 수유, 에너지 레벨이 매우 낮거나 요실금 때문에 여전히 고통받고 있어서 운동을 시작하는 게 두려운 여성들에게 나타난다.
- 미세하나마 신체적으로 좀 더 '정상적'이라고 느껴야 할 것이다.
- 육아로 인한 반복적인 움직임과 스트레칭의 부족으로 인해 목, 허리, 어깨, 고관절 주변이 쑤시고 통증을 느끼는 것은 흔한 일이다.
- 비록 모유 수유중일지라도, 지금쯤은 생리가 다시 시작되었을지도 모른다(불공평하지 않은가?). 모유 수유를 하는 동안에도 임신을 할 수 있다는 것을 아는 것은 중요하다. 그래서 부부관계를 다시 시작할 거라면 피임을 고려할 필요가 있다.
- 자궁은 임신 중에 늘어나기 때문에 출산 후 처음 생리를 시작할 때는 넓어진 자궁의 표면 면적으로 인해 출혈이 증가하는 것이 일반적이다. 하지만 출혈이 특히 심한 것이 걱정되면 담당의사와의 상담을 권한다.

이 단계를 위한 안전한 운동:

- 골반기저근 운동! 제왕절개를 했다 하더라도 매우 중요하다.
- 유산소 운동! 깨지기 쉬운 에너지 균형 방정식을 명심한다. 피로는 운동과 균형을 맞출 수 있다. 진이 다 빠져 체력이 고갈된 상태라면, 운동보다는 적절한 휴식이 더 유익하다(아기가 낮잠을 잘 때 휴대폰을 하는 대신, 명상/독서/호흡과 스트레칭을 한다).
- 아직도 요실금 증상이 있다면 여성 골반건강 전문 물리치료사에게 진료 받는것을 미루지 말아라. 주치의에게 물리치료사의 추천을 의뢰한다. 소변이 새는 것은 것은 흔하지만 정상은 아니다. 요실금 증상이 여전히 있는 동안에는 높은 충격의 운동은 삼간다. 만약 그냥 밀어 붙인다면 증상은 나아지지 않을 것이다.

- 인대가 느슨해질 수 있다는 점을 유의하고 골반이 불편할 경우, 스케이터와 같이 다리의 폭이 넓고 불안정한 고강도 인터벌 트레이닝 (HIIT)의 동작은 피한다.
- 골반기저근 / 심부 복부 활성화 작업과 함께 둔근 강화에 중점을 둔다.

6 개월 ~ 1 년

예상되는 사항들 :

- 얼마나 많은 수면을 취하고 있는지에 따라 모조(mojo)가 돌아오는 것을 느낄 수 있다. 생각보다 회복 시간이 더 오래 걸릴 수 있고, 사람마다 회복 기간이 다를 수 있기 때문에 비교하지 않는다.
- 정신 건강에 주의를 기울여라. 우울증과 불안은 강도 높은 신생아 돌보기 기간은 끝났더라도 누적된 수면 부족의 결과로 인해 지속되기 시작할 수 있다. 주변에 도움을 요청하는 것을 두려워하지 말기 바란다.
- 체중감량이나 체중증가보다는 자세, 호흡, 그리고 내면의 느낌에 초점을 맞춘다.
- 당신이 아직 임신 전처럼 강하다고 느끼지 않는 것은 정상이다. 강도 높은 육아로 인해 온몸이 쑤시고 아픈 것은 흔하며 아기는 날이 갈수록 무거워지기 때문에 어려움은 더 커질 것이다. 장기적인 안목으로 보면 당신은 아직도 산후 초기 단계에 있다고 볼 수 있다.

이 단계를 위한 안전한 운동:

- 걷기, 수영, 그리고 저충격 심폐 운동은 당신의 신체와 정신 건강에 있어 매우 가치가 있다.
- 골반기저근의 문제나 복직근이개가 없는 한 임신 전 활동 수준으로 되돌아가는 것은 안전하다. 하지만…
- 지금은 부상에 더 취약하기 때문에 말 그대로 걷기도 전에 뛰지 말길 바란다.
- 스트레칭, 명상과 같은 '의식적'인 휴식을 취해준다. 심호흡의 가치를 과소 평가해서는 안된다.

1 년 ~ 영원히

예상되는 사항들 :

- 여전히 산후이다.
- 자신을 조심스럽게 대하길 바란다 . '얼마나 멀리 왔는지 얼마나 더 걸릴지' 답답한 마음이 든다면 산후의 힘과 회복은 종종 일직선이 아니라는 점을 기억하길 바란다. 회복이 지연되는 것을 경험하는 것이 일반적이다.

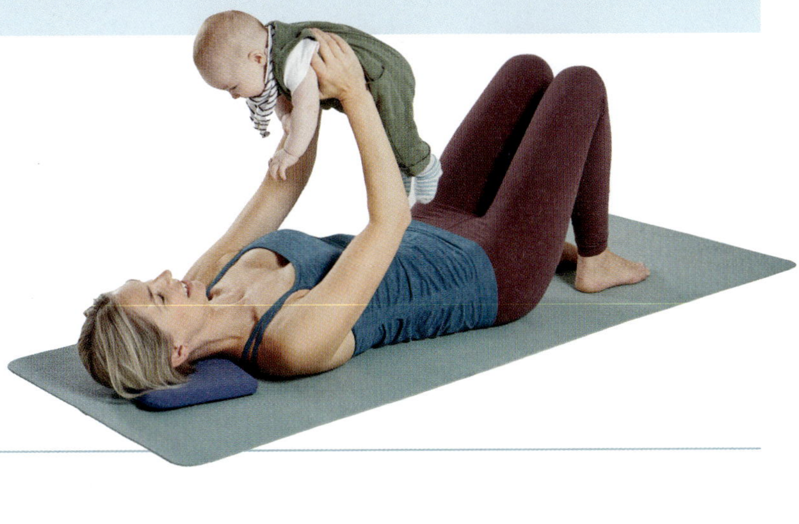

분만 시 몸 상태 – 분만 중 당신의 몸에는 어떤 일이 일어나는가?

골반

골반은 꽤 놀라운 디자인이다. 네 개의 뼈로 이루어져 있고 척추의 아래쪽에 있는 융합된 뼈 고리처럼 배열되어 있다. 피부를 촉지해서 골반의 특정 부위를 찾을 수 있다: 앞쪽에서 **장골뼈**를 찾을 수 있고, **장골능선**은 골반의 앞쪽에서 만져지는 뼈 부분으로 가장 도드라진 부분은 **전상장골극**(Anterior-Superior Iliac Spine 또는 ASIS)이고, 뒤쪽으로는 두 개의 뼈가 튀어나와 있는데 이 부분이 **후상장골극**(Posterior-Superior Iliac Spine 또는 PSIS)이다.

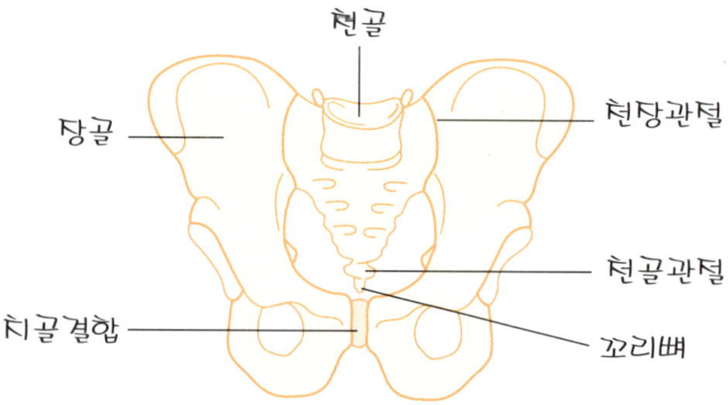

이시아(ischia)는 앉았을 때 느껴지는 양쪽의 좌골을 의미하지만, 우리는 실제로 좌골 위에 앉기보다는 골반을 구부정하게 말고 있어서 종종 잊혀지는 뼈이기도 하다. 골반 뒤쪽 중앙에는 삼각형 모양의 뼈 패턴을 느낄 수 있는데 **천골**(sacrum)이라고 불리고, **꼬리뼈**(coccyx)와 연결된다. 앞쪽에는 두 개의 뼈인 **치골**(pubic bone)이 있는데, 하나는 골반의 왼쪽에서, 하나는 오른쪽에서, 다른 하나는 두꺼운 섬유 연골에 의해 함께 융합된 것이다.

시간을 투자해서 자신의 골반에 대해 알아보자. 골반의 너비, 높이, 흉곽과의 관계를 파악해 본다. 골반은 힘의 중심이고, 산후에 자연적으로 체내에 스며드는 많은 불균형을 푸는 열쇠이다.

분만 시에 골반에는 무슨 일이 일어나는가?

호르몬의 영향을 받지 않을 때, 골반 뼈를 연결하는 인대들은 타일에 바르는 회반죽처럼 고정되어 관절 사이의 움직임을 소화한다. 교량 공학과 마찬가지로 온도, 바람 및 하중 압력에 적절히 반응하기 위해 약간의 움직임이 필요하지만 너무 많이 움직이면 다리의 강도가 손상될 수 있다. 임신 호르몬의 변화는 이러한 인대가 느슨해지도록 하는데, 이는 골반의 관절들이 이전에는 허용되지 않았던 움직임의 잠재력이 있음을 의미한다. 만약 당신이 골반거들 통증(Pelvic Gridle Pain-PGP)으로 고생했다면 뼈 속까지 이 사실을 알고 있을 것이다.

호르몬으로 인해 발생하는 인대의 느슨함은 인체의 기적 중 하나이다. 질 분만 동안 아기가 산도를 지나 세상 밖으로 나갈 수 있는 방법인 것이다. 치골 결합에서는 아주 미세하게 미끄러지는 움직임과 개방 움직임을 만들어 골반이 열릴 수 있게 한다. 천장 관절은 아기의 머리가 골반으로 들어갈 수 있도록 더 큰 공간을 허용한다. 천골의 기저부는 뒤로 이동하고 꼬리뼈는 앞으로 이동해 공간을 확보하게 된다. 골반의 윗부분을 열어주는 장골능선은 넓게 펼쳐진다. 그런 다음 아기가 내려갈 때에는 좌골이 열리게 되는데, 이는 아기가 골반의 윗부분을 통과한 후 문이 닫히고 세상 밖으로 나가기 위해 골반의 아랫 부분이 열리는 과정으로 앞의 모든 움직임을 반대로 유도한다. 꽃봉오리가 활짝 폈다가 닫히는 모습을 간헐적으로 촬영한 비디오 영상을 상상해보라. 이 모습은 바로 아기가 세상으로 나올 수 있도록 우리의 골반에서 일어나는 놀랍고도 경이로운 일이다. 이렇기에 출산 후에 버스에 치인 것 같은 기분이 드는 것은 너무도 당연하다.

골반기저근

골반기저근은 단순히 하나의 근육이 아니다. 여러 근육들이 모여 이루어진 그룹으로 항문, 질, 요도 주변에 8자 모양으로 연결되어 있고 겹쳐져 거미줄처럼 얽혀 있어 방광, 자궁, 장을 비우기 전에 엄격하게 통제해 허락 없이는 통과할 수 없는 개찰구 역할을 한다. 골반기저근은 골반의 안정화에 기여하는 복부, 횡격막, 등 근육, 그리고 둔근과 함께 섬세한 균형을 이루며 작용하는데 즉, 골반기저근은 몸 전체에 영향을 받기도 또 몸 전체에 영향을 주기도 한다. 남성들도 골반기저근을 가지고 있지만, 항문과 요도 두개의 구멍만 있고, 고려해야 할 아기 출구가 없기 때문에, 여성들처럼 인생 전반기에 골반기저근 외상을 입는 일은 없다.

여성의 골반기저근은 참 많은 수난을 겪는다. 임신 9개월(약간 더 길 수 있음)은 근육의 탄력성을 저하시킨다. 어떠한 통증이라도 근육에 큰 압박을 가하게 되는데, 만약 임신기간 내내 극심한 입덧을 앓았다면, 당신의 골반기저근은 출산을 하기 전에 이미 상당히 약화되었을 수 있다.

골반기저근, 횡격막 그리고 복근은 함께 협응하면서 진통 시 엄청난 힘을 사용하여 아기가 산도를 빠져 나갈 수 있도록 아래로 밀어낸다. 아기가 골반기저근에 가하는 압박은 배출반사인 자궁의 반사 수축을 야기한다. 이 압력으로 산모는 배출하고 싶은 욕구를 느끼고, 통제할 수 없는 자궁 수축이 함께 일어나 회음부가 처음에는 뒤쪽에서 늘어나게 하는데, 아기의 머리가 미골에 가장 많은 압력을 가한 다음 앞쪽에 압력을 가하기 때문이다. 제왕절개 출

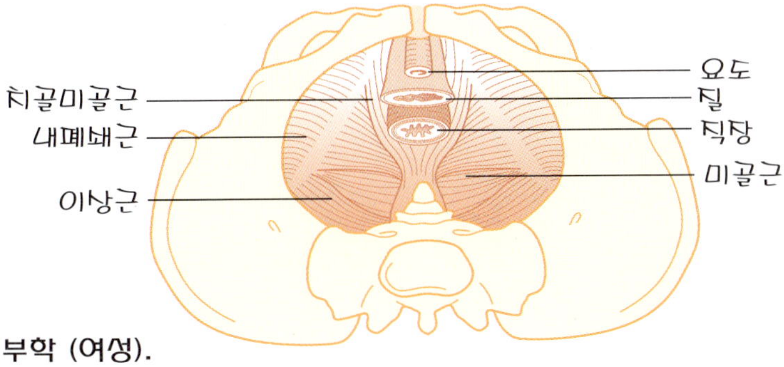

골반기저근 해부학 (여성).

산으로 진통의 과정이 없었더라도 당신의 골반기저근은 9개월 동안 아기의 트램펄린처럼 사용되었다.

이상적인 세계에서는 출산 후 일상을 다시 시작하기 전에 다양한 관점에서 신체가 제대로 기능하는지 확인하기 위해 출산 직후 모든 여성들이 산후 관리 프로그램의 하나로 여성 골반 전문 물리치료사의 진료를 의무적으로 받는 것이다. 이것은 아직 우리(영국)의 표준 산후 관리의 의무가 아니기 때문에 우리는 우리 자신의 회복에 대한 책임을 져야 한다. 산후 골반기저근에 대해 기억해야 할 중요한 것은 침묵 속에서 고통 받아서는 안 된다는 것이다. 골반기저근의 문제를 그냥 무시하고 지나간다면 절대 나아지지 않을 것이다. 회음부 통증, 불편함, 감각 부족, '아래로 밀리는 느낌', '밑이 빠지는' 느낌으로 어려움을 겪고 있거나 단순히 '정상'이라고 느끼지 않는 경우—도움을 요청하지 않으면 시간이 지남에 따라 문제가 악화될 뿐이다.

가장 흔한 골반기저근 문제의 하나는 요실금이다. 복압성 요실금과 골반 장기 탈출증과 같은 골반기저근 기능 장애를 치료하기 위해 2019년 국립보건원(NICE)(p.46 참조)은 여성에게 '최소 3개월간 전문인의 감독아래 골반기저근 훈련'을 1차 치료로 제공해야 한다고 조언한다. 바이오메디컬 센트럴(BMC) 여성건강분과에서 2018년에 실시한 실험 연구에서 요실금 증상이 있는 여성들에게 12주 동안 맞춤 필라테스 수업과 함께 골반 물리치료를 제공했고, 그 결과 '필라테스 수업에 참석한 여성들에게서 증상의 정도 감소... 자존감 향상... 사회적 당혹감 감소와 일상 생활에서의 증상 감소 등 다양한 호전이 나타났다. 증상이 더 심한 여성들에게서는 그들의 대인 관계가 개선되는 것을 보여주었다.' 이 자료는 또한 필라테스 수업이 '운동, 다이어트, 웰빙에 대한 태도에 긍정적인 영향을 줄 수 있다'는 것을 나타냈다. 그렇기 때문에 이 글을 지금 읽고 있는 당신은 그야말로 제대로 된 선택을 한 것이다.

골반기저근 운동

따라서 필라테스는 골반기저근에 도움을 줄 수 있다. 이것은 실제로 무엇을 의미하는 것일까? 당신은 아마도 '골반기저근을 강화시켜야 한다'는 말을 들었을 것이다. 어쩌면 당신은 눈썹을 치켜올리고, 엉덩이, 허벅지 이를 꽉 물고 모든 것에 힘을 주고 쥐어짰을 것이다. 산후 평생을 위해 골반기저근을 재훈련하려면 주변 근육의 개입없이 골반기저근을 분리해 활성화하는 방법을 익히는 것은 중요한 부분인데, 완전히 이완시키는 방법과 동시에 완전히 조여주는 방법을 통해 골반기저근의 인식을 높인다. 그리고 이러한 인식은 조정하는 데 시간이 걸린다.

골반기저근의 근력은 당신이 매일 어떻게 움직이는(그리고 아이들을 안아주는 방법)지에 의해 영향을 받는다. 움직임은 골반기저근을 자극하는데, 이러한 점에서 이 책의 모든 운동과 당신이 일과 중에 하는 모든 것들, 스트레칭, 근력 운동은 골반기저근 운동이 될 수 있고, 움직임과 호흡을 통해 골반기저근은 활성화하게 된다. 그렇기 때문에 장시간 앉아 있는 것은 운동과 순환을 방해하기 때문에 골반기저근에 좋지 않다. 앉아있는 생활 방식은 골반 건강에 좋은 영향을 미치지 못한다.

골반기저근 '운동' — 골반기저근을 리드미컬하게 들어 올리고 풀어주는 동작은 산후 치유에 매우 중요하며 올바르게 수행하면 매우 효과적이다. 하지만 우리는 이러한 운동 방법이 지루하다고 생각하는 경향이 있고, 제대로 실행하고 있는지 확실하지 않아서 건너 뛰게 되고 이로 인해 죄책감을 느끼게 된다. 하지만 사실, 이 운동들은 활기찬 삶을 위한 요리법의 비밀 양념이다. 여태껏 필요했던 것보다 지금 그 언제보다도 더 많이 필요한 시기이다. 지루하다는 생각은 하지 않기를 바란다. 또는 만약 이 운동이 당신에게 지루하다면, 양치질은 시간을 내거나 잊어버리는 것을 꿈도 꾸지 못하는 것과 같은 지루함이다. 골반기저근 운동은 필수적인 생활 유지의 일부이다. 지금부터 매일, 하루에 두 번 양치질을 하지 않았다고 상상해 봐라. 당신의 치아는 75세쯤 되면 어떻게 보이고 느껴지게 될까? 정확히 같은 원리가 골반 건강에도 적용된다. 당신은 양치질하는 것을 기억하기 때문에, 골반기저근 운동을 동시에 해보는 것은 어떨까?

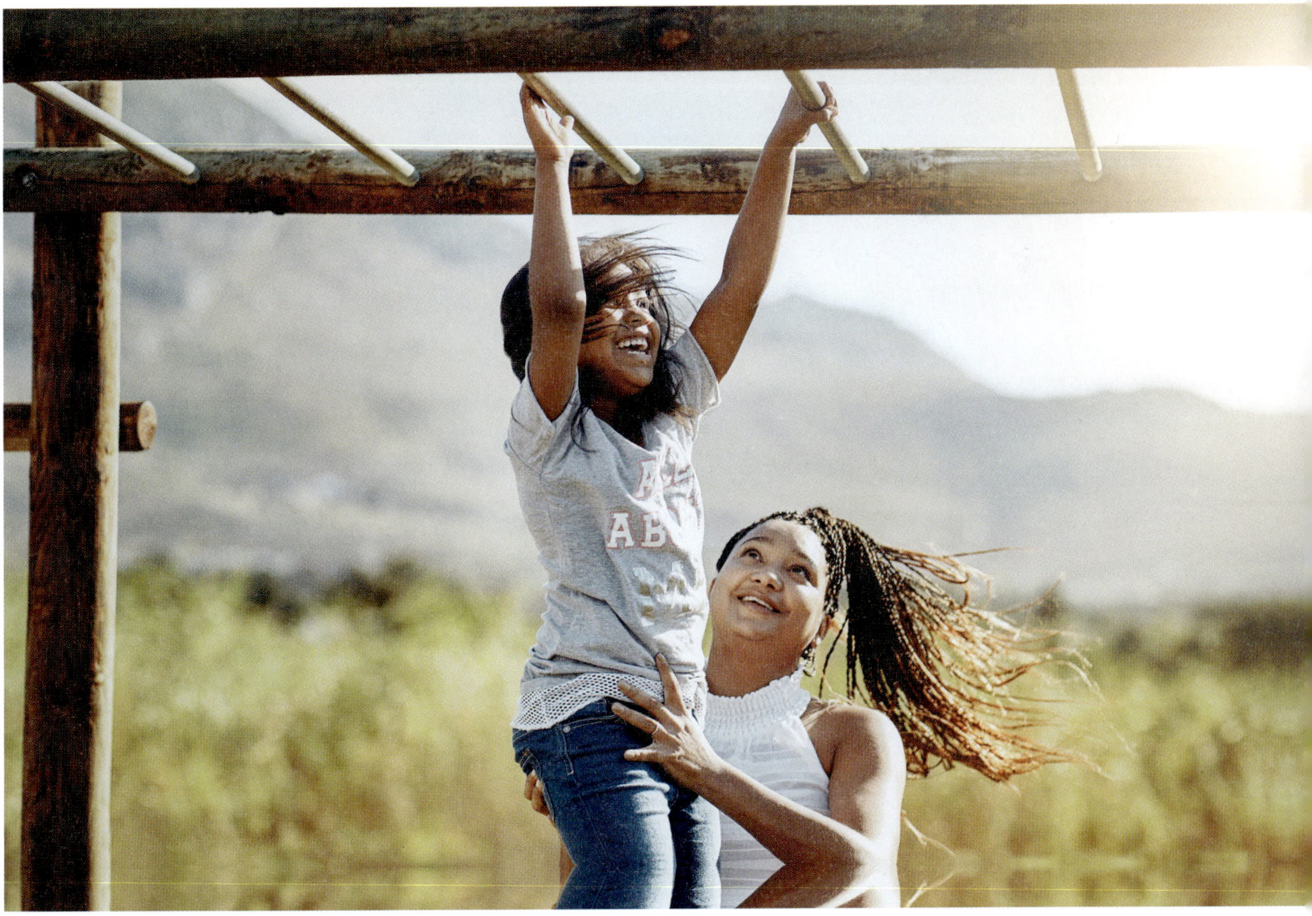

인체가 설계된 방식은 우리가 골반 문짝을 '운동'할 필요가 없다는 것을 의미한다. 우리는 매일의 노력과 운동을 통해 자연스럽게 인체의 힘을 이용해야 한다. 하지만, 현대인은 매우 편리한 삶의 포로가 되어 살고 있다. 그 곳에서 우리는 정말로 그렇게 많이 움직일 필요가 없다(여보세요~~ 8시간 동안 책상에 앉아 있다구요). 우리는 우리의 선사시대 조상들이 생존하기 위해 매일 필요로 했던 체력의 극히 일부분을 사용하고 있다. 우리는 우리 몸이 원래 의도한 대로(실제로 어린이 놀이터가 우리 아이들을 격려하는 방식으로) 등반하고, 그네를 타고, 점프 하고, 뛰거나 걷지 않는다. 일단 성인이 되면, 우리는 보통 엉덩이가 바닥에 붙어 있듯 꽤 많이 앉아서 군것질을 한다.

그러나 모든 움직임, 우리가 일상생활에서 들기, 밀기, 당기기 등을 위해 필요한 모든 힘은 건강한 골반기저근의 기능과 신체 내의 동기화에서 비롯된다. 또한 골반기저근은 장기와 체액이 안전하게 내부에 고정되도록 하는 마지막 방어선이다. 따라서 출산과 육아에 필요한 호르몬 및 신체적 요구를 추가할 때 완전히 효과적인 골반기저근이 없다면 방어력은 약해질 것이다. 다행히도 호흡과 정렬을 더 잘 인식하면 자연스러운 골반기저근 기능에 매우 빠르게 긍정적인 영향을 미치고, 일상적인 움직임 패턴을 개선하고 관절의 일반적인 부담을 줄일 수 있다.

골반 장기 탈출증(POP)

산후에는 실제로 골반 장기 탈출증의 위험이 있다. 탈출은 자궁, 장 또는 방광이 질 밖으로 내려가는 것을 말한다. 일부 연구에 따르면, 여성의 50%가 출산 후 탈출증을 앓게 된다고 보고되고 있고(Hagen et al 2004), 이는 종종 사람들이 임신으로 불어난 체중을 줄이기 위해 다시 운동을 하고 싶어하는 산후 3개월 기간에 발생한다. 이를 피하려면 골반기저근을 강화하는 것이 매우 중요하다. 만약 밑이 빠져 나가는 느낌이 든다면 무시하지 말길 바란다. 담당 주치의에게 가서 여성 골반 건강 전문 물리치료사에게 진료받을 수 있도록 의뢰를 요청한다. 골반 장기 탈출증은 항상 예방할 수는 없지만 관리는 가능한 증상이다.

골반 건강은 나이가 들면서 감소하는데, 특히 우리가 골반기저근의 인지와 근력을 유지하기 위해 아무것도 하지 않는다면 죽음과 세금과 같은 피할 수 없는 삶의 사실들 중 하나로 남을 것이다. 연구에 따르면, 놀랍게도 18-83세 여성중 25% 만이 '정상적인' 골반기저근을 가지고 있다고 보고되고 있다(Swift et al 2003). 이것의 대부분은 틀림없이 생활방식, 자세 습관, 그리고 알리지 못하고 침묵 속에서 고통받고 있는 것과 관련이 있다. 그러니, 당신이 할 수 있는 모든 것을 적극적으로 하길 바란다. 특히 더 많은 자녀를 계획하고 있다면, 산후 골반기저근 강화에 소홀히 하지 말라. 골반의 문제를 해결하기 위해 적절한 도움을 받거나 수술을 받기 전에 가족 계획을 마칠 때까지 기다려야 한다는 말을 듣는 것은 용납되지 않는다. 통계에 따르면 문제의 근본 원인을 찾는 데 도움이 되는 물리치료가 없는 수술은 거의 100% 성공하지 못하며 골반 장기 탈출증이 재발할 가능성이 높다. 여러 명의 자녀를 출산할 계획이 있다면, 첫 출산 후 그 다음 임신을 준비하기 전에 가능한 한 골반기저근을 최대한 강화시켜야 한다. 그렇지 않으면 이미 약해져 있는 기초에 많은 짐을 지우게 되는 것이다.

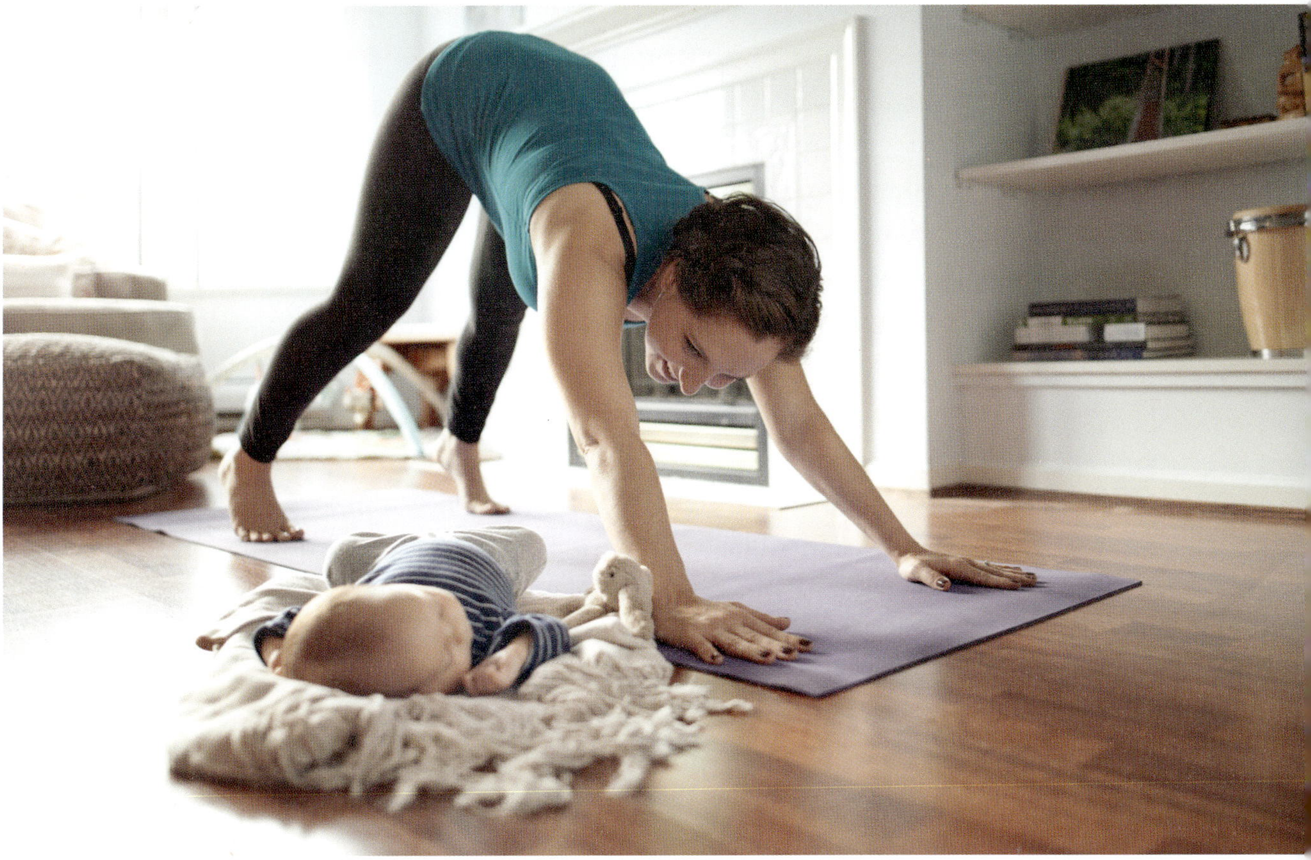

골반기저근 기능 장애

골반기저근 기능 장애는 몇 가지 면에서 명백하게 나타난다. 방광과 장 조절이 부족할 수 있다. 기침이나 재채기를 할 때 또는 웃거나 달릴 때 소변이 샐 수 있다. 집에 도착해 잠긴 문을 열기 위해 열쇠를 꽂고 돌리려는 찰나에 요의가 생겨 화장실로 달려 가야 하는 절박한 상황이 생길 수도 있다. 또는 무의식적으로 방귀가 나오는 바람에 고통 받을지도 모르는데, 이것은 매우 창피하게 느껴질 수 있다. 또는 변비로 인해 지나치게 힘을 주게 될 수 있는데 화장실에서의 스트레스는 더 많은 골반기저근과 감정적인 문제를 야기할 수 있다. 운동이나 성생활 중에 통증이나 '회음부가 아래로 밀리'는 느낌이 들 수도 있다. 이 모든 것은 골반기저근 기능 장애의 증상들이다. 웃어 넘겨서는 안된다. 아기를 낳으면 원래 그렇다고 받아들이며 그냥 참아야 할 일이 아니다. 여성들이여, 우리는 더 나은 대접을 받을 자격이 있다.

골반기저근의 건강은 아이를 낳고 나면 당연히 나빠지는 것이라고 받아들이면 안된다.

근육의 과긴장

일반적으로 '골반기저근 강화' 에 지나치게 집착하기 때문에 근육의 과긴장은 생소한 주제일 것이다. 골반기저근 운동이 논의될 때, 우리는 단지 '조여주기' 와 '강화하기' 그리고 케겔'에 대해서만 듣게 된다. 그러나 이것은 골반 근육에 대한 전체 범위에서 봤을 때 많은 부분을 놓치게 되고 근육의 과도한 긴장을 유발할 수 있다. 예를 들어, 이두근을 생각해보자. 이 근육은 팔을 안쪽으로 구부릴 때 사용되기도 하지만 또 팔을 펴기 위해 활성화될 수도 있다. 하루종일 팔에 힘을 주고 약간 굽힌 자세로 지낸다면 팔을 펴지도 구부리지도 못하는 난감한 상황이 벌어질 것이다. 근육 강화는 그 기능에 있어 핵심의 절반일 뿐이다.
점진적으로 이완하는 유연성도 필요하고 이 유연한 힘은 우리의 골반기저근이 필요로 하는 것이다.

근육이 과도하게 발달되어 긴장하거나 또는 과활성화된 상태를 과긴장이라고 한다. 즉, 근육이 지나치게 수축된 상태로 영구히 유지된 상태이다. 하루종일 주먹을 꽉 쥔채 걸어다닌다고 상상해보자. 얼마 지나지 않아 손 주변의, 근육들은 효율적으로 제 역할을 하지 못하고 피로감으로 인해서 제대로 움직일 수 없게 되며, 이로 인해 쑤시고 아플 것이다. 골반기저근에 이러한 일이 발생한다면 이 근육들도 제대로 기능하지 못하게 될 것이다.

골반기저근의 과긴장을 나타내는 가능한 징후와 증상들로는 성교통, 골반기저근 전반에 느껴지는 통증, 골반 통증, 질 아래쪽으로 밀리는 듯한 압박감, 앉아 있을 때 통증, 조이는 느낌, 욱신거림, 쑤심, 찌르는 듯한 통증, 경련, 빈뇨, 배뇨와 배변(변비) 등의 어려움이 있다. 이러한 증상들 중 하나라도 나타나면, 이 상황을 치료하기 시작할 수 있도록 여성 골반 건강 전문 물리치료사를 방문하길 조언한다.

과긴장성을 피하기 위해서, 골반기저근을 이완하는 방법은 물론 강화하는 방법도 배워야 한다. 적절한 호흡을 통해 들숨에 골반기저근을 이완해주고 날숨에 복부근육과 함께 들어 올려 올바르게 활성화하는 방법을 배울 수 있기 때문에 호흡 패턴의 연습은 필수적이다.

골반기저근의 복원

골반기저근을 치유하려면 다음을 수행해야 한다:

- **재정렬** : 잘못된 자세, 움직임 패턴, 부정확한 근육의 활성화를 파악하고 정렬을 맞춘다.
- **긴장이완** : 복부근육, 둔근, 골반기저근 긴장을 이완한다.
- **인식** : 매일 골반기저근에 대한 인식을 높이고 연결한다
- **강화** : 골반기저근의 강화는 위 사항을 모두 실행한 후에만 가능하다.

기억하라 : **1단계** = 인식하기
2단계 = 기본 다지기
3단계 = 구축하기

복부: 복직근이개

배의 크기에 따라 개인마다 다르지만 임신 중기 즈음에 복부 근육의 분리가 시작된다. 복직근은 우리가 흔히 '식스팩' 이라고 부르는 근육이다. 복부 앞쪽의 가슴뼈부터 치골까지 전방으로 이어지고, 배 중앙에 섬유밴드로 이루어진 백선을 기준으로 양쪽에 수직으로 평행하게 이어져 한 쌍을 이룬다.

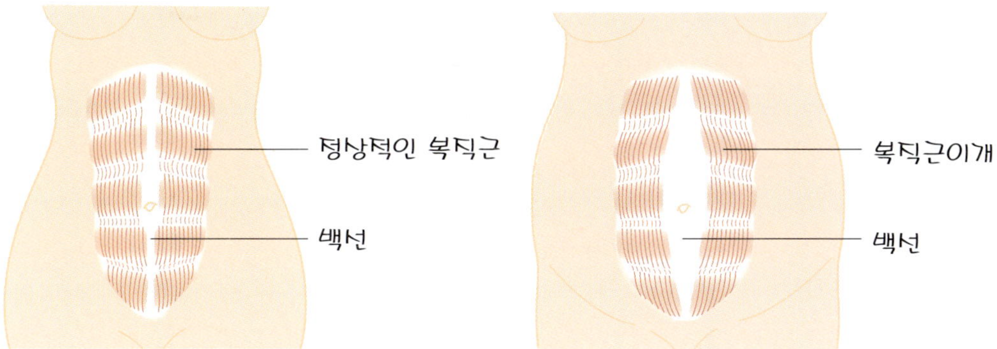

배의 크기가 점점 커지면 아기를 위한 공간을 더 넓힐 수 있도록 백선이 늘어나게 된다. 밴드처럼 생긴 두 개의 근육이 몸의 중앙을 기점으로 양쪽으로 늘어나 멀어지는 현상인데 변화에 대한 인체의 적응성을 확인하는 멋진 디자인이라 해도 과언이 아니다. 일반적으로 백선은 거의 면과 같아 잘 늘어나지 않는 성질을 가지고 있다. 그러나 임신 중에는 호르몬 활동으로 인해 라이크라와 비슷해지면서 이완과 스트레칭에 대한 요구에 반응한다.

이것은 지극히 정상적인 구조적 적응이며, 아기의 편안함과 성장하는 힘을 위해 특별히 제작된 디자인 기능이기 때문에 반드시 예방할 수는 없으며 원하지도 않을 것이다. 여성의 30%는 임신 중기에 복근의 분리를 경험하게 되는데, 추가로 약 66%는 임신 말기에 복근의 분리를 경험한다. 일부 연구에 따르면 *여성의 100%가 임신 3분기까지 일정 수준의 복직근이개를 경험 한다고 한다*(1996, Gilliard and Brown 2013, Diane Lee). 이러한 통계를 다시 살펴본다. 100%의 여성은 임신 중 어느 정도까지 복직근이개를 경험한다.

복직근이개의 범위는 다음과 같은 여러 요인에 따라 결정된다:

- 임신 전 복부 근육의 탄력 정도
- 뱃속 아기가 두 명 이상인 경우
- 이전에 두 명 이상의 아기를 낳았는지 여부
- 산모의 과도한 체중 증가, 뱃속의 아기가 큰 경우. 후자일 경우 뱃속의 공간 확보를 위해 배가 '더 불룩하게 나올' 필요가 있다.
- 산모의 나이: 엄마의 나이가 만 35세 이상이라면 복직근이개가 더 심할 수 있다.
- 운동과 체력 수준

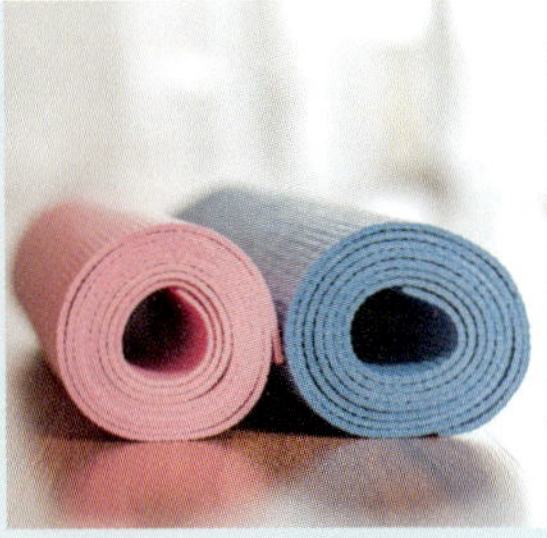

실제 사례

미란다(Miranda), 두 아이의 엄마

나의 복직근이개 간격은 매번 그리 크지 않았고 자연스럽게 닫히는 것 같았지만, 하지 말아야 할 운동을 알게 되어 좋았다. 출렁이는 배를 보면서 생기는 유혹은 곧바로 윗몸일으키기를 시작해 배를 원래대로 돌리게 하는 것이지만, 이것들은 상황을 더 악화시켰을 것이다.

- 식단의 질
- 평상 시 자세 — 몸을 구부리거나 물건을 들어 올릴 때 테크닉과 자세에 신경쓰지 않고 구부정하게 하고 있지는 않은가?

벌어진 정도

아주 최근까지 전문가들은 '벌어진 간격 좁히기'의 관점에서 이야기 해 왔다. 하지만 이제 문제가 되는 것이 벌어진 간격의 너비가 아니라, 지지하는 근육과 근막 (결합 조직)의 심부로부터 탄력이 있는지 여부이다. 따라서 세 손가락 간격만큼 벌어져 있을 수 있지만 코어 근육이 제대로 활성화되고 복강 내 압력(호흡기 (횡격막)과 생식기관 사이 공간의 압력)을 관리할 수 있는 한 복부나 골반기저근에 영향을 미치지 않는다면 이 간격은 '기능적'으로 간주된다. 즉, 문제가 되지 않는다. 완전히 '격차를 좁힐' 수는 없지만 탄력이 있다면 괜찮다.

문제성 복직근이개는 백선을 따라 장력이 있는 활성 조직이 아닌 부드럽고 말랑말랑한 조직으로 운동 시 코어를 지지하지 못해 부상 및 골반기저근 문제에 취약한 경우이다.
자세한 내용은 p.53 참조, 복직근이개 체크에서 다룰 것이다.

복직근이개는 순전히 미용상의 문제로 간주되곤 했었다. '산후 부풀어 오른 배' '엄마들의 배' 는 주치의에 의해 무시되었고, '아기를 낳았으니 뭘 기대하냐'는 식의 답변 뿐이었다.

'윗몸 일으키기 좀 해봐' 이런 식의 조언은 여성들에게는 별로 도움이 되지 않았다. 복직근이개와 골반기저근과 척추에 가해지는 하중 사이에는 직접적인 상관 관계가 있다. 배의 벌어진 정도가 심각한 경우, 이는 복부가 골반과 척추의 균형을 조절하는 능력에 영향을 미치며, 결과적으로 허리 통증 및/또는 골반 기능 장애의 증상을 경험할 수 있다(*윗몸 일으키기*는 상황을 악화시킬 수 있으므로 *하지 않는다*).

당신은 아마도 침대에서 일어날 때, 심지어 임신했을 때에도 마치 배 밖으로 외계인이 밀려나오거나, 토블론 초컬릿같은 삼각형의 모양이 반구형의 상태로 볼록 나와 있는 것을 알았을지도 모른다. 당신은 더 이상 배가 반구형모양으로 볼록하게 나오는 것을 보고 싶지 않을 것이다. 만약 침대에서 일어나거나 바닥에서 일어날 때 이러한 현상이 보인다면, 복부를 사용해 일어나기보다는 몸을 옆으로 굴려 팔로 침대를 짚고 몸을 밀어올리는 습관을 들이는 것을 추천한다.

크런치, 윗몸 일으키기, 플랭크, 누워서 두 다리 내리기 등의 동작들은 복부 내 압력을 증가시키고, 따라서 골반기저근이나 백선 밖으로 부하를 가하여 수행할 때 골반기저근이 반구형으로 밀려나오거나 회음부에 묵직함을 느낄 수 있다. 이러한 동작들은 영원히는 아니지만, 당신이 호흡과 코어를 제대로 활성화시킬 때까지는 피해야 한다. 무거운 물건을 들어 올리는 것 또한 복압을 증가시킨다. 만약 걸음마를 배우는 유아기의 자녀가 있다면 아이들을 자주 안아 올릴 가능성이 있으므로 골반기저근에 가해지는 부하를 줄이기 위해서는 올바르게 안아 올려야 한다(p.57 참조).

출산 6주 후의 건강검진에서 주치의로부터 '운동을 시작해도 된다는 허락'을 받더라도 '일반적인' 운동은 계속 피한다. 복직근이개를 평가하기 위해 실제로 복부를 촉지한 경우가 아니라면 기존의 복근 운동, 복사근 강화 운동(트위스팅 컬 업이나 사이드 플랭크—p.179 참조) 또는 코어에 도전적인 느낌을 주는 트위스팅 동작은 급하게 시작하지 않는다. 아직은 달리기나 다른 고충격 운동은 피한다. 일부 유명 트레이너가 멋지게 포장된 인스타그램 피드에서 동작들을 제안하더라도, 무작정 따라하기보다는 스스로 활발한 움직임을 유지하면서 주의를 기울이는 것이 최선의 방법이다.

복직근이개가 있는데도 불구하고 과도한 복근 운동, 특히 오 블리크 컬 업과 같은 비틀림 동작은 복부에 압력이 가해져 골반기저근을 밀어낼 수 있으며, 이는 이미 약해진 백선을 측면으로 더 끌어당길 수 있다.

복직근이개가 항상 자연적으로 치유되는 것은 아니다. 산후 첫 8주 동안에는 주요 자연치유가 이루어지고, 이 시점 이후에도 여전히 문제가 있다면 의식적인 훈련과 헌신적인 깊은 심부근육의 치유 작업이 필요하다.

산후운동

'바운스 백' 에 대한 압력은 엄마에게 우리가 실패한 것처럼 느낄 수 있는 또 다른 영역을 제공하기 때문에 매우 유독하다. 당신이 '임신 전 모습으로 돌아가기'를 얼마나 열망하는지 전적으로 이해한다. 바디 이미지는 행복과 정체성에 매우 밀접한 관계가 있으며, 산후에는 큰 문제로 다가올 수 있다. 피부 아래 눈에 보이지 않는 곳에서 정말 많은 치유가 진행되고 있으므로 스스로에게 보살핌과 친절이 필요한 시기이다. 만약 산후 부트 캠프(Boot Camp) 다이어트 유형의 피트니스 수업에 참석하는 경우, 강사는 기본적으로 복직근이개 여부를 확인하고 최소한 당신의 분만 경험과 골반기저근은 어떤 느낌인지에 관한 질문을 해야 한다. 강사가 이러한 필수적인 관리 의무 문제를 무시하고, 플랭크, 크런치, '근육이 타들어가는 느낌', 버피, 누워서 다리 내리기, 뱃살 빼기 등에 초점을 맞춘다면, 제발 그 수업에 참가하지 마라.

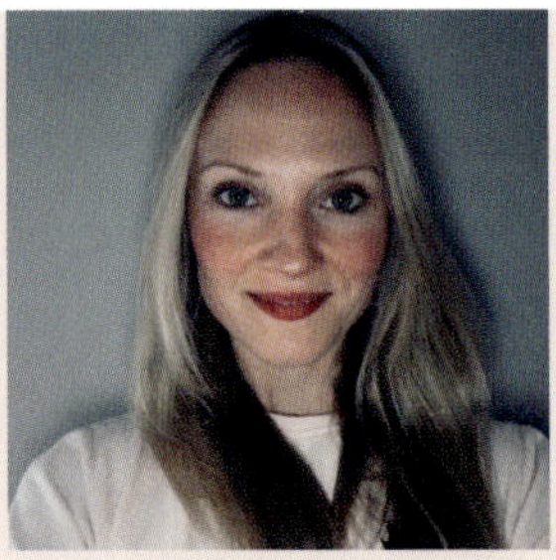

전문가의 조언

나는 엄마가 된 것이 정말 좋다. 나에게 일어난 일 중에서 가장 멋지고 동시에 무서운 일이었다. 나는 또한 달리는 것을 좋아하고, 자녀를 낳자마자 두 경우 모두 가능한 한 빨리 나가 거리를 기록하고 싶었다. 하지만, 나는 여성 골반 전문 물리치료사이기도 하고, 임신과 출산이 인생에 어떻게 영향을 미치는에 대해 알고 있었다. 당신의 신체는 믿을 수 없을 정도로 변화하며, 현실은 모든 여성의 골반기저근, 둔근, 복부 근육 및 자세가 더 약해질 것이라는 것이다. 이 모든 것들은 요실금/변실금, 골반 장기 탈출증, 성교통증 회복되지 않은 복직근이개와 허리 통증과 같은 근골격계 손상을 유발할 수 있다.

비록 당신이 가장 아름답고 평화로운 임신과 출산을 했다고 해도, 이러한 생리적인 변화로부터 벗어날 수는 없다. 설사 요실금 같은 증상이 없더라도 분만 후 6주 후에 높은 충격/높은 수준의 운동으로 돌아갈 준비가 되었다는 것을 의미하지는 않는다. 여성들이여, 산후 회복에 관한 한 장기적인 예방에 대해 생각할 필요가 있다는 것을 기억하길 바란다. 왜냐하면 이러한 취약점들이 해결되지 않는 한, 인생의 어느 단계에서든 골반기저근 기능 장애가 누구에게나 일어날 수 있기 때문이다. 우리에게 있어 걸림돌은 너무나 많은 모순된 정보들이 난무하고, 정작 우리가 필요로 하고 받을 자격이 있는 산후 재활의 수준을 받지 못한다는 것이다. 만약 당신이 무릎 수술을 받았다면, 당신은 항상 수술 후 재활을 위해 물리치료사를 찾을 것이다.

나는 분만 방법과 상관없이 모든 여성들은 6주 후부터 언제든 여성 골반건강 전문 물리치료사를 봐야 한다고 주장한다. 6주간의 주치의로부터 받는 검사로는 충분하지 않다. 현재 많은 여성골반 건강 물리치료사들은 '마미 못(Mummy MOT)'을 실시하고 있다. 마미 못은 허리, 골반, 몸 전반에 걸친 근력 테스트, 복부 검사, 그리고 조심스럽게 골반기저근에 대한 내진이 포함된다. 진단을 마치면 당신이 올바른 방법으로 회복할 수 있도록 개개인의 목표에 대해 상의하고 맞춤형 프로그램을 제공할 수 있도록 고안되었다.

달리기를 다시 시작하기 전에 나 또한 이 과정을 거쳤다. 나는 골반기저근과 코어를 다시 훈련시키는 것을 도와준 동료를 방문했다. 두 아이가 태어난 지 6개월이 지나서야 다시 달리기를 할 수 있었다. 그리고 대부분의 시간 동안 필라테스를 통해 기초를 다졌다. 필라테스는 내가 골반기저근 기능 장애나 근골격계 문제를 겪지 않고 달리기를 할 수 있게 해 주었다.

치유하고 힘을 회복하는 데에는 시간이 걸리는데, 당신도 한 인간일 뿐이다. 우선 순위를 정하고 안전하고 효과적으로 몸을 되찾는 것은 부끄러운 일이 아니다. 너무 빨리 윗몸 일으키기, 플랭크, 고강도의 운동을 하게 되면 득보다는 실이 더 많을 수 있다. 그러니 여러분, 담당 주치의에게 여성 골반 건강 물리치료사를 소개하고 돌봐달라고 요청하길 바란다!

Emma(물리치료사)는 서리주 옥스테드(Oxted, Surrey)에 기반을 둔 여성 골반 건강 전문 물리치료사이다. 그녀의 특별한 관심 분야는 산후 재활과 고충격 운동으로 복귀하고 싶어 하는 산후맘들이 안전하고 효과적으로 달릴 수 있도록 도움을 주고 있다. 인스타그램에서 그녀를 팔로우할 수 있다:
인스타:physiomumuk 페이스북:@physiomum.co.uk 또는 트위터 @emma_physiomum.

복직근이개 평가(THE REC CHECK)

복직근이개를 평가하는 방법은 간단하지만 *본인 스스로 느껴보는 것 이외에도 전문가에게 검사를 요청하기 바란다.* 복직근이개는 손가락이 들어가는 개수로 이개의 너비가 측정되며, 백선을 따라 어느 곳에서나 발생할 수 있다. 1~2개의 손가락 너비의 간격은 정상이다.

- 이완 자세로 누워(p.60 참조), 한 손은 머리 뒤로 한다.
- 배꼽 바로 위의 복부 중앙에 손가락 세 개를 올려 놓는다.
- 근육을 느낄 수 있을 정도로 지긋이 누르듯이 촉지한다.
- 머리를 부드럽게 들어 올리고 손가락은 배를 향해 누르면서 근육이 어떻게 반응하는지 느껴본다.
- 머리는 바닥으로 내리고, 촉지는 유지하면서 한쪽 다리를 미끄러지듯 밀어내는데 이때 복부 근육의 긴장도와 활성화를 느껴본다.

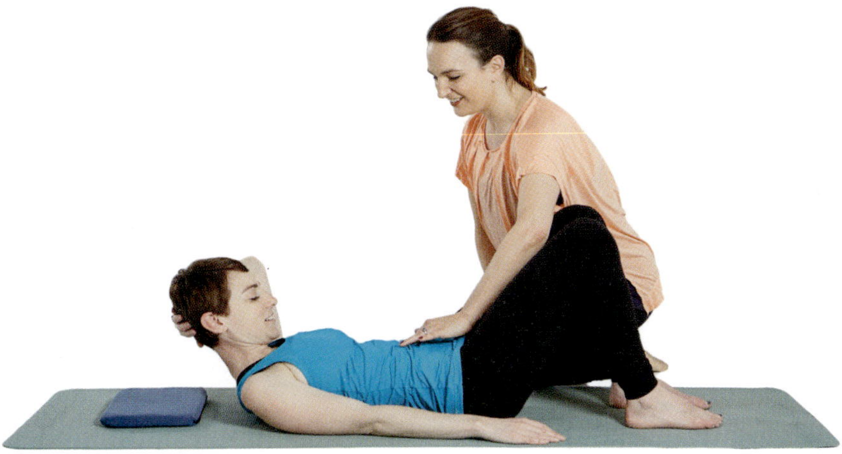

- 머리를 들어 올릴 때에는 몸의 중심과 연결한다. 골반기저근과 복횡근을 활성화시켜 백선을 지지해주는 톤(tone)을 가늠해 본다. '톤'이란 복직근의 양쪽 사이 공간이 단단하고 탄력이 있다는 것을 의미한다. 복부에 손가락이 두 개 이상 들어갈 정도로 벌어져 있더라도 톤이 느껴진다면 복부 근육들이 제대로 *기능하고* 있다는 의미이고, 이것이 가장 중요한 요소이다.
- 팽팽한 긴장감 없이 부드러운 푸딩에 손가락을 깊숙이 들어가고 손가락 아래로 탄력이 느껴지지 않는다면 이는 생리학적으로 이개의 심각성이 의심되기 때문에 물리치료사로부터 진단을 받아야 한다. 복직근이개와 골반기저근의 기능 장애의 상관관계는 많은 연구자들에 의해 입증되었다. 복직근이개 진단을 받은 여성중 66%가 골반기저근 기증 장애를 동시에 경험하고 있기 때문에(Lee, Hodges, Wiebe, 2011), 무시하고 그냥 넘겨서는 안된다.

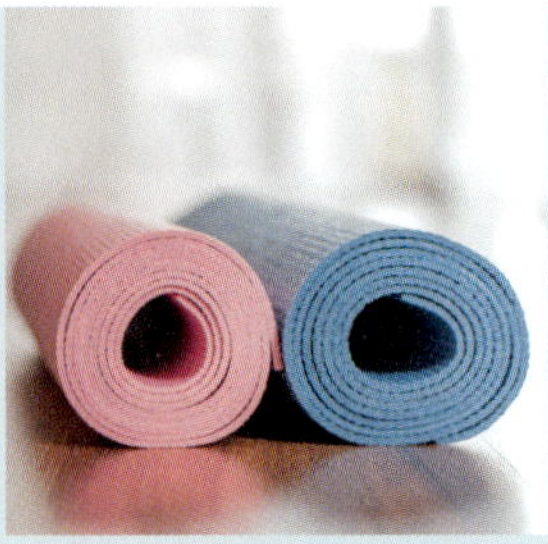

실제 사례

히나(Hina), 두 아이의 엄마

나는 한 달 동안 복직근이개 회복을 위해 헌신적인 노력을 했고 지금은 그것을 치유했다는 사실이 정말 날아갈 듯 기쁘다! 처음엔 손가락 네 개가 들어갈 만큼 벌어져 있었던 것에서 이제는 손가락 한 개 조차도 간신히 밀어 넣어야 할 정도로 근육의 긴장감을 명확하게 느낄 수 있게 되었다. 나는 지도를 받으며 약 4주 동안 매일 필라테스를 했는데, 결과는 그야말로 놀랄 만하다.

흉곽의 변화

흉곽 안에는 폐와 심장이 있다. 임신 중에는 아기를 수용할 수 있는 공간을 확보하기 위해 흉곽이 확장되기 때문에 횡격막과 폐가 위로 올라간다. 임신 중 변화된 자세로 인해 가슴이 앞으로 구부정하게 말리면서 가슴 뼈와 폐가 압박될 수 있으며 재보정하는 데에는 시간이 걸린다. 호흡은 매우 중요하다. 숨을 들이마실 때에는 마치 우산을 360°로 펼치듯 폐를 열어주고, 내쉴 때는 우산을 접듯 닫아주는 우산처럼 움직이는 것을 목표로 한다. 이 방법은 흉곽이 완전히 움직일 수 있도록 각 갈비뼈 사이의 늑간근을 마사지하기 시작한다.

가슴 중앙에 교회의 종이 자리잡고 있다고 상상해 본다. 흉곽이 골반 바로 위에 균형을 잡고 있다면 종은 묵묵히 매달려 있을 것이다. 만약 상체를 앞으로 숙인다면, 종은 앞으로 이동하면서 땡 소리를 낼 것이다. 반대로 갈비뼈가 벌어져 돌출된다면, 종은 뒤로 이동하면서 소리를 내게 될 것이다. 잠시 시간을 내어 흉곽의 정렬 상태를 확인해보자. 가능한 경우 거울 앞에 서서 종이 위로 올라가 있는지 아래에 있는지 점검해 본다.

흉곽과 골반을 재정렬하는 데 도움을 주고 복부의 힘을 회복하고 복직근이개를 치료하기 위해서 종종 흉곽의 하부가 골반의 상단에 일직선으로 맞춰져야 한다. 갈비뼈의 아랫부분을 심장 쪽으로 부드럽게 끌어안는 것을 상상해 본다. 갈비뼈는 뒷쪽으로 당겨주되 키가 작아지지 않도록 유지해 갈비뼈가 골반이 일직선이 되도록 한다. 손을 사용하여 갈비뼈와 골반 사이의 공간을 촉지해 본다.

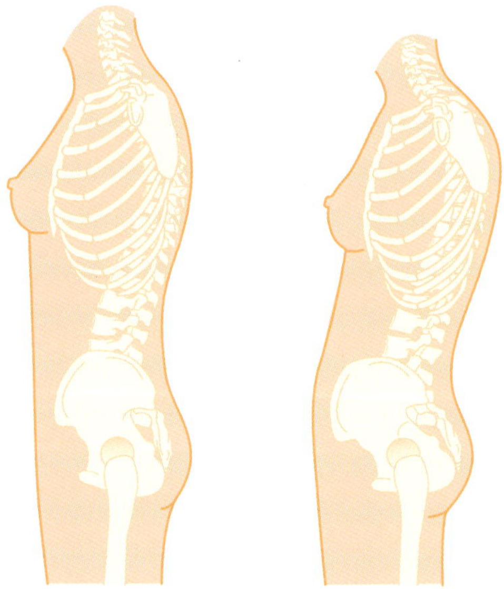

균형잡힌 갈비뼈와 골반의 연결　　불균형한 갈비뼈와 골반의 연결

발의 정렬

흔하지만 또 다른 산후의 놀라운 문제는 발에 있다. 전신적인 측면에서 발 문제는 종종 골반기저근의 전반적인 약화와 불균형에 기여할 수 있으므로 매일 발의 균형을 유지하는 방법을 인식하는 것은 매우 중요하다. 임신 중에 분비되는 릴렉신은 인대에 영향을 미치고 이로 인해 발의 아치가 무너지는 결과를 초래할 수 있다. 그렇기 때문에 발을 지지해 줄 수 있는 신발을 신고 규칙적인 밸런스 운동을 통해 발을 안정적으로 유지하는 것이 중요하다. 주전자에 물이 끓는 동안 의도적으로 발끝으로 천천히 일어서고 낮추는 동작을 10번씩 반복한다. 또 다른 좋은 운동은 쁠리에(p.92 참조)와 런지(p.182 참조)다.

발운동은 정말 중요하다. 다음 동작을 시도해보자. 발가락으로 피아노를 치고, 각각의 발가락을 개별적으로 움직인다고 상상해보자. 엄지 발가락만 들어 올렸다 내려본다. 새끼발가락을 들어 올렸다 내려본다. 발을 사용해 바닥에 있는 수건을 들어 올린다. 이와 같은 활동은 발의 근육을 자극하고 아치를 살리는 데 도움을 줄 수 있으며 결합조직을 마사지해 준다. 서 있을 때, 발을 인지하고, 엄지발가락 관절, 새끼발가락 관절, 그리고 발꿈치를 연결하는 삼각형을 그려본다. 발의 힘과 골반기저근 사이에는 명확한 연관성이 있다. 발의 이 삼각 지점을 통해 안정감 있는 기초를 구축할 수 있다면 골반기저근을 들어 올리고 지지하는 데 효과가 있다.

장기적으로, 발을 모든 자세 인식의 출발점으로 생각한다. 말 그대로 맨발로 땅바닥을 딛고 최소한 어느 정도의 시간을 보내도록 한다. 발의 안정성과 뻣뻣함의 변화는 몸에 스며들어 모든 움직임 패턴에 영향을 미친다. 테니스 공을 사용해 발을 굴리는 것은 근막을 마사지하고 좋은 발(따라서 전신에 영향을 미침) 기능과 건강을 장려하는 좋은 방법이다.

족저근막염

족저근막염은 발 바닥에 있는 근막에 미세한 손상이 일어나면서 염증이 발생하는 것인데 임상적으로 흔한 질환이다.

잠시 앉아 있거나 누워 있다가 일어날 때(아침에 처음으로 침대에서 일어나서 몇 걸음 걸을 때 심한 통증으로 고통스럽게 움찔 할 수 있는 경우) 발에 불편함을 느낄 수 있고 또는 발 뒤꿈치 통증으로 나타날 수 있다. 염증을 완화하는 데 도움이 되는 쉬운 방법은 냉동실에 물 한 병을 얼려서 아침에 발을 아래에 두고 굴려 주는 것이다.

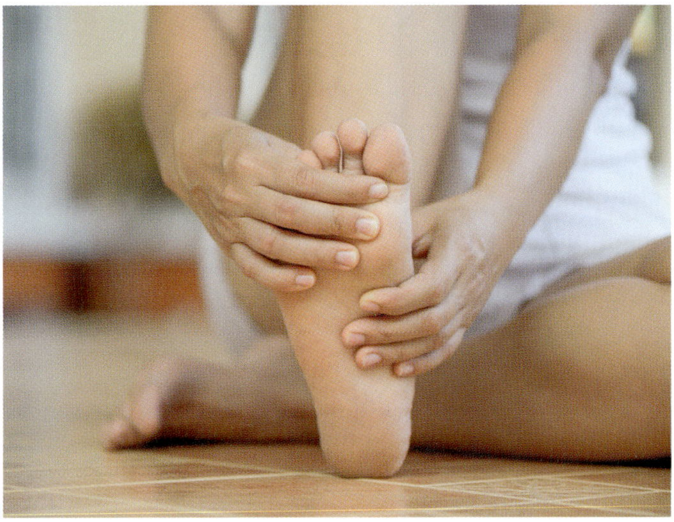

자세

자세는 우리 웰빙의 필수적인 부분이지만 우리는 어떻게 처신해야 하는지 전혀 모르고 있다. 자세에 대해 생각할 때 당신은 아마도 똑바로 서거나 앉는 것을 떠올릴 것이다. 하지만 자세는 '고정적'이나 '정적'이 아니다. 자세는 반응적이고, 역동적이며, 당신이 하는 일에 따라 마치 산후 엄마들과 같이 끊임없이 재교정된다.

자세는 골격과 근육의 정렬이다. 또한 기분이 언짢으면 어깨가 쳐지고, 가슴은 구부정하게 돼서 심장과 폐가 눌리는 것처럼 마음 상태를 반영하기도 한다. 너무나 많은 '엄마들의 일'에는 구부정하게 웅크리고 하는 일들이 포함되며 시간이 지남에 따라 누적되어 당신이 깨닫기도 전에 웰빙과 긍정성에 부정적인 영향을 미칠 수 있다.

필라테스는 매일 자세를 확인하도록 권장하고, 신체 인지에 더 나은 자세를 '각인'시켜 준다. 거울을 사용하거나, 또는 휴대폰으로 사진을 직접 찍거나, 배우자에게 부탁해 평상시 자신의 자세를 관찰한다. 당신은 스스로 자세 습관을 바꿀 수 있는 힘이 있기 때문에 엄마로서 몸에 가해지는 부담들을 조절할 수 있다. 서 있거나, 유모차를 밀 때/ 아기띠를 착용할 때, 자주 자세를 관찰한다. 어깨를 부드럽게 하고, 정수리에서부터 키가 커지는 느낌으로 시선은 위를 향한다.

올바른 자세로 서기

- 머리는 척추의 가장 윗부분에서 길어지며, 앞이나 뒤로 기울어지지 않는다.
- 견갑골은 흉곽에 편평하게 닿게 한다.
- 흉곽의 하부는 골반 상단과 정렬을 맞추고 앞으로 이동하거나 아래로 말아 넣지 않는다. 그래야만 폐 주변에 효율적인 호흡을 위한 공간이 확보된다.
- 척추의 자연스러운 곡선을 유지한다.
- 골반의 중립(p.59 참조)을 유지해 골반이 앞뒤로 기울어지지 않도록 한다
- 무릎은 발목과 고관절과 일직선이 되게 한다.
- 머리, 흉곽, 골반은 발바닥의 아치를 기준으로 균형을 이룬다.

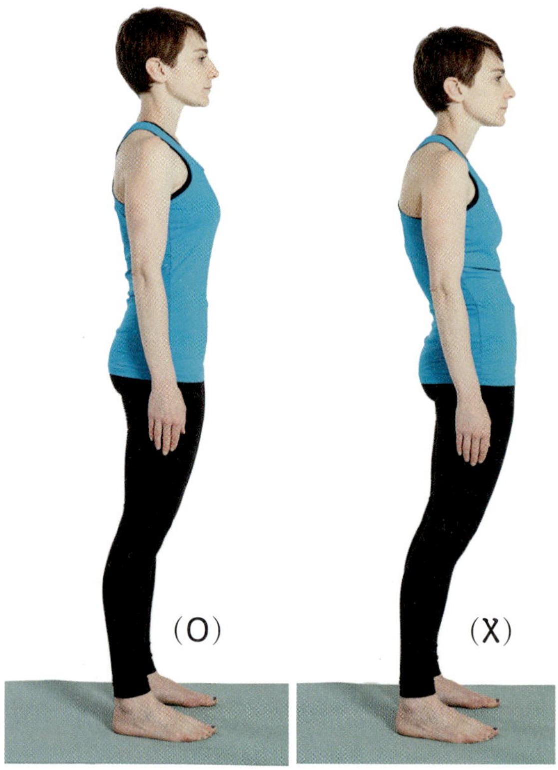

일상적인 엄마들의 자세

산후 자세의 변화

신체 균형과 무게 중심은 임신 기간 동안 변경되며, 이 변경된 근육 '지도'는 적극적으로 재조정하지 않는 한 오랜 시간 엄마의 몸에 남아 있을 것이다. 앞쪽 구부림과 관련된 모든 아기와 관련된 활동은 말할 것도 없고 가슴 때문

에 추가되는 무게로 인해 등 위쪽의 만곡(후만증)이 증가하고 목과 허리에 만곡(전만)이 증가하는 경우가 많다. 아기를 안고 있는 방식과 이로 인해 골반의 앞쪽으로 기울어짐도 종종 발생한다.

일부 여성의 경우 임신 중에 허리가 편평해지고 골반은 반대 방향으로 뒤로 기울어져 둔근의 활성화가 전혀 되지 않는 경우도 있다. 이것은 엄마들이 아기를 한쪽 골반에 걸치거나, 이러한 허리의 변화는 흔하게 나타나는 '엄마 자세'로 아이를 안아 한쪽 골반에 걸치거나 아기 띠를 지속적으로 사용한 결과이기도 하다. 관절과 근육은 잘못 정렬되어 있고 모든 운동 패턴은 영향을 받는데, 이것은 보통 아픔과 통증이 뒤따른다는 것을 의미한다. 필라테스는 몸에 가해지는 부하를 균형잡는 데 이상적이며, 자신의 몸을 어떻게 지탱하는지 인식하고 의식적으로 잘못된 자세를 바로 잡을 수 있다.

허리 보호를 위한 아기 안는법

아기를 안아 들어 올리거나 물건을 들어 올리는 동안 자세에 유의해야 한다. 유아용 침대나 욕조 안팎으로 아기를 들어 올리기 위해서는 의식적인 안정이 필요하다. 카시트의 경우도 마찬가지이다. 카시트의 무게는 꽤 무거워 허리에 큰 무리를 주는데, 우리는 보통 떼쓰고 우는 아기에게 받은 스트레스로 의식적인 움직임은 온데간데없고 아무 생각없이 카시트를 들어 올리기도 한다.

아기/아이를 들어 올리거나 옷을 입히기 위해 허리를 숙일 때에는 똑바로 선 자세에서 다리는 편 상태로 허리를 구부리지 말고, 스쿼트하듯 엉덩이와 무릎을 구부려 앉도록 한다.

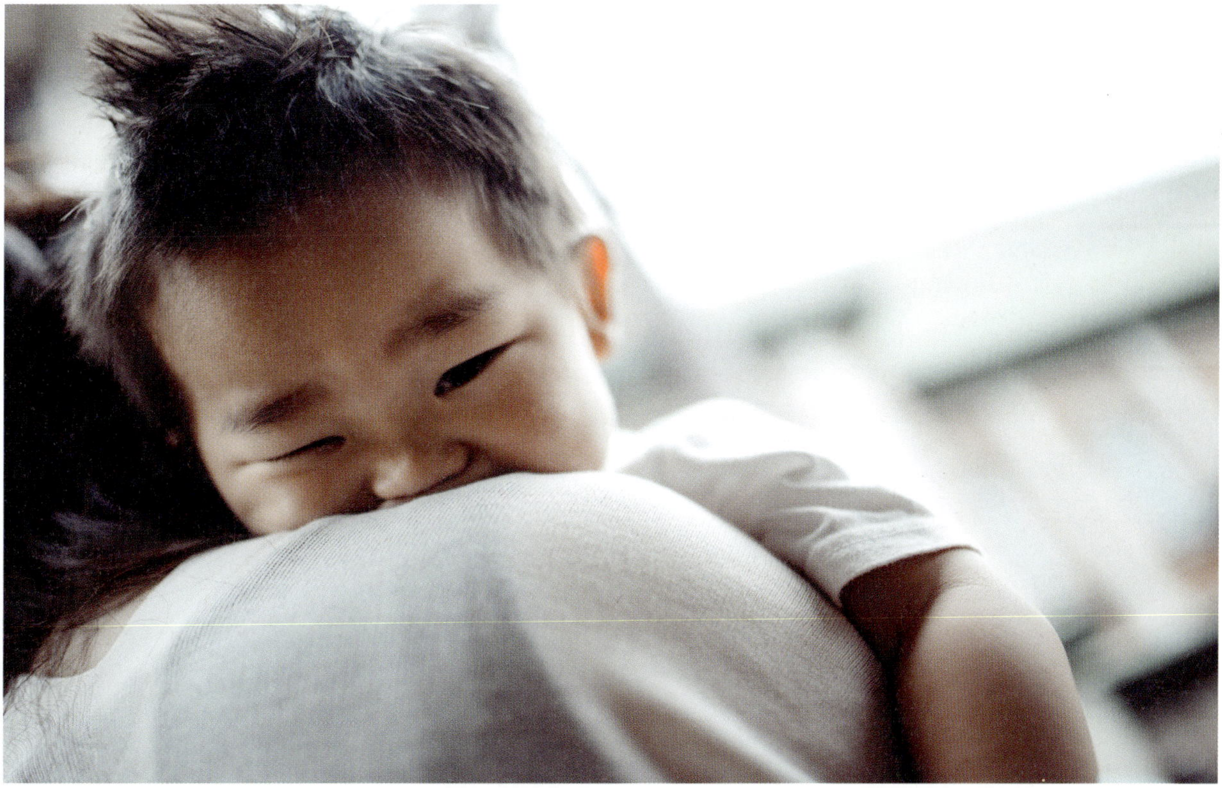

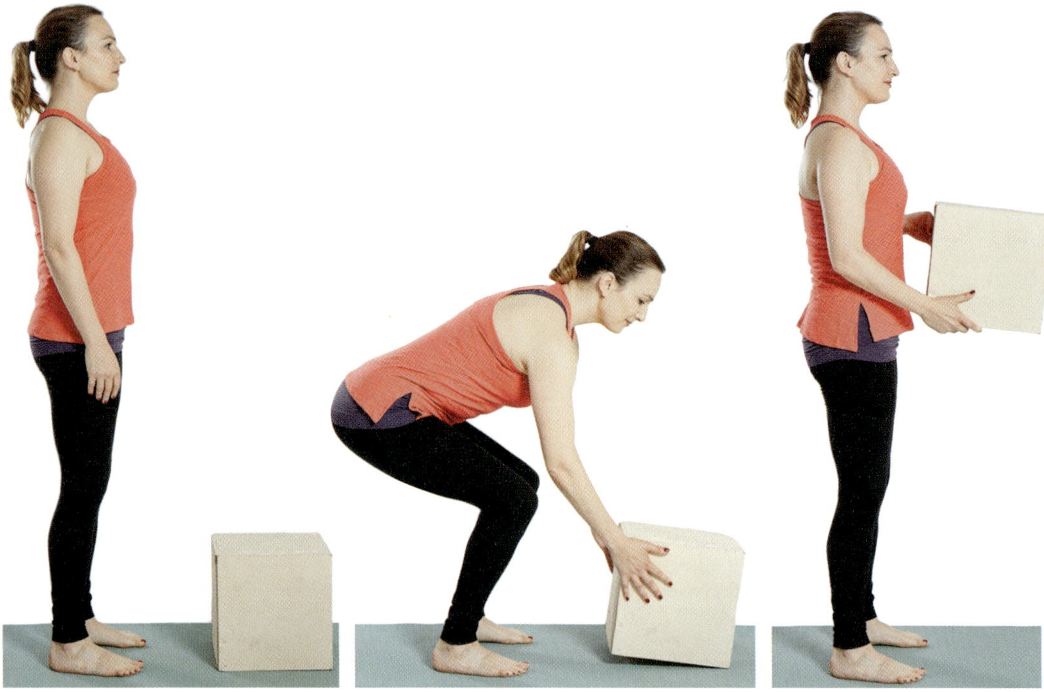

아이를 안을 때에는 멀리 있는 아이에게 손을 뻗어 앉으려 하지 말고 가능한 한 최대한 가까이 아이 옆에 서서 아기들을 안아주도록 한다. 아이나 물건을 들어 올릴 때에는 숨을 내쉬면서 골반기저근을 적극적으로 활성화시킨다. 아이를 한쪽으로만 반복적으로 안지 않도록 주의를 기울이고 노력하기 바란다.

엄마로서, 우리는 눈 하나 깜빡이지 않고 짐꾼이 되는 경향이 있다. 역의 계단으로 유모차를 들어 나르고, 어린 아기를 안고, 한 손에는 딸아이의 킥보드를, 다른 쪽에는 아들의 트럼펫 거기에 장바구니까지 들고 학교에서 집으로 걸어다닌다. 우리는 단지 일을 해야 하기 때문에 의심의 여지없이 우리의 몸을 혹사시키고 있다. 이로 인해 허리/어깨/목 부상 및 통증의 위험이 매우 높게 된다.

몸을 회전하는 동작과 함께 구부리는 동작(예: 욕조에서 아기를 들어 올리는 동작)은 척추에 가장 큰 압력을 가하고, 이것은 주의하지 않으면 부상을 크게 입을 수 있다는 걸 의미한다. 유아를 들어 올리고 옮기는 것은 매우 어려운 일이 될 수 있다. 특히 아이가 시체 놀이를 하고 있거나 엎드려 있을 때 더욱 그렇다. 아이를 안아 올릴 때는 항상 주의하여 들어 올린다. 기저귀 교환용 가방을 배낭으로 바꿔 한쪽 어깨가 아닌 등에 메고 다니도록 한다.

Tip

아이를 아기침대, 카시트, 욕조에서 안아 올릴 때에는 몸의 중심과 항상 먼저 연결시킨다.

무심코 하는 일이라기 보다는 오히려 활동적인 골반기저근 활성화나 또는 코어의 기능적 운동이라고 생각하는 것이다. 골반기저근의 문제나 복직근이개로 고통받는 회원들 중 신체의 인지를 일상 생활에서 적용한 회원들에게서 더 빠른 치유와 진전을 보였다.

ABCs원칙 : 정렬 Alignment, 호흡 Breathing, 중심 Centring

필라테스의 원칙은 정렬, 호흡, 중심을 포함한 'ABC'이다. 인생 전반에 걸친 움직임과 모든 필라테스에는 이것들이 뒷받침되어야 한다. 다음 페이지는 필라테스 수련의 토대를 마련하기 위해 산후 회복의 모든 단계에 적합한 몇 가지 기본 운동들이다.

정렬

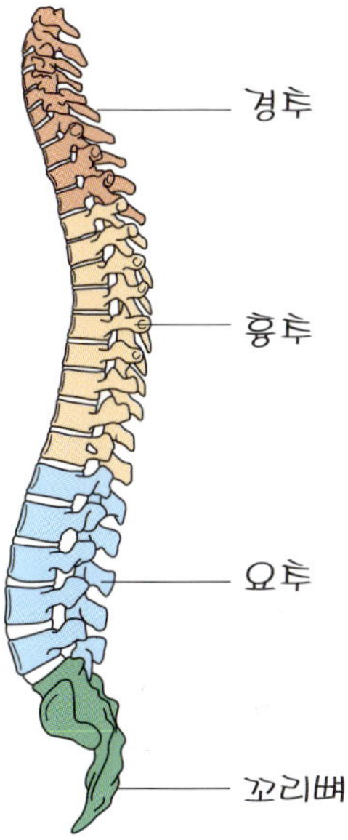

골반과 척추의 중립

조셉 필라테스는 말했다. '당신의 척추가 30세에 유연하지 않고 뻣뻣하다면, 당신은 늙은 것이다. 척추가 60세에 완전히 유연하다면, 당신은 젊은 것이다.'

척추의 유연성과 젊음을 유지하기 위한 주요 열쇠는 척추 사이에 최적의 공간을 만들어 척추의 길이를 유지하여 디스크가 제대로 작동할 수 있도록 격려하는 것이며, 이는 장기적으로 디스크의 충격완화 기능을 보존한다. '중립'위치에 있다는 것은 척추가 자연스러운 만곡에서 균형을 이룬다는 것을 의미한다. 즉, 척추 내에 압박이나 원치 않는 굴곡 또는 확장이 없는 상태를 의미한다. 중립은 척추가 중력을 견디기에 최적의 자세이다. 척추의 만곡은 몸의 충격 흡수 장치이기 때문에, 척추가 본래의 자리에서 약간 어긋나거나 지속적으로 균형이 잡히지 않는다면, 일상적인 움직임에서 나타나는 반복적인 '충격'을 받는 방식에 영향을 미칠 것이다.

중립 골반과 척추는 서로 밀접하게 연관되어 있지만 동일한 것은 아니다. 예를 들어, 컬 업(p.151 참조)과 같이 척추는 중립이 아니지만 골반은 중립을 유지할 수 있다. 골반의 중립은 골반이 척추의 끝부분에서 길게 이어져 있을 때 골반뼈(ASIS: 전상장골극)와 치골의 높이가 같은 서 있을때나 누워 있을 때 모두 같은 선상에 위치하고 있다. 꼬리뼈는 아래로 말려있지도 위로 들려 아치를 만들지도 않는다. 만약 골반이 중립에 있지 않다면, 요추는 골반의 위치에 대한 보상으로 편평해지거나 아치가 생길 것이다.

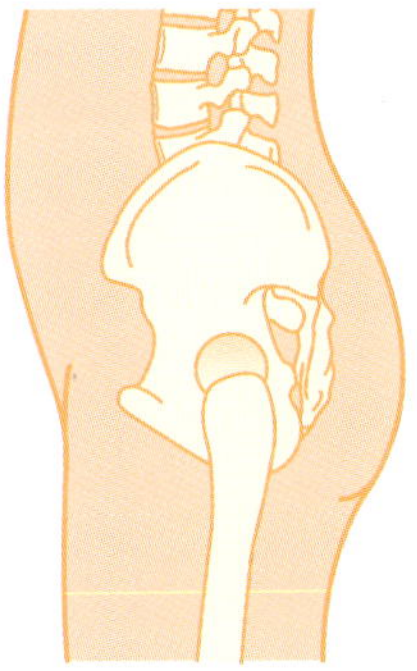

중립 골반 – 선 자세

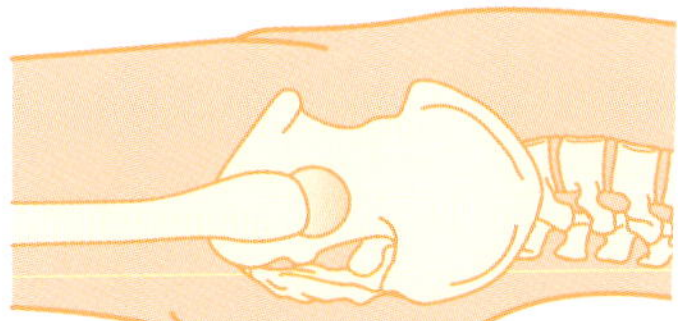

중립 골반 – 누운 자세

이완 자세(Relaxation Position)

1 단계

운동을 준비하는 단계에서 근육을 이완시켜 척추의 중립 정렬과 호흡에 적응할 수 있도록 하는 동작이다. 또한 긴장을 이완하는 데 있어 매우 훌륭한 방법이다: 이 동작은 매일 하는 것을 추천한다. 아기가 엄마 배위에 누워 있거나 기어오르더라도 충분히 가능한 동작이다.

- 바닥에 등을 대고 눕는다. 팔은 몸 양옆에 길게 내려 놓거나, 배 위에 양손을 올려 놓는다. 발은 바닥에 편평하게 놓고 무릎을 굽혀 골반 너비로 벌려준다.

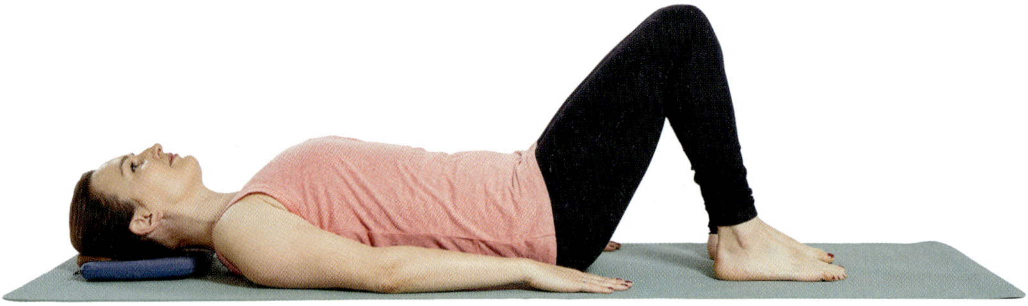

- 몸을 길게 늘려준다. 부드러운 모래 위에 누워 있다고 상상해 본다. 모래 위에 새겨진 몸의 모양을 생각하면서, 10개의 발가락에 모두 힘을 빼고 바닥 위에 내려 놓는다. 허벅지 뼈의 골두가 관골구로 쏘~옥 하고 맞물리는 것을 상상해 본다. 골반에 힘을 빼고 매트 위로 묵직하게 닿는 것을 느껴본다.
- 무너지지 않고 매트 위로 체중을 내려 놓는다. 자세가 의도를 갖도록 허용하라.
- 척추 마디마디를 따라 인지한다. 허리의 만곡에 집중해 본다. 허리는 편평하게 바닥에 붙어 있는가? 아니면 아치가 생겨 바닥에서 들려 있는가? 와 바닥 사이에 넣어 얼마만큼의 공간이 있는지 느껴본다.
- 갈비뼈 뒷쪽에 긴장을 풀어준다. 호흡에 리듬을 불어 넣어 보자. 5초 동안 들어오고 들이마시고 6초 동안 내쉰다.
- 어깨를 이완하고 목을 길게 늘려준다. 얼굴이 천장과 평행하고 턱이 코보다 높거나 가슴쪽으로 들어가지 않도록 주의한다.

중립 찾기–골반 경사(FINDING NEUTRAL-PELVIC TILTS)

1 단계

- 양손을 배위에 올려 놓는다. 양손의 엄지와 손가락을 연결하여 다이아몬드 모양을 만들고 손의 뒤꿈치는 양쪽 골반뼈중 가장 돌출된 부분에 닿고, 손가락 끝은 치골을 향하도록 한다.

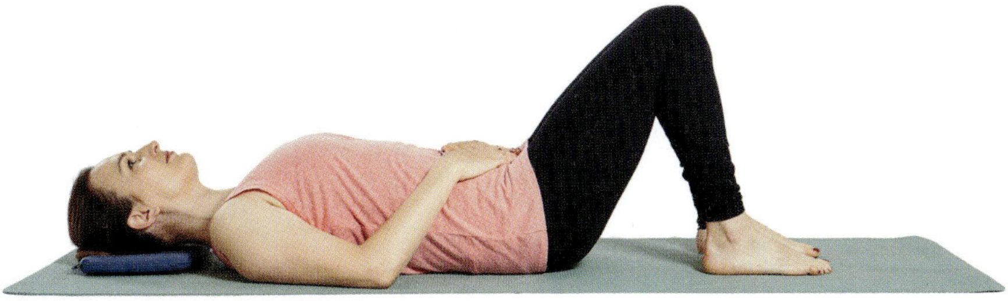

- 골반이 진한 수프 한 그릇이라고 상상해 본다. 중립에서는 수프 표면이 편평하다. 꼬리뼈를 아래로 집어 넣고 골반을 기울인 다음, 수프가 배꼽쪽으로 천천히 기울어지는 것을 상상해보자. 요추는 자연스러운 곡선에서 벗어나 매트 위에 닿는다.

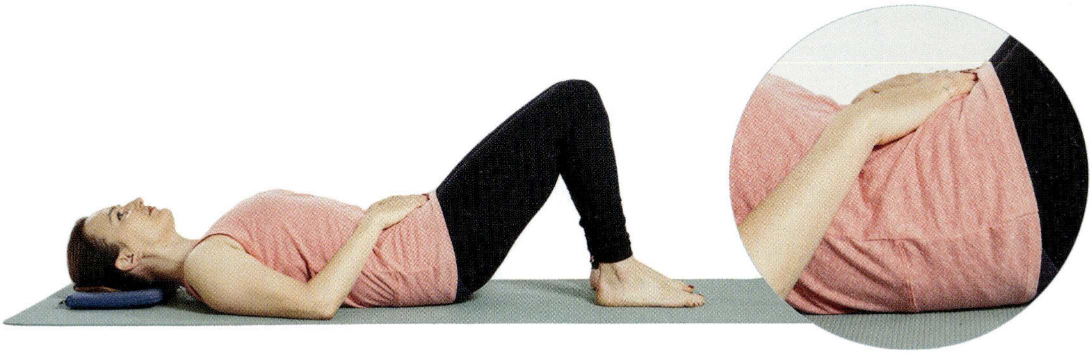

- 이번에는 꼬리뼈를 멀리 보내고, 수프가 발뒤꿈치 쪽으로 기울어지는 것을 시각화 해보자. 요추는 자연 곡선에서 벗어나 아치형이 만들어졌다.
- 수프의 표면이 완전히 수평을 이루는 지점으로 돌아온다. 골반은 수평이고, 요추는 자연 만곡을 그리고 있다. 이것이 중립이다.

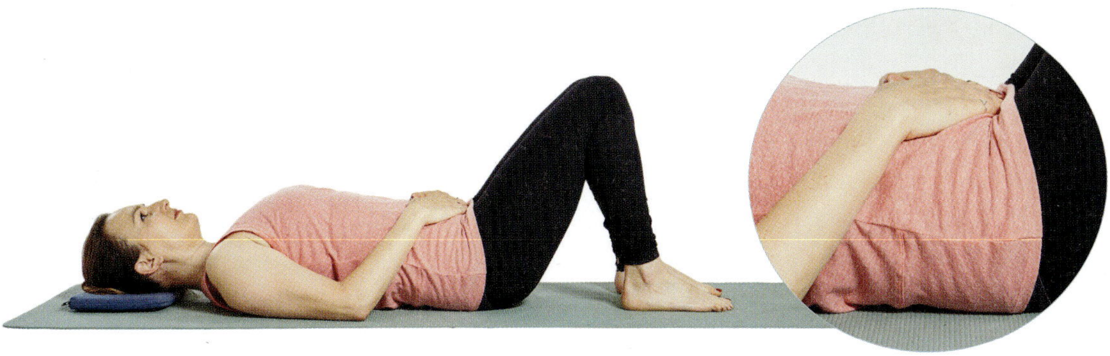

호흡

호흡은 골반 건강 및 산후 회복과 불가분의 관계가 있다. 지루하게 들릴지 모르지만, 호흡을 조절하고 매일 호흡에 집중하는 것은 모든 것이 제자리로 더 빨리 돌아간다는 것을 의미하기도 한다. 이러한 이유로 만약 당신이 초기 단계에서 여성 골반 건강 전문 물리치료사를 방문한다면, 첫 번째 시간에는 정렬과 호흡에 초점을 맞출 것이다. 게다가, 호흡은 마음을 진정시킬 신경계 반응을 자극해 주고 그 결과로 몸에 긴장을 풀어 준다. 고요한 마음은 몸에 스위치를 꺼도 괜찮다는 신호를 보내준다. 이제 안전하게 치유할 수 있다.

심호흡은 모유 수유를 시도할 때 통증이 있거나 일반적으로 긴장과 불안을 느끼는 경우에도 매우 유용하다. 아기를 가슴 위에 올려 놓는 동안 천천히 그리고 지속적으로 숨을 내쉬고, 싸우기보다는 부드럽게 불편함을 조절한다.

스카프 호흡법(SCARF BREATHING)

1 단계

이 운동은 완벽한 필라테스 호흡을 찾는 데 도움이 된다. 스카프는 흉곽의 위치를 인지하는 데 필요한 피드백을 제공해준다. 흉곽의 확장이 스카프를 통해 전달되고 폐가 열리고 늑골의 늑간 근육이 팽창하는 것을 느낄 수 있다. 또한 스카프 대신 탄력 밴드나 요가 끈을 사용할 수도 있다.

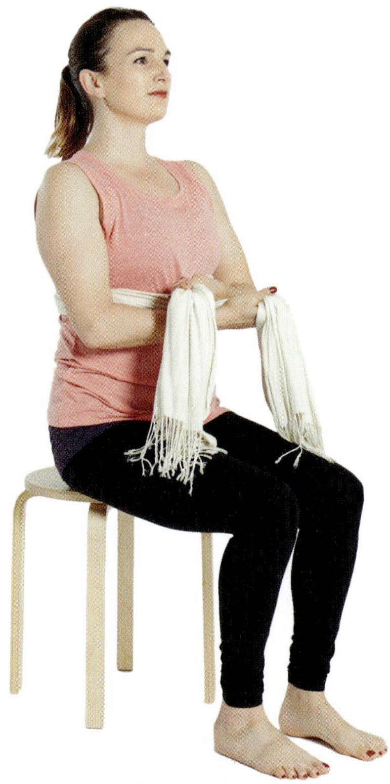

- 앉거나 선 자세에서, 스카프나 밴드를 흉곽의 하부, 브래지어 끈 바로 아래쪽에 감아준다. 스카프/밴드의 반대쪽 끝을 잡고 흉곽의 하부와 허리의 상부가 불편하지 않을 정도로 팽팽하게 잡아 당겨준다.
- 숨을 들이마시고 마치 풀무질을 할 때처럼 흉곽이 좌우 측면으로 확장되는 것을 상상해 본다. 확장된 흉곽을 통해 호흡이 채워지고 복부까지 내려가는 것을 허락한다.
  과호흡에 주의하고, 몸에 긴장을 풀어 가슴과 어깨는 부드럽지만 묵직하게 유지되도록 한다.
- 눈앞에 있는 창문에 입김을 불어 넣을 때처럼, 한숨을 쉬듯 숨을 내쉬고, 폐가 비어 흉곽이 닫히는 동안에 스카프를 잡아 당겨 조여준다.

기억해야 할 사항: 호흡은 크게 하되 자연스럽게 한다. 만약 강제적으로 느껴진다면, 긴장을 풀고 좀 더 자연스러운 패턴으로 부드럽게 호흡한다. 필라테스 호흡은 연습을 통해 자연스러워질 것이다.

피스톤 호흡(PISTON BREATH)

1 단계

Julie Wiebe는 여성 골반 건강 및 산후 회복을 전문으로 하는 물리치료사이다. 그녀는 횡격막, 골반기저근 그리고 복횡근이 균형을 이루며 서로 결합되어 작동하는 것을 피스톤 시스템으로 설명한다. 횡격막은 호흡의 시작점이며 효과적으로 열리고 그 기능을 수행하기 위한 공간이 필요하다. 그러면 골반과 횡격막이 최적으로 활성화될 수 있는 공간이 만들어진다.

몸통이 원기둥이라고 상상해보자. 숨을 들이쉴 때 횡격막과 골반기저근과 복횡근이 피스톤처럼 아래로 하강하는 모습을 시각화한다. 숨을 내쉴 때에는 횡격막과 골반기저근과 복횡근에 반대 작용이 일어나 피스톤은 위로 상승한다. 이것은 자연스러운 기능적 탄성이다. 만약 자연적인 운동량이 약해져 있다면, 압력은 아래로 밀리고 복부의 심부 근육은 제대로 기능하지 않을 것이다.

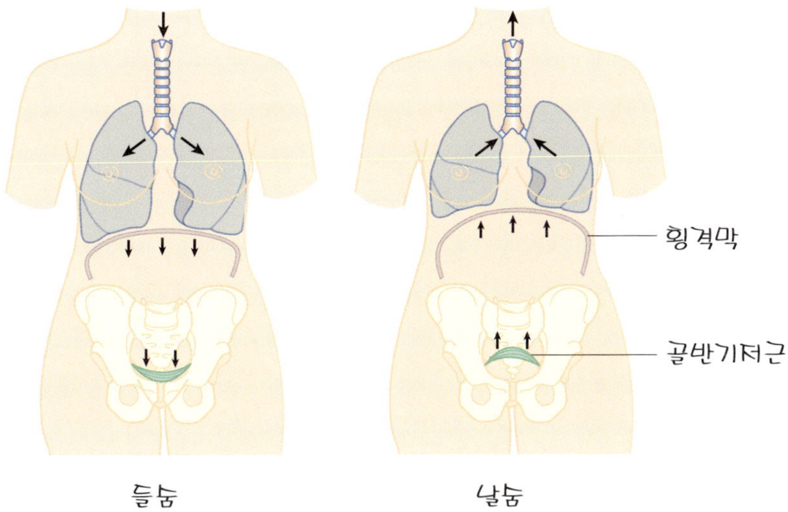

Tip

당신의 숨결을 알아보는 시간을 갖는다. 앉거나 누워서 한 손은 배에, 다른 한 손은 가슴에 올린다. 고요한 상태에서 당신의 손이 몸을 '듣을 수 있도록' 잠시 동안 기다린다. 호흡하면서 몸통의 움직임을 확인해 본다. 횡격막이 완전히 내려 가면 복부는 확장된다. 너무 많은 사람들은 복부를 풀어주지 않아서 그 결과로 너무 꽉 조여져서 골반기저근에 압력을 가하게 된다. 위의 피스톤 호흡과 스니프, 플럽, 드롭(p.103 참조)을 시도해 본다.

이것은 긴장을 풀고 근육을 이완시켜 복부/ 골반 근육의 적절한 기능을 시작하는 가장 중요한 방법 중 하나이다.

중심

골반기저근 — 중심 찾기

어떤 느낌이 들까? 내가 제대로 하고 있는지 어떻게 알 수 있을까? 산후 여정의 1단계를 기억해 본다. 골반기저근의 인식이 가장 핵심이다. 연결할 수 없는 것을 강화할 수 없다.

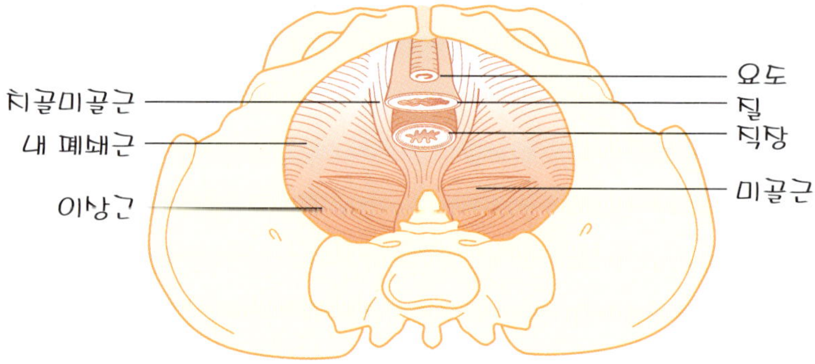

도와주세요! 못느끼겠어요!

분만 중 일어난 손상으로 인한 흉터 조직이나(질분만 또는 제왕절개 분만) 또는 지나치게 긴장된 코어 근육은 골반기저근에 대한 인식, 제어 및 감각에 영향을 미칠 수 있다. 그러므로 골반기저근을 찾기가 불가능해 보인다면 스스로에게 좌절감을 느끼지 않도록 한다. 연결을 차단하는 다른 신체적 또는 정서적 요인이 있을 수 있다.
이럴 때는 다음의 팁을 시도해 본다 :

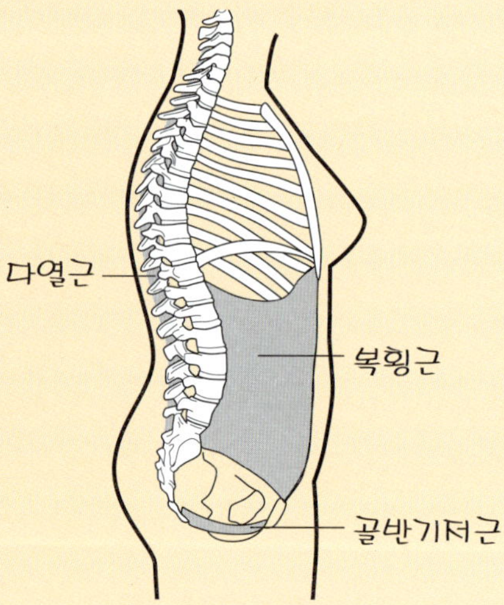

코어 근육

- 골반기저근을 전혀 찾을 수 없는 경우 엄지 손가락을 빨거나, 손을 불거나, 기침을 해본다. 그러면 자연스럽게 골반기저근을 활성화시킬 수 있다. 골반기저근의 활성화는 아주 미세한 감각이 느껴지는 것이기 때문에 인식 운동의 몸에 대한 마음 챙김 연결을 찾아 먼저 긴장을 풀어야 할 수도 있다. 이 과정에서는 인내가 필요하다. 골반저 명상(p.186 참고)을 매일 연습하여 도움이 되는지 확인한다.
- 안쪽에서(손을 먼저 씻는다) 손으로 촉지해 본다. 이것은 여러분의 몸이다! 우리는 우리 해부학적으로 이 부분에 대해 상당히 예민한 편이지만, 특히 산후에는 그럴 필요가 없다. 자신의 손길은 외음 절개술 또는 봉합 후 흉터 조직을 분해하고 감각을 되찾는데 매우 중요하다. 근육이 붙는 위치를 찾아 시각화 해본다. 손가락으로 좌골뼈를 느껴보고 골반 주위의 손가락으로 촉지해보자.

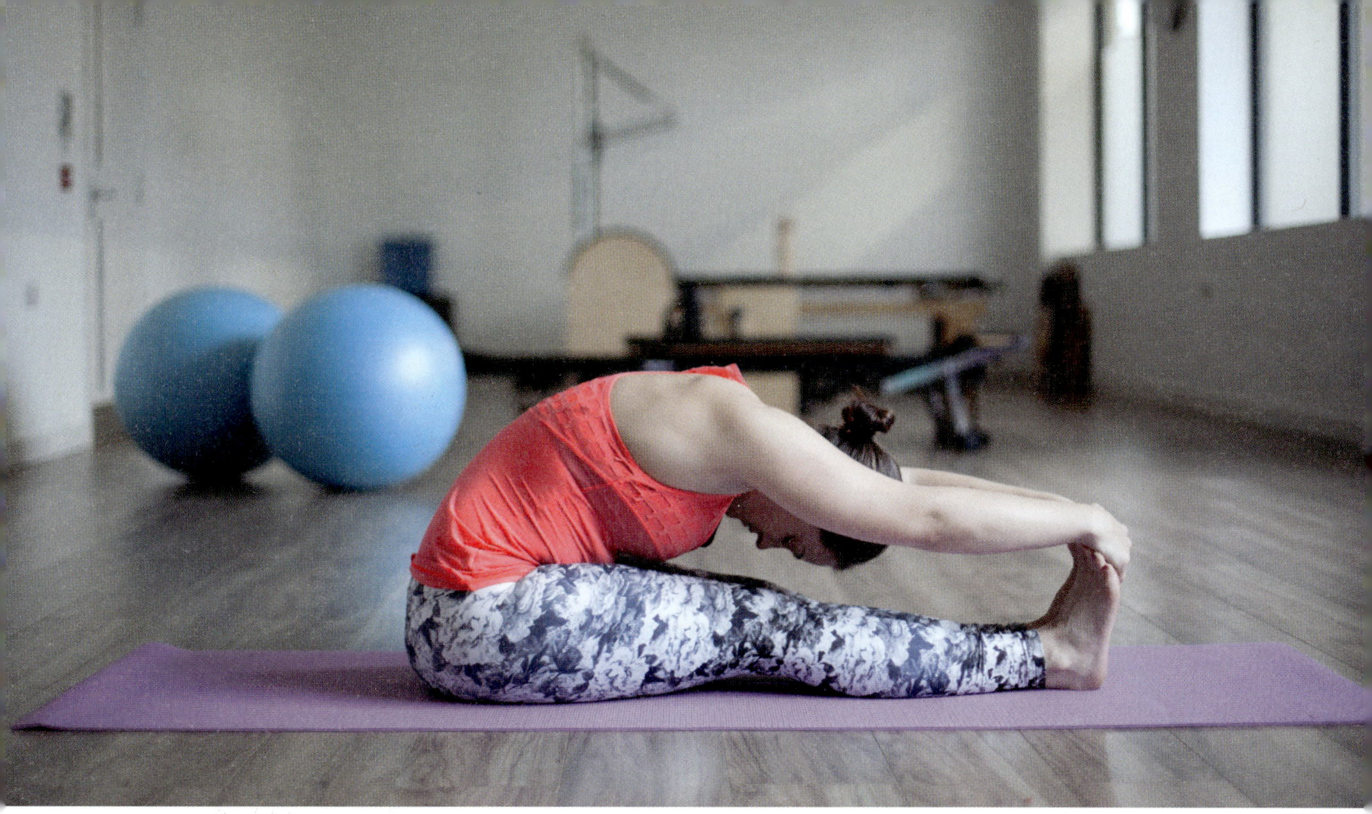

- 바른 자세로 의자에 앉아 척추는 키가 커진 느낌으로 꼿꼿하게 펴준다. 몸을 앞쪽으로 살짝 숙이고, 손을 사용하여 엉덩이 살을 아래에서 빼주고 좌골뼈에 앉아 있는지 확인한다. 고관절을 경첩이라고 상상하고 허리는 똑바로 유지한 채 체간을 고관절에서 앞으로 기울인다. 골반기저근의 모든 면을 함께 당기고 질을 통해 안쪽에서 위로 끌어 올린다고 상상해본다. 마치 템폰을 집어 넣는 것 같은 매우 깊은 느낌이다. 천천히 위로 당겨주고, 이완시키는 걸 10번씩, 하루 3번 반복해준다. 이 방법이 익숙해지면, 이번에는 아주 빠른 '수축과—이완, 수축과—이완'을 10번 시도한다. 뛰어난 여성 골반 건강 전문가이자 스탠드 업 코미디언 이래인 밀러(Elaine Miller)(@gussetgrippers)가 시작한 해시 태그가 있다. # wewontpeewith 10103 : 천천히 들어 올리는 수축 10회, 그 다음에 더 빠른 수축 10회, 하루에 3번: 실제로 수행하면 골반의 건강에 좋은 영향을 미친다.

- 손가락을 질 안에 삽입해 골반기저근이 활성화되는지 느껴볼 수 있다. 만약 정확하게 활성화했다면 마치 아기가 손가락을 빨고 있는 것처럼 느껴져야 하고, 이것을 5-10초 동안 유지할 수 있어야 한다. 기침을 하면 이러한 근육의 활동은 자동으로 일어나야 한다. 촉각적인 접근 방식을 갖는 것은 정신적인 원인으로 저하된 인지를 연결하도록 도울 수 있고 그렇지 않았다면 배제하고 있었던 신체적 감각을 풀어주는 데 도움이 될 수 있다.

여전히 연결하는 데 어려움을 겪고 있는 경우, 특히 산후 골반기저근 감각에 이상이 있었거나 요실금 또는 변실금을 앓고 있는 경우, 지체없이 여성 골반 건강 전문 물리치료사에게 진료를 받아라.

골반기저근의 연결(Pelvic Floor Connection)

1 단계

중심을 찾기 위해 '부드럽게'하는 법을 배운다.

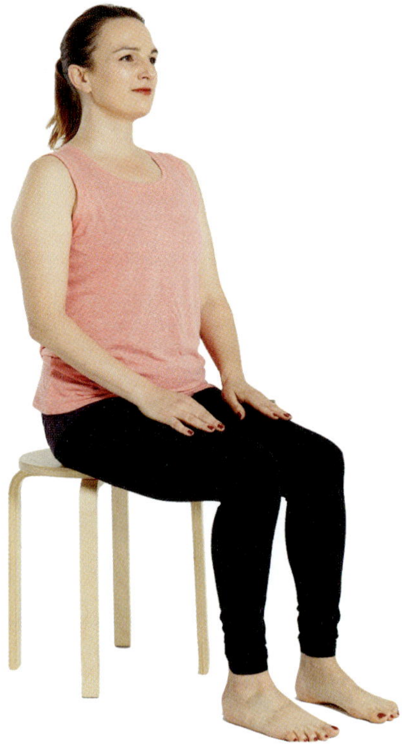

- 의자에 바르게 앉거나 골반기저근 연결에 도움이 된다면 누워서 할 수도 있다. 발은 엉덩이 너비만큼 벌리고 체중은 양 발과 엉덩이에 고르게 분산시킨다.
- 숨을 내쉬며 마치 방귀를 참을 때처럼 당신이 시도하는 항문을 위쪽으로 끌어 올린다. 위쪽으로 향해 있는 에너지를 치골 쪽으로 연결한다. 이번엔 골반기저근의 뒤에서 앞쪽으로, 위로, 그리고 안으로 활성화한다.
  우리는 골반기저근의 뒤부터 앞까지, 그리고 옆에서 안쪽으로 근육의 전체 넓이를 찾아내야 한다. 다이아몬드 모양을 상상해 본다: 치골은 앞쪽에, 좌골 결절은 양옆에, 그리고 꼬리뼈는 뒤에 있다.
  다이아몬드를 시각화해서 이 모든 점에서 근육을 끌어 올려 본다.
- 숨을 들이마시고 골반기저근의 힘을 뺀다. 마치 구슬을 물컵에 떨어뜨리듯 완전히 이완시켜 준다.
- 여러 번 반복해준다.

주요 포인트

긴장이 있는지 몸을 살펴본다. 턱, 엉덩이, 허벅지 안쪽을 또는 윗배에 과하게 힘을 주지는 않았는지 확인한다. 겉으로 드러나지 않는 내부적 참여이다. 그렇다. 눈썹도 포함되니 부드럽게 힘을 빼준다.

만약 연결이 끊기더라도, 좌절하지 말고, 숨을 쉬고 다시 시작한다. 연습을 통해 함께, 좀 더 자연스러워질 것이다.

Tip

아이를 아기침대, 카시트, 욕조에서 안아 올릴 때에는 몸의 중심과 항상 먼저 연결시킨다.

무심코 하는 일이라기 보다는 오히려 활동적인 골반기저근 활성화 또는 코어의 기능적 운동이라고 생각하는 것이다. 골반기저근의 문제나 복직근이개로 고통받는 회원들 중 신체의 인지를 일상 생활에서 적용한 회원들에게서 더 빠른 치유와 진전을 보였다.

골반 장기 탈출 및 일상 활동에 대한 참고 사항

유모차 미는 것과 같은 아기를 돌보기 위해 필요한 일상적인 의무가 골반의 증상을 악화시키는 것처럼 느껴지는가? 질 탈출증이 있는 경우, 운동이 탈출증 증상을 악화시키는 것처럼 느낄 수 있다.* 다음은 어려움을 겪고 있는 경우 유용한 몇 가지 팁이다.

- 호흡을 점검한다. 360° 흉곽이 확장되는 호흡 대신에 호흡을 멈추고 있는지?, 숨을 들이마실 때에는 갈비뼈가 팽창하고 배와 골반 부분이 부드러워진다. 숨을 내쉴 때에는, 보도 위에서 유모차를 끌 때 골반기저근을 자연스럽게 들어 올린다.
- 다른 활성화 전략을 시도한다. 배에 지나치게 힘을 주고 강하게 조이는 건 아닌지, 힘을 쏟을 때 모든 것을 참으려고 애쓰면서 긴장하고 있는지, 만약 조금만 '힘을 빼면' 어떻게 되는지?
- 다양한 위치를 시도해 본다. 골반의 후방경사나 전방경사를 시도해 보거나 갈비뼈를 아래로 내리거나 가슴을 넓혀 본다. 차이가 느껴지는가?
- 둔근을 활성화한다 – 이 방법은 밀어내는 힘을 찾는 데 도움이 된다. 둔근이 자연적으로 활성화되지 않을 때 만약 적극적으로 가능한 한 둔근의 활성화를 위해 노력한다면 둔근에는 어떤 일이 일어날까?
- 성장 마인드를 채택한다. '아직 증상없이 유모차 미는 방법을 찾지 못했기 때문에 될 때까지 계속 노력해 볼께요' vs 이것은 그야말로 재앙이다. 아마 평생 증상없이 유모차를 밀게 되지 못할 거야.' 제한적인 생각에 도전하라.

기본적으로, 다른 작업을 시도해 보고 도움이 되는지 확인한다. 이것은 항상 무언가를 바라는 것보다 바람직하다. 마법처럼 저절로 나아지기를 바라거나 증상전체를 무시하면 증상 전체를 아예 무시해버리는 것보다 낫다. 항상 산후 회복의 설정된 공식을 따르는 것이 아니다. 선택의 폭을 넓히고 나에게 효과가 있는 것들이 무엇인지 찾아 본다.

**만약 당신에게 골반 장기 탈출증 증상이 있다면, 꼭 여성 골반 건강 물리치료사에게 찾아가길 바란다.*

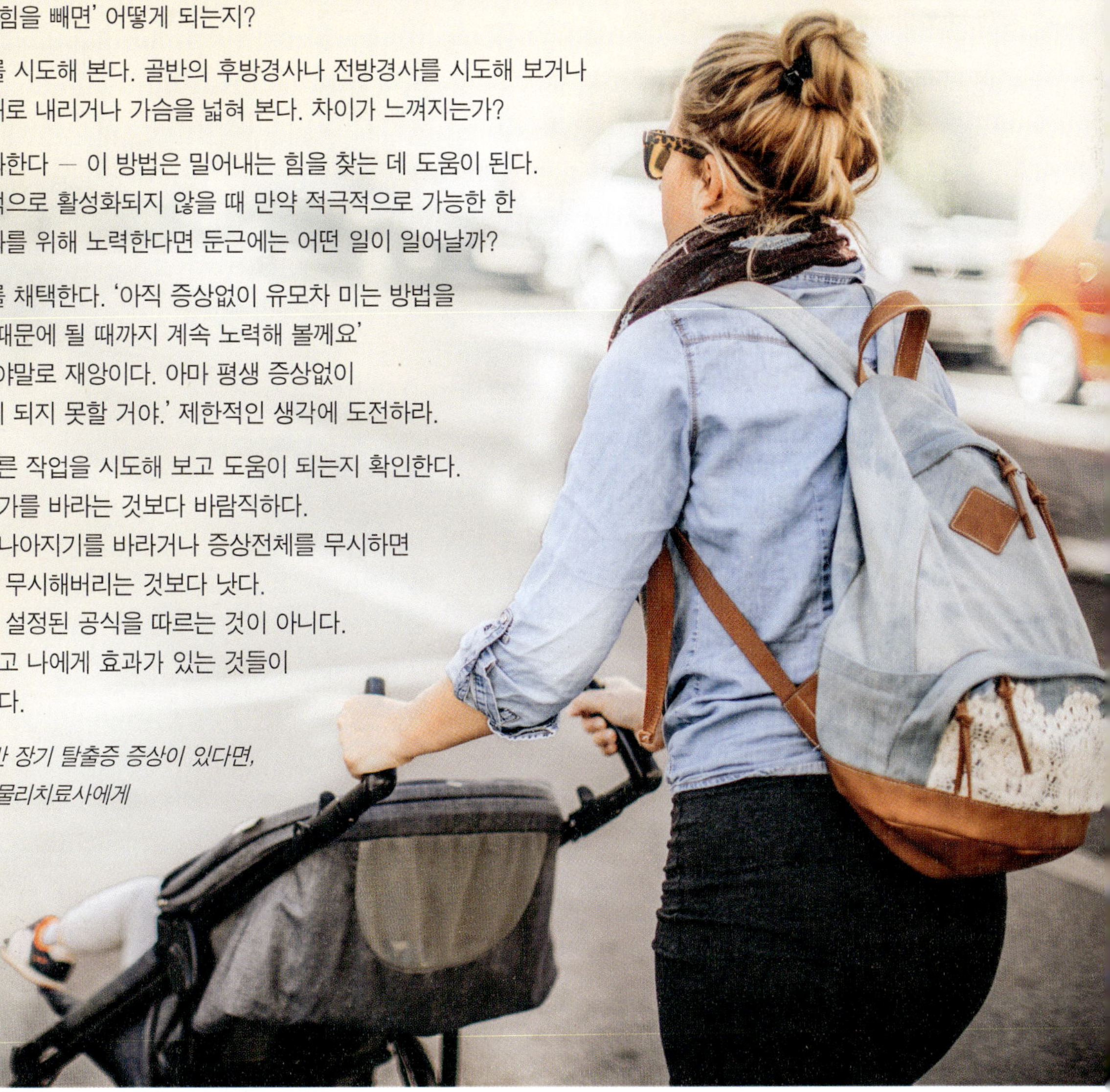

신체 균형을 위한 산후 필라테스

다음은 산후 신체에 영향을 주는 몇 가지 주요 필라테스운동이다. 이 동작들을 마스터하면 몸의 균형을 재조정하고 코어를 멋지게 강화할 수 있다.

월 포스쳐 체크 앤 사이드 리치 (WALL POSTURE CHECK AND SIDE REACH)

1 단계

우리는 일반적으로 벽 근처에 있고, 차 한 잔을 타면서 일상에서 쉽게 시도할 수 있는 동작이다. 자세에 대한 일반적인 인식을 높이고 척추를 늘려 엉덩이와 골반 주위의 긴장을 완화해준다.

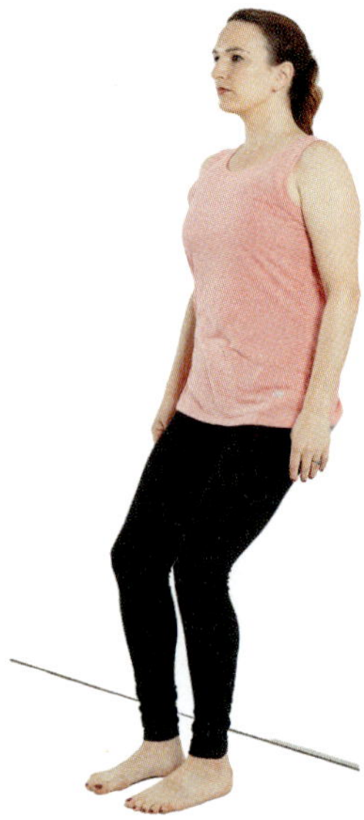

- 벽에 등을 대고 선다. 발은 약 30cm정도 벌려 주고(각자의 신체 비율에 맞춰 적절한 너비를 찾는다). 무릎은 부드럽게 굽혀주고, 편안하게 발목과 수직을 이룰 수 있도록 한다.
- 상시 자연스러운 자세를 살펴본다. 머리는 벽에 닿아 있는가? 그렇지 않더라도, 강요하지 말고, 그냥 주목한다. 머리가 견갑대에서 멀어지도록 곧게 뻗어서 벽에 닿게 하는 것이 가장 이상적인 자세이지만 평범한 일상에서는 많은 시간을 허리를 구부정하게 굽힌 상태에서 보내기 때문에 이상적인 정렬은 더 부자연스럽게 느껴질 것이다.
- 상부 척추를 확인한다. 양쪽의 견갑대가 벽에 닿아 있는 것을 느끼는가? 상부 흉곽의 뒤쪽 전체가 벽에 닿아 있는가? 아니면 일부만 느낄 수 있는가?
- 요추를 확인한다. 엉덩이와 어깨 사이에 허리가 벽에서 많이 떨어져 큰 틈이 있는가, 아니면 거의 편평한가? 벽과 허리 사이에 손을 넣어 틈새를 완전히 또는 약간만 통과할 수 있는지 살펴본다.
- 골반을 확인한다. 골반은 수평을 이루고 있는가? 아니면 기울어져 있는가? 천골(골반의 '편평한' 부분)이 벽과 맞닿아 있는 걸 느낄 수 있는가?
- 숨을 들이마시면서 머리 위로 팔을 뻗어준다.
- 양쪽 견갑대와 벽과의 연결을 유지하고, 숨을 내쉬면서 팔을 가로질러 대각선으로 늘려준다.
- 숨을 들이마시면서 늘리고자 하는 쪽을 더 늘려준다. 괜찮다면 골반은 반대 방향으로 살짝 눌러 옆구리의 스트레칭을 증가시켜 준다.
- 들이마시면서 중앙으로 돌아오고 양쪽 모두 5회 정도 반복한다.

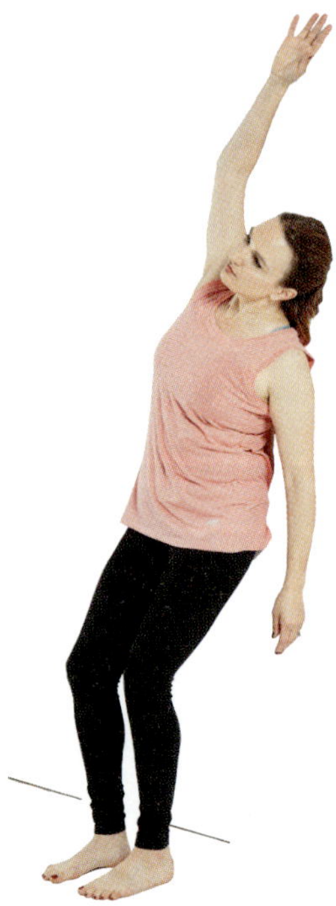

백 스트레칭 유징 더 월/버기
(BACK STRETCH USING THE WALL/BUGGY)

1 단계

엄마들에게 무엇보다도 필요한 것은 고양이처럼 스트레칭 하는 것이다. 이 스트레칭은 벽/조리대/유모차 손잡이를 이용하여 할 수 있다. 요추 주변과 햄스트링을 늘려주고 허리를 곧게 펴주고 어깨를 부드럽게하며 깊게 숨을 쉴 수 있도록 도와 주고 복부 연결 상태를 확인한다.

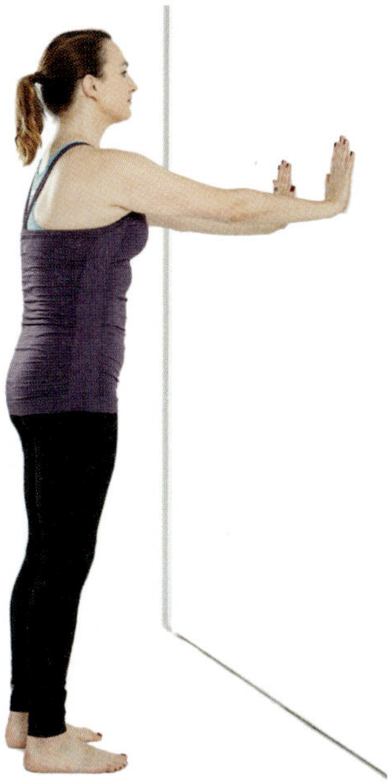

- 팔 길이만큼 벽에서 떨어져 선다. 손바닥이 벽/조리대/유모차 손잡이에 편평하게 닿도록 한다.
- 엉덩이를 뒤쪽으로 빼주고 척추와 팔은 바닥과 평행하게 일직선으로 유지해야 한다.
- 팔은 앞으로 쭉 뻗어 꼬리뼈에서 멀어지게 하고, 목이 척추와 일직선을 유지하여 머리가 떨어져 배를 바라보지 않고 시선은 바닥에 고정시킨다.
- 몸을 길게 늘려주면서 호흡은 천천히 그리고 깊게 한다. 배가 부드러워질 수 있도록 힘을 빼거나 의식적으로 끌어 당기도록 한다. 두 동작을 연습하면서 중심에 대한 인식을 높인다.
- 동작을 조절하면서 천천히 척추를 똑바로 세운다.

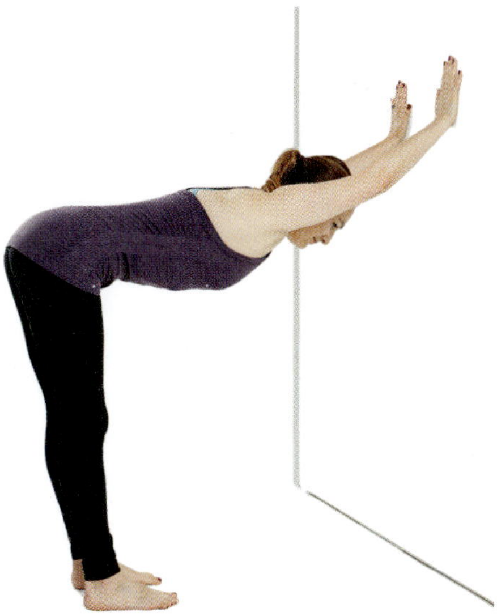

숄더 스트레칭(SHOULDER STRETCH)

1 단계

우리 모두는 일반적으로 어깨의 긴장으로 고통받는다. 기저귀 갈기, 유모차 밀기, 장난감과 양말을 끊임없이 바닥에서 집어 들어야 하고, 아이를 한쪽으로 지속적으로 안아주는 엄마로서의 의무를 추가한다면, 어깨가 앞으로 구부정하게 될 확률이 훨씬 더 높아진다. 숄더 스트레칭은 상부 척추를 마사지하고 가동범위를 높여 시원하게 스트레칭 효과를 볼 수 있는 매우 좋은 동작이다. 언제 어디서라도 쉽게 적용할 수 있는 뛰어난 자세 평가법이다.

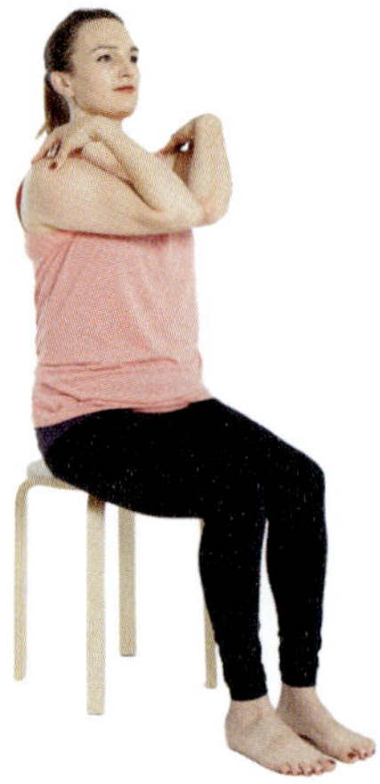

- 선 자세나 앉은 자세에서 모두 가능하다. 손을 양 어깨에 올린다. 넓게 열려 있는 쇄골의 모습을 상상해 본다.
- 정상적으로 편안하게 호흡하고 팔꿈치를 모아 유지하면서 천장을 향해 들어 올린다. 눈의 초점과 코는 움직이는 궤적을 따라가고 가슴은 천장을 향해 열어준다.

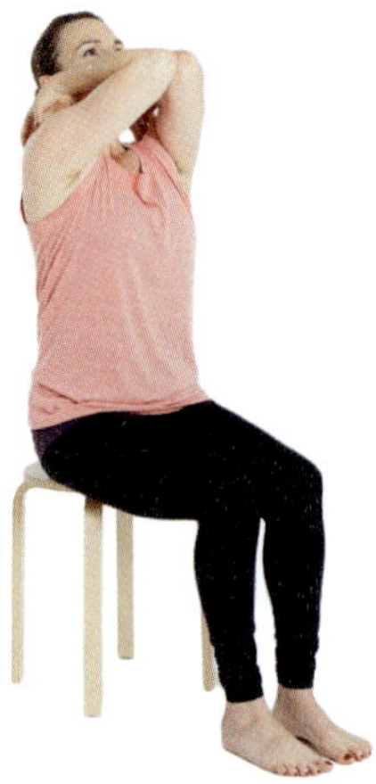

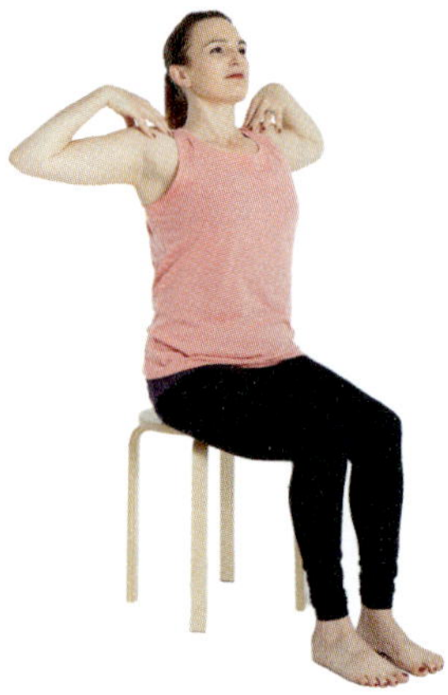

- 날개를 펼치듯 팔꿈치를 사용해 크게 원을 그리면서 양옆으로 펼쳐 준다.
- 팔꿈치를 다시 모으고, 머리가 척추 꼭대기에 다시 바르게 정렬한다.
- 5번 반복하고, 방향을 바꾼다.

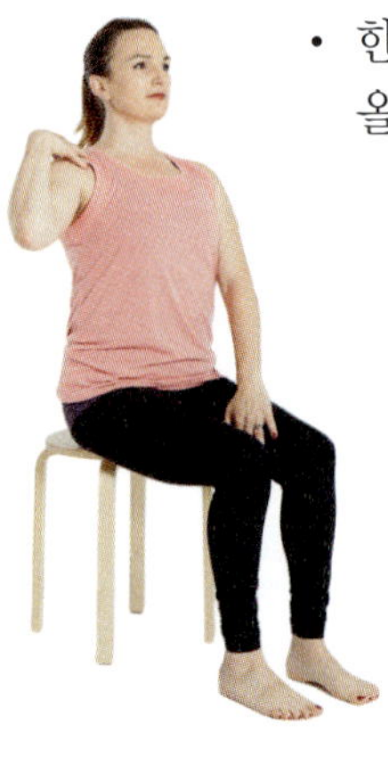

- 한쪽 팔을 아래로 내려 손바닥을 허벅지 안쪽에 올려 놓는다. 다른 손은 어깨에 올린다.

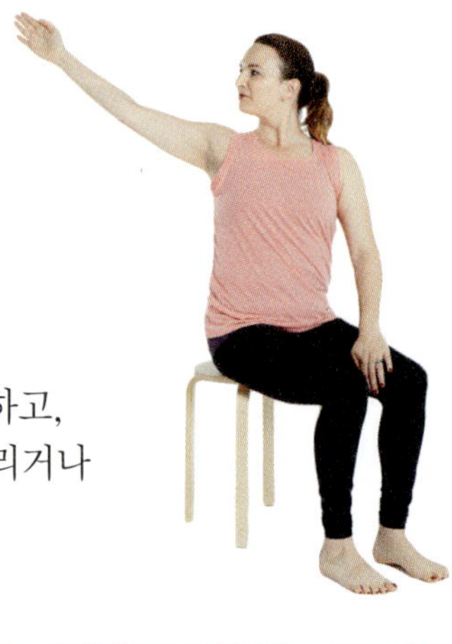

- 가슴을 옆으로 벌린후 팔을 위로 쭉 뻗어준다.
- 3번 반복한다. 호흡은 깊게 하고, 허리를 길게 늘려 안으로 말리거나 아치가 생기지 않게 한다.

숄더 스트레칭 어게인스트 더 월 (SHOULDER STRETCH AGAINST THE WALL)

1 단계

산후 첫 몇 달 동안, 이 동작은 특히 정말 놀라운 스트레칭이다. 둘째를 출산한 지 3년이 지났지만 나는 여전히 이 스트레칭을 거의 매일 하고 있다. 유모차를 밀면서 구부정해진 가슴을 열고, 긴장을 풀기 위해 꼭 필요하다. 만약 모유 수유 중이라면 가슴을 당겨지면서 아플 수 있으므로 조심스럽게 스트레칭하길 권한다.

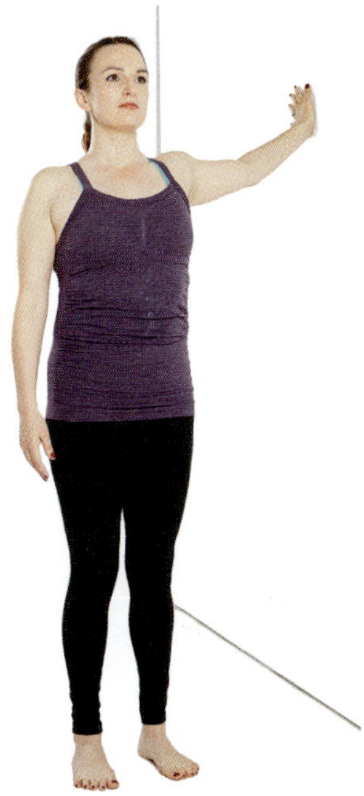

- 벽에 기대고, 옆으로 선다. 손을 벽에 올리고 어깨 높이만큼 들어 올린 후 조금 더 올려준다.
- 벽에 가벼운 압력을 가하고 팔꿈치를 부드럽게 구부린 상태에서 손가락 끝을 멀리 뻗어준다. 팔을 어깨와 일직선으로 뻗거나 대각선으로 더 높게 뻗어줄 수 있다 — 어깨 관절에 더 좋은 느낌을 주는 동작을 선택한다. 가슴/팔의 앞부분까지 스트레칭을 느낄 수 있는 만큼 몸을 돌려준다. 스트레칭하는 동안에 호흡을 유지한다.
- 이 동작의 느낌이 좋고, 관절의 가동성이 가능하다면 팔을 이용해 원을 그리는 것을 추가할 수 있다.
- 팔을 풀고 반대쪽도 반복해준다.

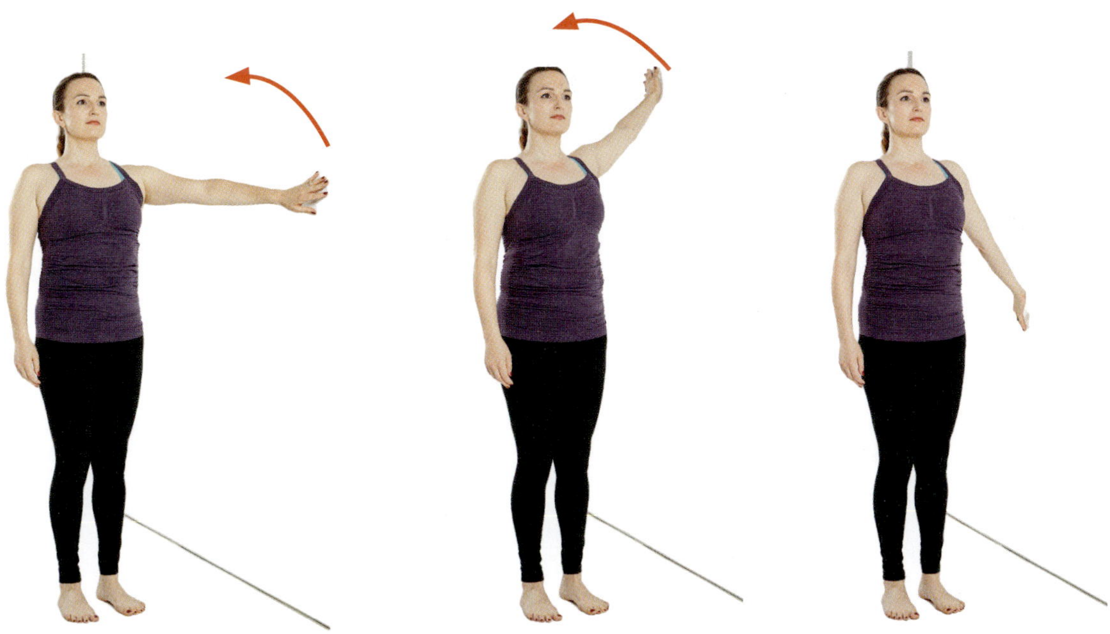

골반의 안정성

다음 동작들은 골반 제어에 도전하기 위해 팔다리의 움직임을 도입함으로써 코어의 핵심 안정성을 향상시키고 심부 근육의 힘을 구축하기 위해 효과적인 방법이다.

레그 슬라이드(LEG SLIDES)

1 단계

이완 자세(p.60 참조)로 누워서는 손은 배 위에 편안하게 올려 골반에서 일어나는 모든 움직임을 체크한다. 동작과 같이 골반 밑에 작은 공을 사용해 추가적인 도전과 피드백을 위한 콤파스(p.79 참조) 동작을 할 수 있다.

- 숨을 들이마시고, 척추를 길게 늘려준다.

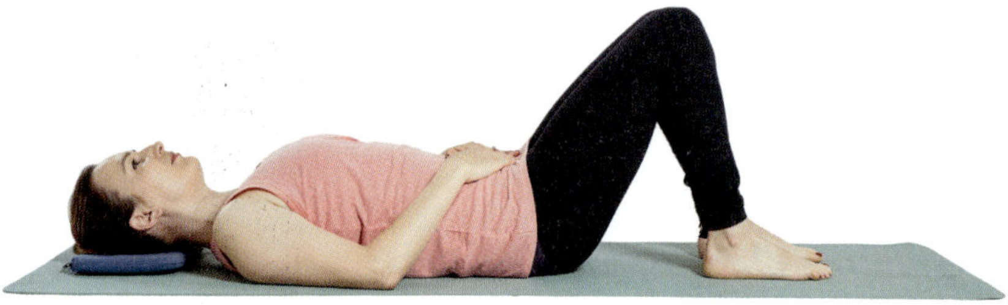

- 숨을 내쉬고, 한쪽 다리를 안정시키고 엉덩이와 일직선을 유지하면서 바닥으로 미끄러지듯 뻗어준다. 허리와 골반은 중립을 유지한다.

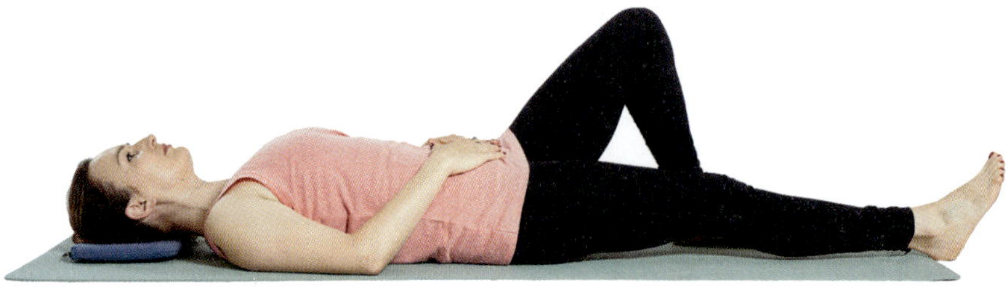

- 숨을 깊게 들이마시고, 코어의 활성화를 유지하면서 다리를 시작 자세로 가져온다.

주요 포인트

골반과 척추가 전체적으로 안정적이고 견고하게 고정되어 골반이 기울어지지 않아야 한다.

니이 드롭(KNEE DROPS)

1 단계

이 운동을 통해 움직임을 질에 집중한다. 골반이 움직이는지 주목하고, 소켓에서 허벅지뼈를 움직일 때 골반이 안정적으로 유지되도록 힘과 조절력을 발달시킬 수 있는지 확인한다.

- 이전 페이지 '레그 슬라이드' 자세에서 시작한다. 숨을 들이마시며 준비하고 안정화시킨다. 움직임을 조절하기 위해서, 심부근육 활성화를 적절하게 '올려야' 할 필요가 있을지도 모른다.

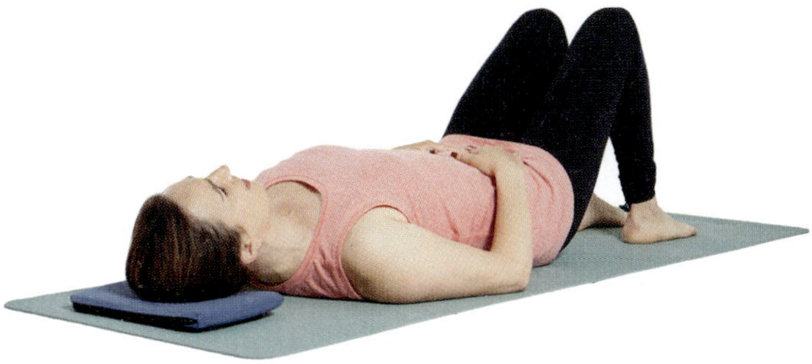

- 숨을 내쉬면서 한쪽 다리를 옆으로 열어 발도 옆으로 굴러갈 수 있도록 한다. 무릎은 골반의 안정성이 방해받지 않는 범위 내에서 멀리 벌려준다. 골반 앞의 골반뼈는 바닥하고 평행하게 유지한다.

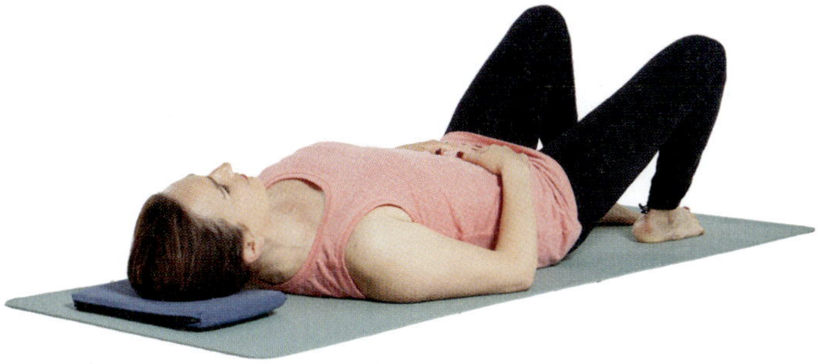

- 숨을 들이마시면서 가운데로 돌아온다.
- 반대쪽도 5회 반복한다.

주요 포인트

움직임을 조절한다. 고정되어 있는 쪽 다리가 반대 방향으로 흔들거리며 벌어지지 않도록 한다.

골반뼈가 헤드 라이트라고 상상해보자. 허벅다리뼈를 바깥 방향으로 벌리는 동안에도 다리를 따라 움직이지 않고 골반은 천장을 향해 밝게 빛나야 한다.

도움이 된다면, 손바닥은 바닥을 향하게 하고 손을 엉덩이를 아래로 가져올 수 있다. 운동을 반복하고 다리를 벌릴 때 엉덩이가 한쪽으로 기울어지지는 않는지 주목한다. 다리를 움직이기 때문에 안정성을 유지하는데 도전이 될 수 있지만, 움직이는 동안에도 중심과 연결되어 양쪽 골반에 체중이 균일하게 분포되도록 할 수 있는지 살펴본다. 이것은 코어 조절력이다.

밴드 풀 위드 니이 드롭(BAND PULL WITH KNEE DROP)

2 단계

이 동작은 협응력과 코어 근력 향상을 도전시킨다. 반대쪽 팔과 다리의 움직임은 어깨에서 반대쪽 엉덩이까지 몸통을 대각선으로 맞물리게 하는데 바디 컨트롤 필라테스 (Body Control Pilates®)는 'X-Factor'라고 명칭한다. 안정을 유지하기 위해 심부 복근의 근력을 필요로 한다. 복직근이개의 재활에 매우 효과적이며 낮은 강도에서 안정적으로 복부 근육을 회복할 수 있는 안전한 동작이다.

- 이완 자세에서 시작한다(p.60 참조). 양손에 탄력 밴드나 스카프를 잡는다. 밴드를 살짝 당긴 상태에서 두 팔을 어깨 관절 위로 올려준다.
- 숨을 들이마시면서 척추를 길게 늘려준다.

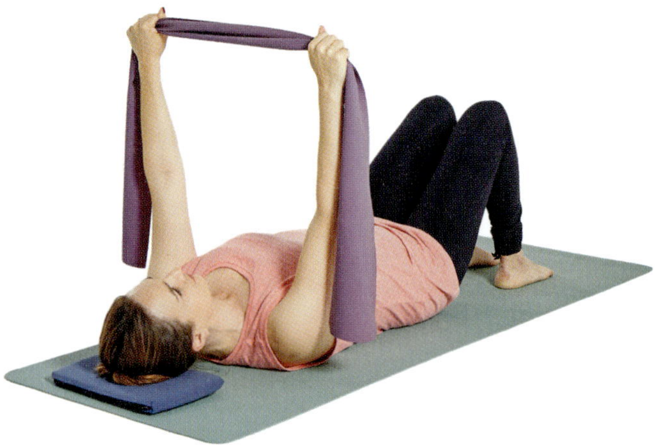

- 숨을 내쉬면서 왼팔을 옆으로 벌리고 밴드를 당기고 오른팔은 안정적으로 유지한다. 동시에, 골반을 안정되게 유지하면서 오른쪽 무릎을 벌려준다.
- 숨을 들이마시면서 중앙으로 돌아온다.
- 좌우 10회 씩 반복한다.
- 팔 동작은 유지하면서 추가로 싱글 니이 폴드(p.75 참조) 그리고 레그 슬라이드(p.72 참조).

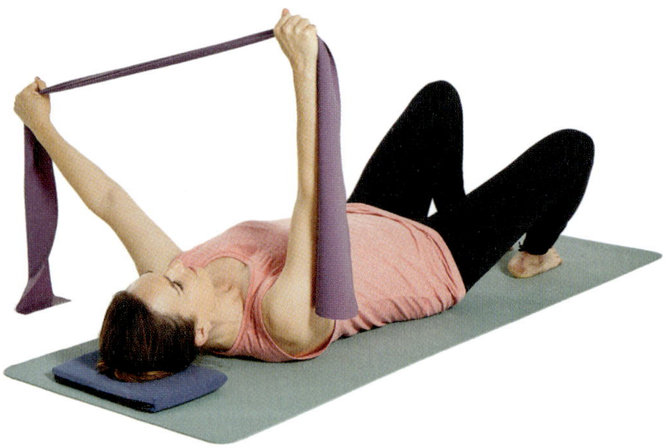

주요 포인트

골반은 안정적으로 유지하고 쇄골을 넓혀준다.

팔은 일직선으로 뻗어 유지한다 ; 팔을 벌릴 때 팔꿈치나 손목이 구부러지지 않게 주의한다.

싱글 니이 폴드 위드 골반기저근 (SINGLE KNEE FOLDS WITH PELVIC FLOOR WORK)

2 단계

이 동작은 복부의 조절력이 요구된다. 동작을 진행하는 내내 골반의 중립 유지에 주의한다.

- 이완 자세로 눕는다.

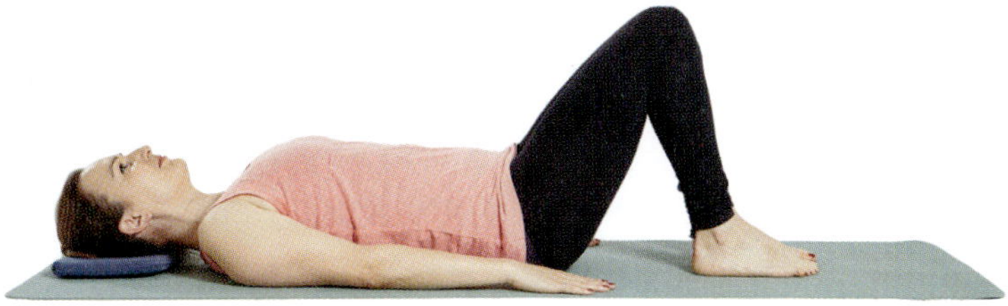

- 숨을 내쉬면서 한쪽 무릎을 가슴 쪽으로 들어 올린다. 무릎의 각도를 유지하고 발꿈치가 엉덩이 쪽으로 떨어지지 않도록 주의한다. 허벅지의 뼈가 오목한 관절구에 쏘옥 들어올 수 있게 하되 허벅지가 가슴쪽으로 떨어지지 않도록 주의한다. 정강이는 바닥과 평행하게 한다. 골반은 중립을 유지하고, 꼬리뼈는 바닥에서 들리지 않도록 묵직하게 유지한다. 이 동작이 너무 쉽거나 힘을 들일 필요가 전혀 없다고 느껴진다면, 틀림없이 올바르게 수행하고 있지 않을 것이다.

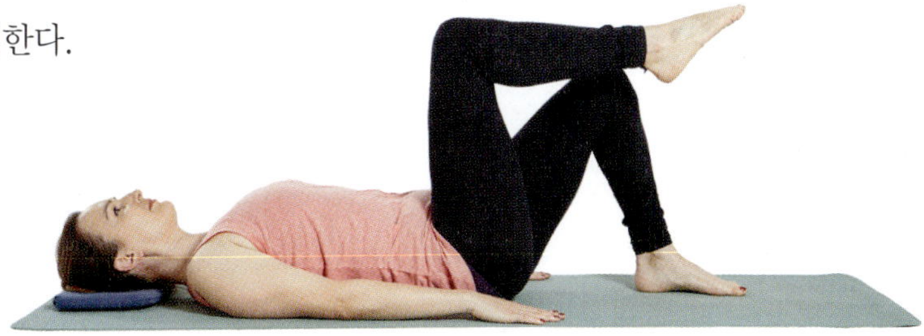

- 숨을 들이마시면서 다리를 바닥에 내려 놓는다.
- 숨을 내쉬면서 반대쪽도 반복한다.
- 골반 인지 실험을 해본다. 한쪽 무릎을 들고, 골반을 안쪽으로 살짝 말아준다.

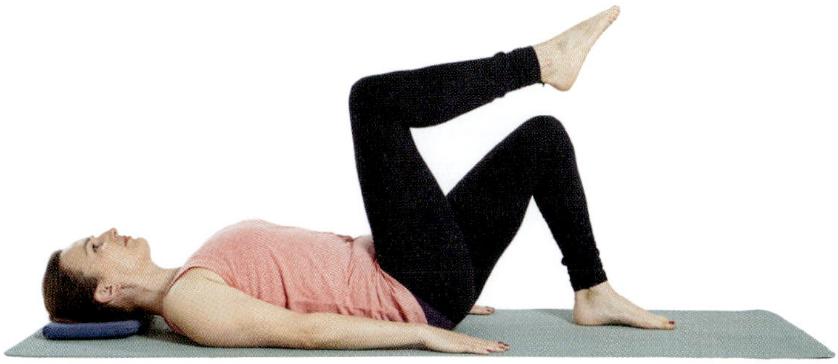

- 코어의 조절력을 이용해 꼬리뼈가 몸에서 멀어지게 한다.
- 이때 허벅지뼈는 골반과 함께 움직일 것이다.

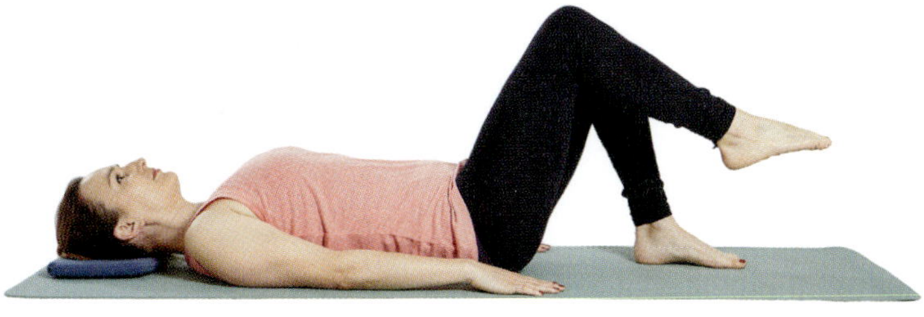

- 중립으로 돌아온다.
- 다음은, 한손을 허벅지 위에 올려 놓는다. 숨을 들이마시며 길게 늘려준다.
- 숨을 내쉬면서, 허벅지는 손을 향해 누르고, 손은 허벅지를 향해 저항한다. 이때 손과 허벅지의 누르는 힘이 양쪽 방향에서 동일할 수 있도록 한다. 팔다리를 밀어줄 때 골반기저근과 코어를 강하게 활성화시킨다. 숨을 들이마시며 팔다리에 힘을 뺀다.
- 긴장을 푼다. 5번 반복해준다.

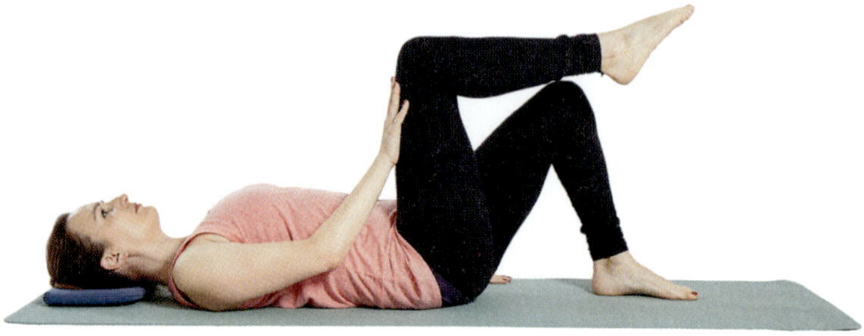

주요 포인트

무릎을 굽히고 무릎과 엉덩이가 수직선을 이루게 한다.

허벅지/손으로 서로 밀어줄 때 몸의 다른 부분에는 힘이 들어가지 않도록 주의 한다. 코어가 활성화되고, 강하게 느껴져야 하고 몸의 다른 부분들은 모두 이완되어야 한다.

오이스터(OYSTER)

2 단계

이 동작은 심부 둔부 근육의 활성화를 목표로 하고, 골반의 안정화에 주요 역할을 하고, 산후 엄마들이 일순위로 강화해야 하는 가장 중요한 부분이다.

- 매트의 측면에 발과 엉덩이가 일직선을 되도록 맞춰 옆으로 눕는다. 위쪽에 있는 손은 손바닥이 바닥을 향하게 하고 가슴 앞에 댄다. 또는 골반의 움직임을 확인할 수 있도록 위에 있는 손을 골반 위에 올려 놓아도 괜찮다.
- 숨을 들이마시며 척추를 길게 늘린다.

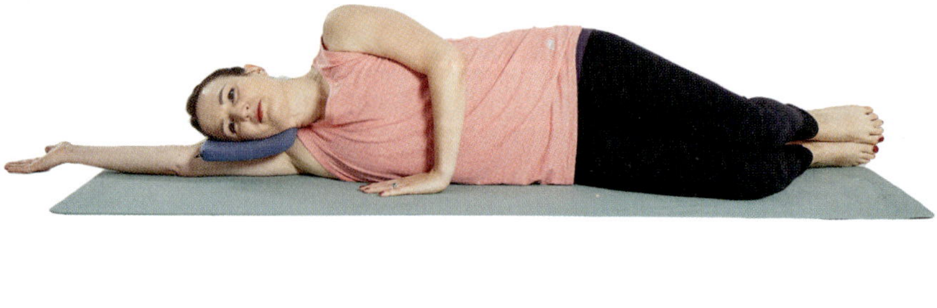

- 숨을 내쉬고 엉덩이 근육을 조여 위쪽 무릎을 열어준다. 자물쇠의 열쇠처럼 허벅지뼈를 이용해 관절구 안에서 회전하는 것을 상상해 본다. 발을 연결된 상태로 자석처럼 서로 누른다. 골반은 안정적이고 곧게 유지한다. 숨을 들이마시면서 무릎을 내리면서 시작 자세로 돌아온다. 물속에서 물의 저항을 받으며 움직인다고 상상해 본다.

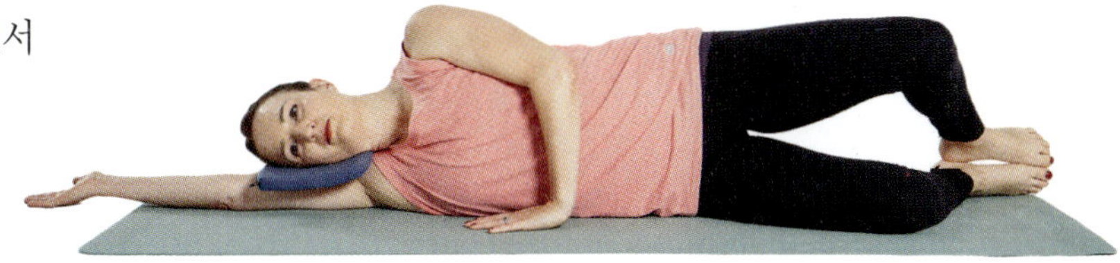

- 10회 반복하고 반대쪽도 같은 방법으로 진행한다.

응용 (VARIATION)

3 단계

안정성에 약간의 도전을 더하고 심부 둔근을 실제로 활성화하려면 다리를 엉덩이 높이로 들어 올린다.

- 숨을 내쉬면서 '오이스터' 같은 방법으로 무릎을 열어주는데, 이때 다리는 들린 상태이다.

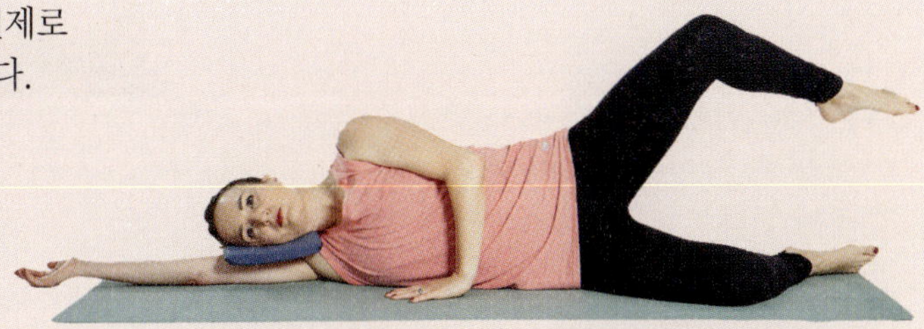

- 숨을 들이마시면서 허벅지뼈를 반대쪽으로 회전하고 무릎을 아래쪽 다리 쪽으로 돌린다.
- 5회 정도 반복하고 다리를 내린다.

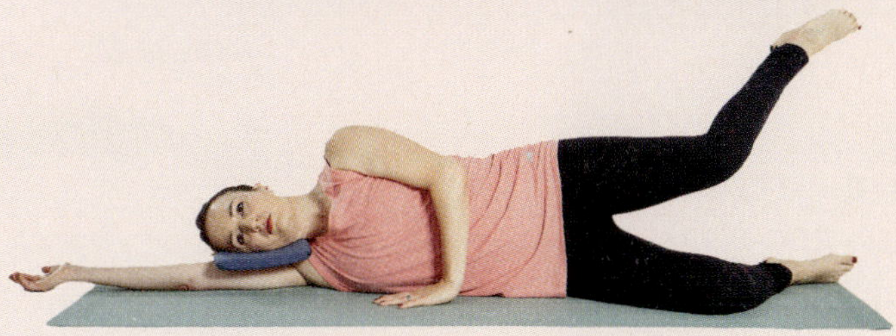

주요 포인트

엉덩이에 자극이 느껴지지 않더라도 걱정하지 않아도 된다. 엉덩이 근육은 게으르기로 유명한 근육으로 쉽게 대체되기도 한다. 골반을 약간 앞으로 기울여 둔근이 과활성화되지 않는지 확인한 다음 다시 시도해 본다. 이 각도에서 둔근이 자극되는 것을 느껴야 한다. 골반을 안정적으로 유지시킬 수 있는 범위 내에서 움직인다.

허벅지는 골반과 독립적으로 움직인다.

립케이지 클로저(RIBCAGE CLOSURE)

1 단계

어깨는 단단하게 뭉칠 수 있고, 이것은 목과 어깨의 통증으로 이어질 수 있다. 흉곽은 임신 기간 동안 몸통 내에서 아기가 자라는 것을 수용하기 위해 앞으로 돌출된다. 산후에 우리는 자세 패턴을 부드럽게 재설정하고 흉곽을 다시 임신 전 위치로 되돌려 좋은 호흡과 최적의 골반기저근 기능을 다시 확립할 수 있어야 한다. 이 운동은 몸통에서 어깨의 움직임을 분리하고, 복부에 연결해, 흉곽의 안정성을 더 잘 인식할 수 있는 방법을 제시해준다.
립케이지 클로저 위드 레그 슬라이드(p.136)를 위해 밴드나 스카프를 사용할 수 있다.

- 이완 자세에서 시작한다(p.60 참조).
- 숨을 들이마시며 양팔을 천장을 향해 들어 올린다. 손바닥은 앞을 향한다.

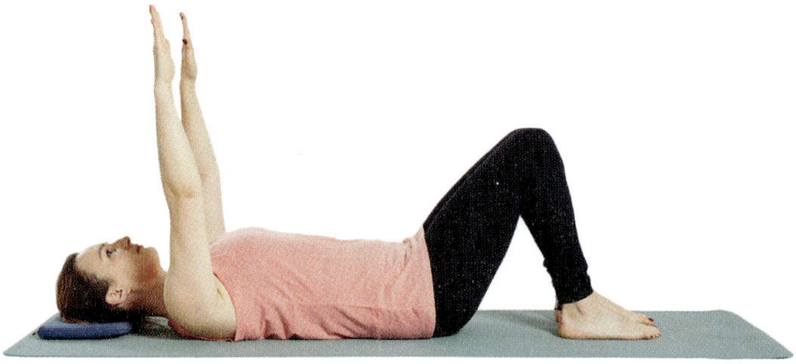

- 숨을 내쉬면서 양팔을 뒤로 뻗어준다. 어깨와 귀 사이에 공간을 유지해준다. 갈비뼈가 매트 위에 녹아내리는 것을 느끼고 갈비뼈가 매트에서 들리지 않게 한다.

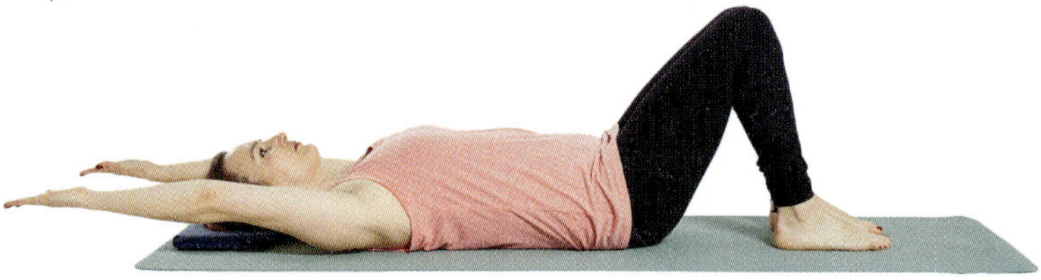

- 숨을 들이마시면서 양팔을 천장 쪽으로 돌아온다. 목적을 가지고 움직이고 마치 물 속에 있는 것처럼 공중에서 저항을 느껴본다. 숨을 내쉬고 팔은 바닥을 향해 다시 내린다.
- 10회 반복한다.

주요 포인트

팔을 귀와 일직선으로 되는 범위까지만 올려준다.
그림과 같이 등에 아치가 생기지 않게 주의한다.

갈비뼈를 부드럽게 하여 팔 움직임에 '딸려'가지 않도록 한다.

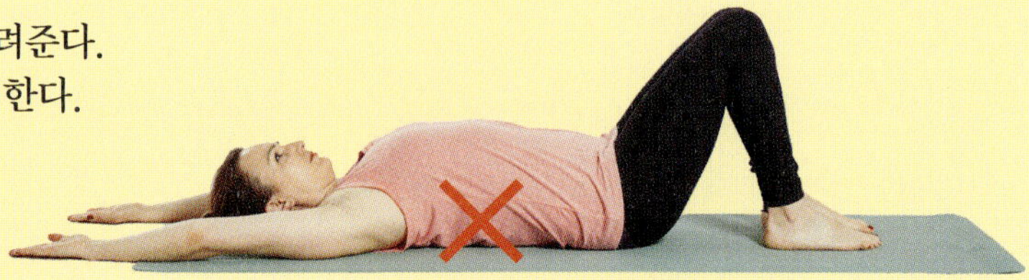

콤파스(COMPASS)

1 단계

이 운동은 골반 부위에 대한 인식을 높이는 데 도움이 되며 부드럽게 골반기저근의 근력을 기르고, 고관절 굴곡근을 스트레칭 하고 등의 긴장을 풀어주는 데 도움이 된다. 골반 아래에 작은 필라테스 공을 사용하여 피드백을 받을 수도 있다.

- 이완 자세에서 시작한다(p.60 참조). 하복부를 나침반이라고 가정하자. 배꼽은 북쪽, 치골은 남쪽, 양 골반뼈는 동쪽과 서쪽을 나타낸다. 숨을 들이마시면서, 척추는 길게 늘려준다.

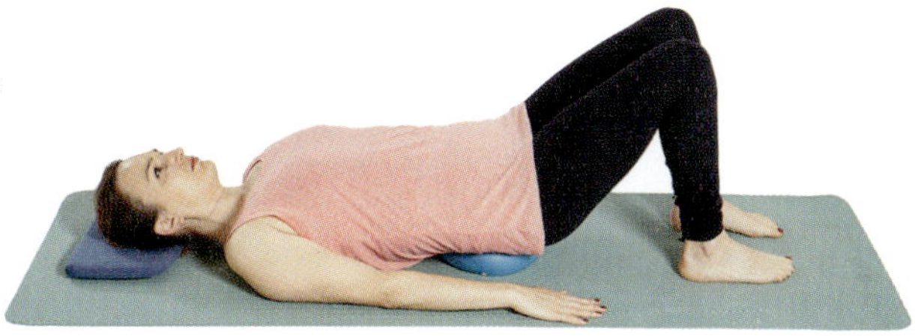

- 숨을 내쉬면서, 꼬리뼈를 몸 아래로 말아 골반을 북쪽으로 기울인다. 허리는 매트를 향해 닿게 한다.

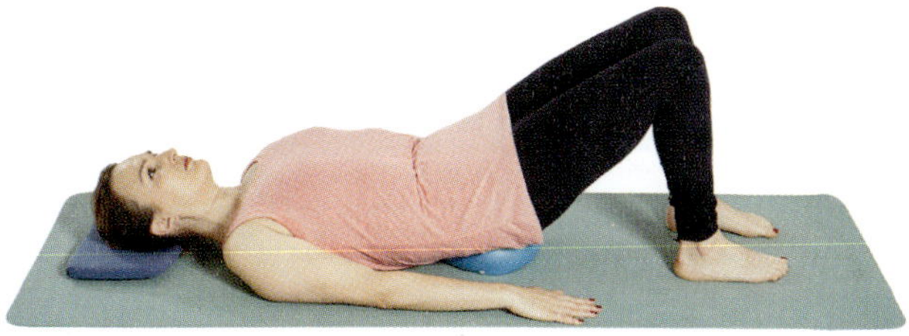

- 숨을 들이마시면서 골반을 남쪽을 향해 기울인다. 치골은 코에서 멀어지고 골반을 앞쪽으로 기울여 허리에 부드럽게 아치가 만들어지게 한다.

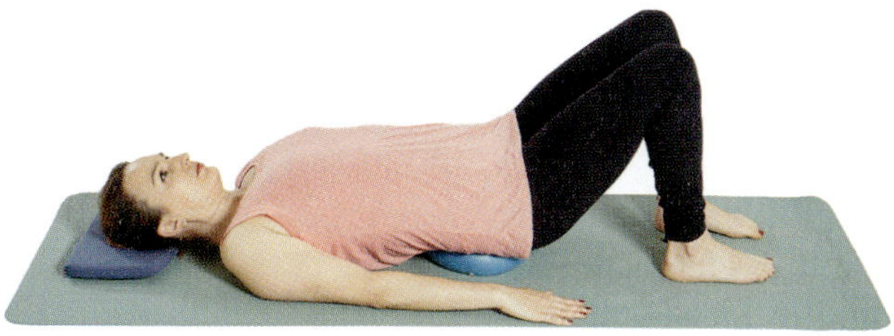

- 호흡을 편안하게 유지하면서 골반을 북쪽—남쪽으로 움직이는 동작을 몇 번 반복한다.
- 중립 자세로 돌아와 어깨와 골반에 긴장을 풀어준다. 숨을 들이마시면서 척추를 길게 늘이고 준비한다.
- 숨을 내쉬면서 이번에는 골반을 동쪽으로 기울인다. 반대쪽 엉덩이가 매트에서 살짝 들릴 것이다. 발바닥은 바닥에 묵직하게 고정시킨 상태를 유지한다.

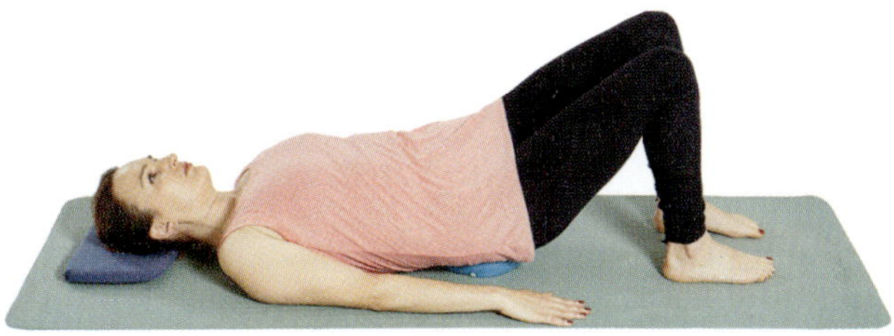

- 숨을 들이마시면서 골반을 반대쪽으로 기울인다. 체중은 같은 쪽 엉덩이에 싣고 골반은 서쪽으로 기울인다.
- 몇 번 반복해준다. 골반이 기울어졌을 때와 중립 위치에 있을 때 인지한다.

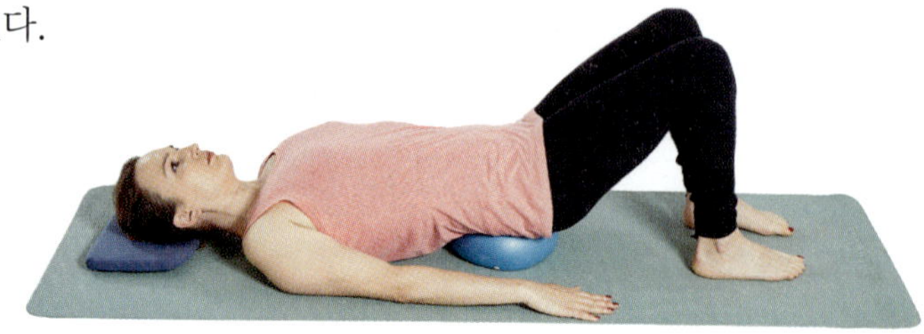

주요 포인트

무릎은 움직이지 않도록 고정하고, 흉곽과 어깨는 묵직함을 유지한다. 골반의 움직임은 고립시켜 몸 전체가 움직이지 않도록 주의한다. 골반 내 움직임을 격리한다.

허리를 길게 유지시킨다. 천장에 거울이 있다고 상상해 본다. 몸통은 매트 위에 같은 위치에 있다. 움직임은 골반의 회전뿐이기 때문에, 허리가 짧아져서는 안된다.

허벅지 뼈가 좌우로 움직이지 않고 골반이 허벅지 뼈 주위를 움직인다고 상상해 본다. 이것은 고관절에 기름칠을 한듯 부드럽게 하기에 좋은 방법이다.

골반을 지나치게 남쪽으로 이동해서 불편할 정도로 허리에 아치가 생기지는 않았는지 확인해 본다.

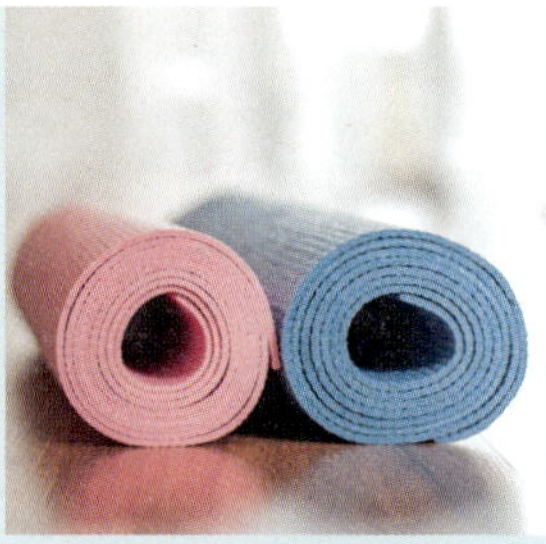

실제 사례

엘라(Ella), 한 아이의 엄마

솔직히 말하면, 나는 출산 후 육체적, 정서적 충격 상태에 있었다. 운이 좋게도 비교적 자연스러운 질 분만을 할 수 있었지만, 3일 동안의 분만 끝에 내 몸이 망가진 것 같은 느낌에 완전히 충격을 받았던 기억이 난다. 나는 임신 중에 NCT영국의 국민 출산 자선 기관에서 산전 수업을 받았고 그때 수업을 진행했던 선생님의 이야기를 기억한다. 분만 후 처음 소변을 볼 때 매우 아플 것이지만 얼마 지나지 않으면 모든 것이 다시 정상으로 느껴질 것이라고 말했다. 내가 모든 것이 정상에 가까운 느낌을 받는 데에는 6개월이 걸렸다.

산후 3개월이 되었을 때 나는 자궁하수증 1기 진단을 받았다. 나는 젊고, 건강하고, 활동적이었고, 임신 전과 임신 기간 모두 과체중도 아니었는데, 이런 일이 일어날 수 있다는 사실은, 완전히 충격 그 자체였다.

필라테스 강사이자 여성 골반 건강 전문 물리치료사는 회복에 큰 도움을 주었다. 아기를 낳고 5개월쯤 됐을 때 나는 산후 필라테스 수업을 받기 시작했고, 필라테스를 발견하고 나서야 몸이 제대로 치유되기 시작한 것 같다.

필라테스 기간 동안 심부와 골반 근육을 올바르게 연결하는 방법을 갑자기 이해했을 때 몇 번의 '아하' 무릎을 치는 순간이 있었다. 몇 달 동안 내가 제대로 하고 있다고 생각하고 있었는 데 실제로 그렇지 않았다는 것을 깨닫게 되었다. 사실 필라테스가 내 몸 전체에 대한 이해를 높이는 데 도움이 되었다고 생각한다.

네발기기 자세에서 중심 찾기 (CENTRING IN FOUR-POINT KNEELING)

1 단계

네발기기 자세는 척추를 움직이지 않고 안정화 근육을 사용하여 깊은 하복부 근육의 활성화를 달성하는 데 있어 가장 좋은 자세 중 하나이다. 당신은 아기와 유아들과 함께 네발기기 자세에서 많은 시간을 보내므로, 이 동작은 일상생활에서 움직임을 어떻게 하는지 확인하면서 강화할 수 있는 방법을 제공해준다.

- 양손은 어깨 바로 아래에, 양 무릎은 엉덩이 바로 아래 둔다 .
- 앞에 놓여 있는 거울에 비친 자신의 모습을 보고 코에서 가슴뼈까지, 가슴뼈에서 배꼽까지, 배꼽에서 치골까지 사이에 공간을 늘린다고 상상해 본다. 거울을 향해 머리를 떨구지 않도록 주의한다. 만약 등 뒤에 막대가 있다면 머리, 등의 중간 및 골반과 닿게 될 것이다.
- 머리의 정수리 부분은 앞으로 반대로 꼬리뼈는 뒤로 뻗어준다.
- 등의 자연스러운 곡선을 찾아본다. 다정한 고양이가 몸을 웅크려 요추 곡선 위에 앉아 있는 것을 상상해 보되, 허리의 아치가 무너지지 않도록 주의한다. 날개뼈에 힘을 빼고, 마치 거북이가 머리를 등껍질 밖으로 밀어내는 것처럼 목을 길게 늘려준다.
- 숨을 들이마시고, 복부에 힘을 빼고 부드럽게 이완한다. 척추를 길게 유지해 척추가 아래로 꺼지지 않도록 한다.
- 숨을 내쉬면서 항문을 조여 활성화시키고, 치골을 향해 연결해준다. 배를 부드럽게 들어 올리고, 척추를 움직이지 않게 하면서 하부의 갈비를 치골을 향해 부드럽게 한다. 골반이 몸 안쪽으로 말리지 않도록 한다. 거울에 비친 모습을 상기하면서, 거울과 몸사이의 거리는 일정하게 유지하고 몸통은 길게 늘려준다.

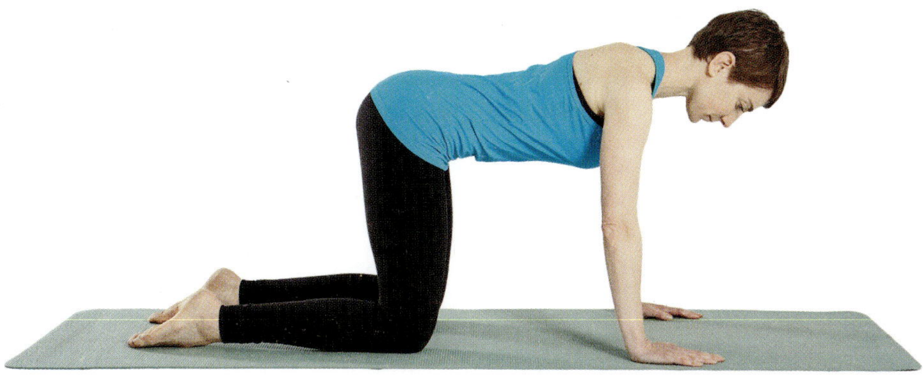

프론 레그 서클(PRONE LEG CIRCLES)

2 단계

이 운동은 둔근을 활성화시켜 고관절을 열어준다. 골반을 안정적으로 유지하면서 고관절의 가동성을 찾는 데 도움이 된다.

- 엎드려 누워 이마는 베개에 둔다. 다리는 골반너비로 벌려 평행하게 한다. 체중이 손에 가해지는 압력을 느껴본다. 이 동작을 통해 움직임이 발생할 때 손에 가해지는 압력이 어느 한 쪽에 치우치기 보다는 양손에 압력을 유지하는 것을 목표로 한다. 꾸준한 노력이 필요하다! 만약 이 자세가 불편하다면 두 손을 손바닥을 아래로 향하게 하고 이마 앞을 짚어준다.
- 숨을 들이마시고 척추를 길게 늘려준다.

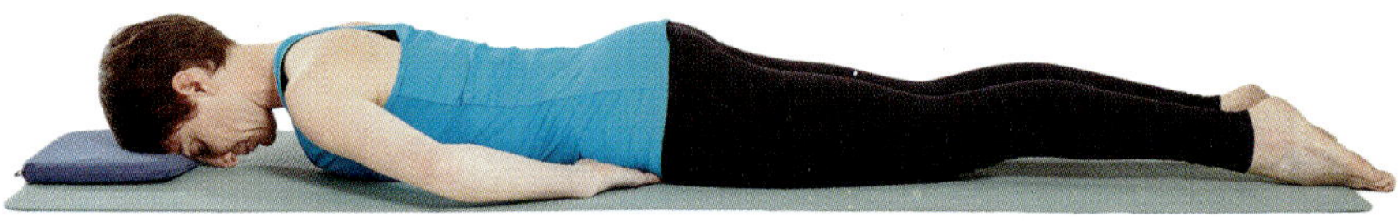

- 숨을 내쉬면서 코어를 활성화한다. 한쪽 다리를 바닥에서 들어 올리고 고관절을 열어 준다. 다리를 높게 들기보다는 벽을 향해 멀리 뻗어 준다고 상상한다. 손에 가해지는 압력이 동일하게 유지되고 척추가 부드러워지는 것을 느낀다.
- 중심에 집중한다. 대퇴골을 한 방향으로 6번 원을 그린 후 방향을 바꾼다. 허벅지 위, 아래, 엉덩이에서 오는 움직임을 느껴본다.

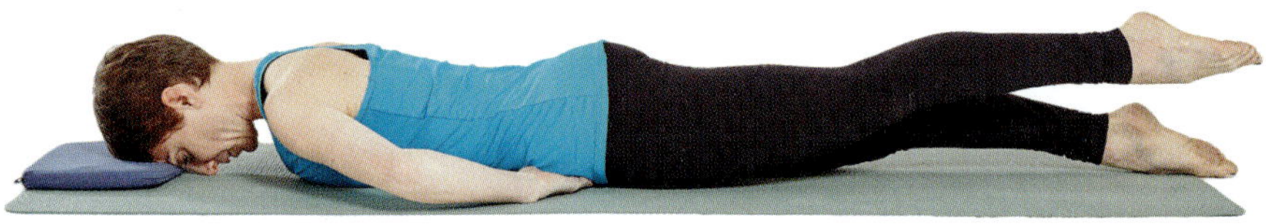

- 숨을 들이마시면서 다리를 제자리로 가져온다.
- 각 다리에 최대 3회 반복한다.

주요 포인트

골반에 영향을 미치지 않고 등을 아치가 생기지 않는 범위까지만 다리를 들어 올린다.

무릎이나 발목에서 원을 그리지 않도록 한다. 고관절에서 다리를 뻗어 엉덩이 근육이 활성화되는 것을 느낀다.

척추의 움직임

훌륭한 필라테스 수업은 짧지만 척추의 모든 움직임을 포함한다. 이것은 아기와 관련된 작업으로 하루에 300번 바닥에서 일어날 때와 같이 일상적인 기능적 움직임에 적합하다. 각각의 프로그램에는 굴곡 flexion (앞으로 숙이기), 신전 extension (뒤로 숙이기) 측면굴곡 lateral flexion (옆으로 굽히기), 그리고 회전 rotation (몸통돌기)을 포함시켜 균형을 잡도록 한다.

척추의 굴곡(Spinal flexion)

필라테스는 진주목걸이나 자전거 체인처럼 각 척추뼈가 고르게 독립적으로 움직이는 유체의 순차적인 움직임으로 작용된다. 굴곡은 척추가 앞으로 구부러지는 움직임이다.

롤-다운 어게인스트 더 월(ROLL-DOWNS AGAINST THE WALL)

2 단계

척추를 움직여 긴장을 풀고 복부를 깨워준다.

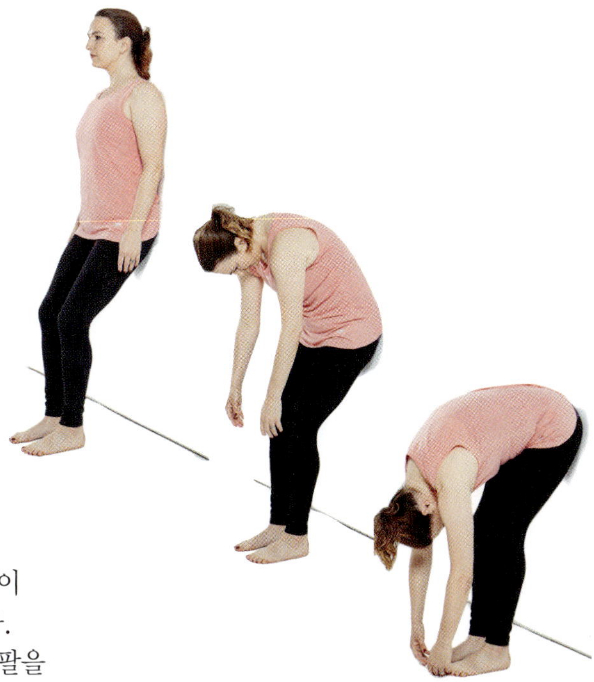

- 벽에 기대고 선다. 척추의 자연 만곡을 유지하면서 벽에 닿게 하고 발은 벽에서 편안한 거리를 두고 무릎은 부드럽게 구부린다.
- 숨을 들이마신다. 목 뒤를 길게 늘리고, 고개를 살짝 숙여 턱을 당겨주고 시선은 코끝을 바라본다.
- 숨을 내쉬면서, 척추를 앞으로 굽히고, 가슴뼈에 긴장을 풀어 척추 마디 마디를 벽에서 떼어준다. 골반이 중립을 유지하는 범위까지만 척추를 굽힌다. 엉덩이는 힘을 빼고 벽에 닿아 있는다.
- 원한다면, 그리고 복부에 힘이 있다고 느끼면, 고관절이 경첩이 되도록 놔두고 척추를 앞쪽으로 계속 굽혀준다. 무릎을 부드럽게 구부린다. 숨을 들이마시고, 머리와 팔을 부드럽게 하고 목을 편안하게 한다.
- 숨을 내쉬고, 꼬리뼈를 길게 늘여, 척추를 펼치며, 척추뼈를 하나씩 벽에 향해 바퀴를 굴리듯 붙여 준다. 흉곽이 벽에 닿게 하고 머리를 들어 척추 위에 길게 늘여 세운다.
- 5회 반복한다.

주요 포인트

발에 체중을 골고루 분산한다. 급하게 서두르지 않는다.

몸을 들어 올릴때, 머리가 가장 마지막으로 움직여 척추 위에 세워진다.

목과 어깨는 힘을 완전히 빼고 이완해 마치 팔이 헝겊인형처럼 대롱대롱 힘없이 쳐저 있어야 한다.

캣-카우(CAT-COW)

1-2 단계

정신없는 육아를 마치고 하루를 마무리하는 엄마들에게 시스템을 진정시키기 위해 할 수 있는 훌륭한 동작이다. 기분이 언짢거나 우울하다면, 손으로 바닥을 적극적으로 밀어 내는 힘의 느낌을 받아 스스로 갈고 닦을 수 있는 힘의 감각을 찾는 방법이 될 수 있다.

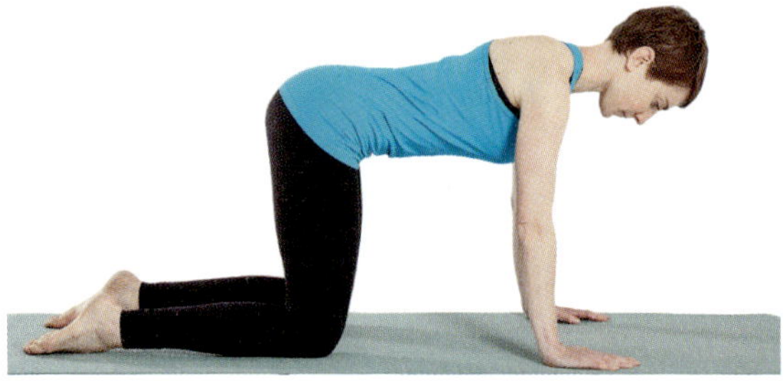

- 네발기기 자세로 시작한다 (p.81 참조).
- 숨을 들이마시면서 준비하고 척추를 길게 늘려준다.
- 숨을 내쉬면서 꼬리뼈를 말아 다리 쪽으로 내려주고 골반은 말아준다. 잔잔한 물결이 치듯 부드럽게 척추뼈 마디를 굽혀 움직임을 고르게 분산시킨다. 엉덩이, 허리, 흉곽을 차례대로 동그랗게 구부려 주고 마지막으로 머리를 가슴쪽으로 부드럽게 당겨 턱을 당겨 숙여준다. 척추의 각 부분을 균일하게 펴서 무지개 'C— 커브'모양을 만들어 준다.

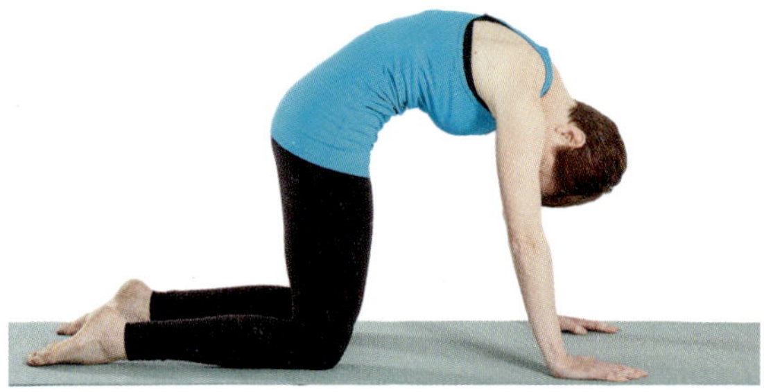

- 숨을 들이마시면서 이 자세를 유지해 주고 몸의 뒷면을 넓게 확장한다.
- 숨을 내쉬면서 꼬리뼈와 머리의 정수리 사이의 간격을 멀어지게 하여 몸의 앞쪽을 중립 위치로 되돌아온다.
- 숨을 들이마시면서 척추를 길게 늘려주고, 내쉬면서 심장을 가슴 앞으로 내밀 듯 가슴을 확장해준다. 척추의 하부는 안정적으로 지지되어 흉추를 통해 척추의 신전을 유도해 허리가 무너지지 않도록 한다.
- 10번 반복하고 몸을 뒤쪽으로 이동해 휴식 자세를 취한다(p.85 참조).

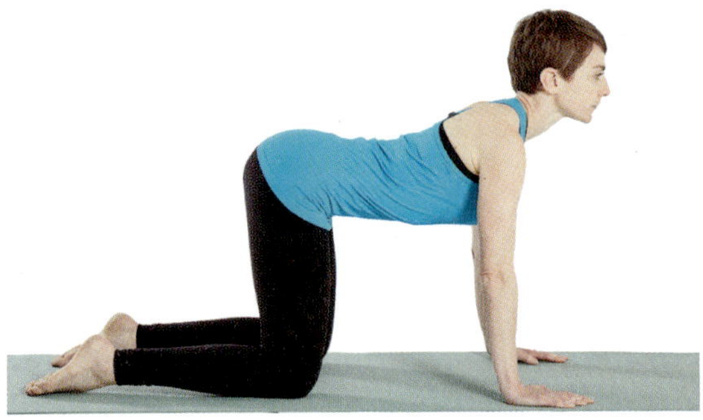

주요 포인트

신체는 무의식적으로 흉곽을 밀어내면서 등을 곱추처럼 완전히 둥글게 말아 올리려고 원할 것이다. 개운한 느낌이 들 것이다. 그러나 요추의 완전한 굴곡인 골반의 기울기에 더 집중하도록 노력하길 바란다. 전체적으로 부드럽고 균일한 곡선이 되도록 한다.

어깨가 귀를 향해 으쓱 올라가지 않도록 주의한다.

팔이 과도하게 신전되어 있지 않은지 확인한다. 팔꿈치는 부드럽게 굽히고 서로 마주보게 해 앞을 바라보지 않게 한다.

심장을 앞을 향해 내밀 때에는 목을 과도하게 신전하지 않고 가슴뼈에서부터 부드럽게 정렬을 맞출 수 있도록 한다.

휴식자세(REST POSITION)

단계 1

이 자세는 등을 펴고 내장에 영양을 공급하며 몸의 뒤쪽으로 숨을 쉴 수 있도록 도움을 준다. 2초의 평화를 위해 엄마에게 완벽한 동작이다. 이마를 바닥에 내려 놓는 것은 '휴식과 안정' 시스템을 활성화하는 멋진 방법이다. 또한 5번의 심호흡을 하는 동안 어린 아이들을 위한 등반 프레임 '바위'로 변신하는 쉬운 방법이기도 하다.

- 네발기기 자세에서 시작한다.

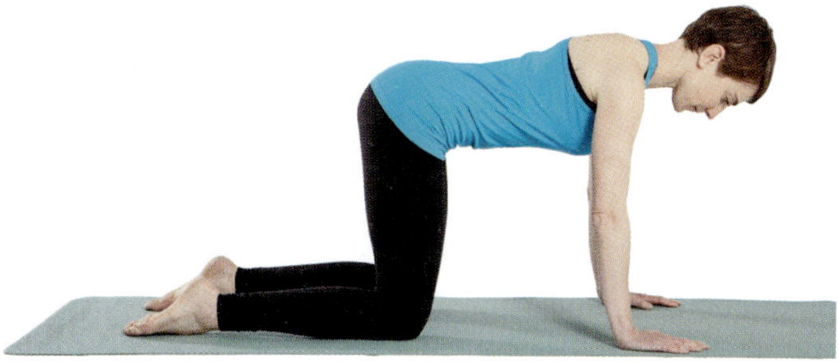

- 숨을 들이마시면서 척추를 길게 늘린다.
- 숨을 내쉬면서 고관절을 굽히면서 엉덩이를 발꿈치로 향해 뒤로 밀어준다. 팔을 길게 뻗어 어깨 주변이 시원하게 스트레칭되는 것을 느낀다. 손가락을 앞으로 기어가 바닥에 피라미드 형으로 만들었을 때 편안한 느낌이 든다면 스트레칭 강도를 늘릴 수 있다. 꼬리뼈가 묵직한 느낌이 들수 있게 하고 엉치뼈가 발꿈치를 위에 내려놓는다. 만약 베개가 있다면 허벅지 아래에 두고 편안히 그 위에 앉는다. 좀 더 편안한 느낌을 받고 싶다면, 양팔을 발에 얹혀 자신을 조금 안아줄 수 있도록 팔 주위를 어루만져라. 어깨의 힘은 완전히 빼준다.
- 이마는 매트나 베개 위에 완전히 내려놓고 목에 힘을 빼 이완해준다.
- 호흡을 들이마시며 호흡이 척추를 따라 골반을 향하도록 한다. 복부는 이완해준다.

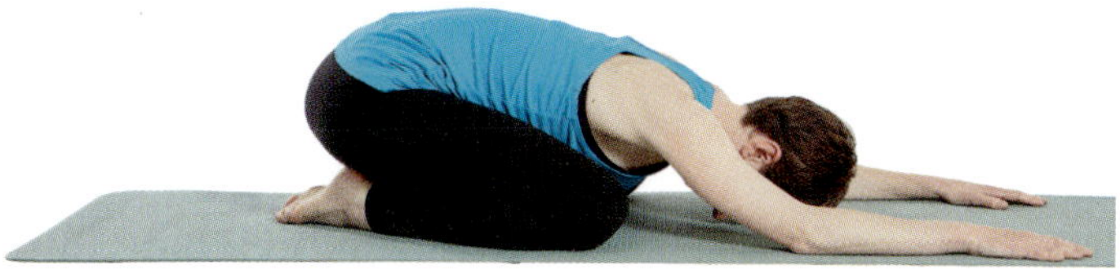

- 호흡을 몇 번 더 반복해주고, 숨을 쉴 때마다 엉덩이가 더 무겁게 내려오도록 한다.
- 점차적으로 중심부에 더 많은 에너지를 끌어들이고, 숨을 내쉬면서, 천천히 등을 말아 척추뼈를 다시 똑바로 세울 때 엉덩이를 발뒤꿈치에 다시 올려놓는다. 너무 빨리 올라오지 않도록 조심한다. 그렇지 않으면 현기증이 생길 수 있다.

스파인 컬(SPINE CURLS)

2 단계

이 운동은 척추를 편평하게 펴면서 압박감을 풀어주며 숨을 쉴 수 있는 명상적인 공간을 제공한다. 작은 공을 무릎 사이에 끼워서 중심과 좀 더 가까이 연결될 수 있다.

- 이완 자세로 시작한다 (p.60 참조).

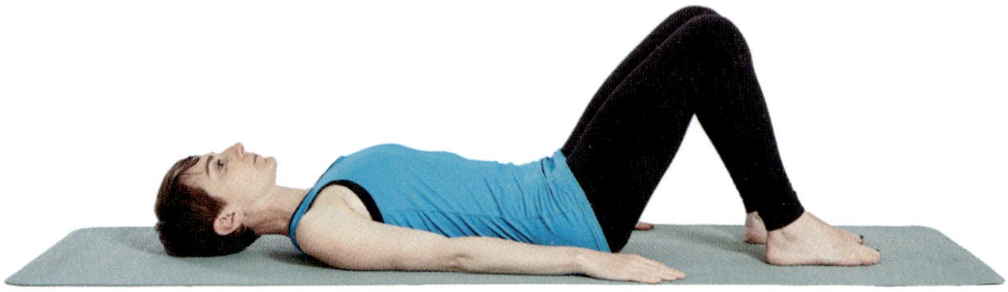

- 숨을 들이마시며 척추를 길게 늘린다.
- 숨을 내쉬며 꼬리뼈를 몸쪽으로 말아 올려 허리가 바닥에 닿게 한다. 양발로 바닥을 지긋이 밀어낸다. 자전거 체인을 굴리듯 척추를 하나씩 바닥에서 떼어내고 날개뼈 하부 또는 더 아래 부분이 느껴질 때까지만 척추를 말아 올린다.

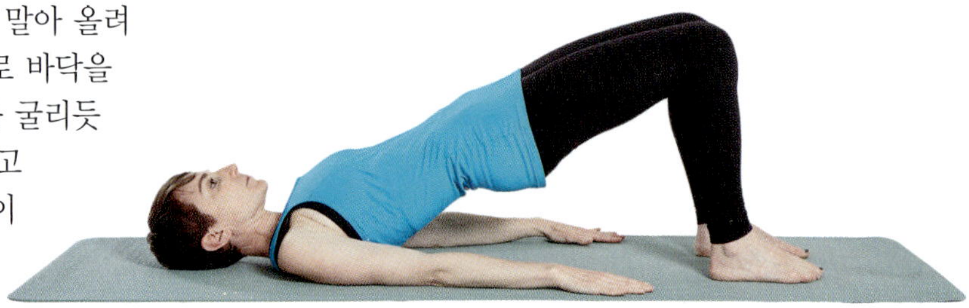

- 숨을 들이마시며, 무릎이 발가락 위쪽을 향하도록 보낸다.
- 숨을 내쉬면서 가슴뼈에 힘을 빼고 상부 흉추부터 하나씩 차례로 바닥을 향해 척추뼈를 내려 놓는다. 몸통 전체가 바닥에 내려올때까지 엉덩이를 들고 골반이 말린 상태를 유지해준다.
- 숨을 들이마시며 어깨 골반에 힘을 빼주고 숨을 내쉬면서 동작을 반복한다.
- 10회 반복한다.

주요 포인트

발은 묵직하게 유지한다.

척추를 마디마다 순차적으로 움직이도록 노력한다. 아래 그림처럼 브리징하지 않는다.

몸 앞면을 활성화시켜 연결시킨다. 바지를 입을 때 갈비뼈의 아랫부분을 부드럽게 안으로 집어넣을 때처럼 힘을 빼고 이완시킨다. 갈비뼈가 골반이 탄력밴드로 연결되어 있다고 상상해보자. 밴드가 지나치게 늘어져 있는 것보다는 팽팽한 상태를 유지하길 바랄 것이다.

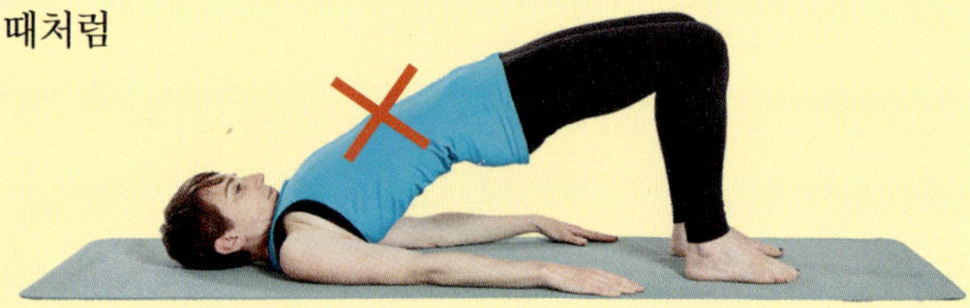

브릿지 위드 더블 니이 드롭(BRIDGE WITH DOUBLE KNEE DROP)

2 단계

이 운동의 최대 장점은 '닫힌 사슬'에서 일어난다는 것이다. 발과 팔이 바닥으로 지탱되기 때문에 골반이나 복부에 압력을 가하는 것은 결코 많지 않지만, 코어는 여전히 활성화한다는 것이다. 또한 둔근을 강화시키고, 골반의 안정화에 영향을 준다. 골반거들 통증으로 고통받고 있다면 이 응용 동작은 주의해준다.

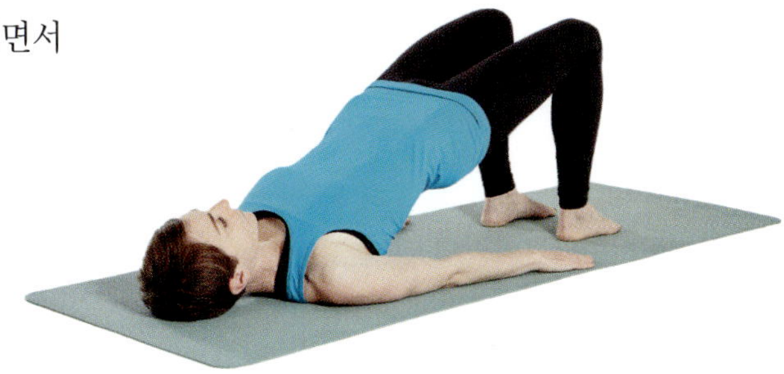

- 이완 자세에서 시작한다(p.60 참조). 숨을 들이마시면서 척추를 길게 늘리고 움직임을 위해 준비한다.
- 숨을 내쉴 때 하나의 연결된 장치에서 엉덩이와 척추를 매트 위로 누르고 척추 컬처럼 순차적으로 굴러가지 않고 엉덩이에서 힌지한다(p.86 참조). 엉덩이를 조여 허리가 아치 되지 않도록 주의하고 갈비뼈는 부드럽게 이완한다.
- 숨을 들이마시며 길게 늘려주고 어깨에 힘을 빼 이완해준다.

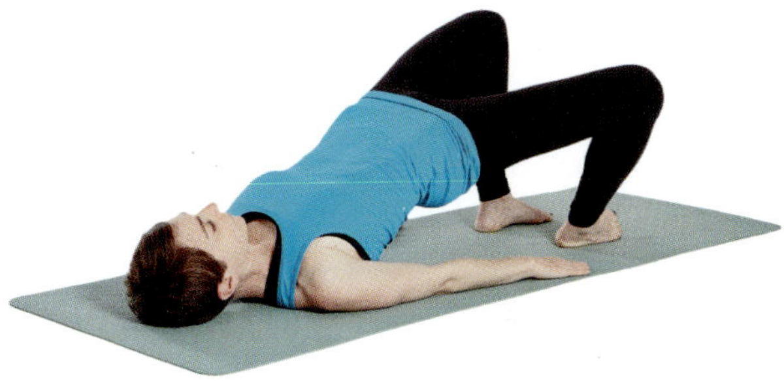

- 호흡을 내쉬며, 들려있는 엉덩이를 유지하면서 오른쪽 무릎을 옆으로 벌려주는데, 이때 오른쪽 골반이 아래로 떨어지지 않게 골반의 높이를 유지한다. 마치 선반 위에 있는 것처럼 골반을 안정적으로 유지해준다. 호흡을 들이마시며 늘려준다.

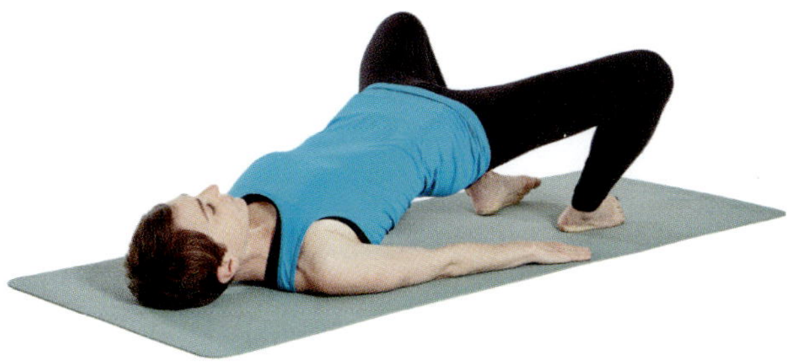

- 숨을 내쉬면서 반대쪽 무릎을 벌려준다. 숨을 들이마시며 척추를 길게 늘려준다.
- 숨을 내쉬면서 오른쪽 무릎을 제자리로 가져오고, 그 다음 두 번째를 가져온다. 그리고 나서 숨을 들이마시면서 골반을 동시에 바닥에 내려 놓는다.
- 숨을 내쉬면서 골반을 다시 위로 들어주고 무릎을 '개구리처럼' 벌려 주고 5회 반복한 후 한쪽 다리를 중앙을 가져오고, 두 번째 가져온다. 그리고 나서 척추를 고정하고 바닥으로 내린다.

심화 동작 (MAKE IT HARDER)

동작을 느리게 하거나 더 빠르게 만들어 도전에 변화를 준다.

척추 신전(SPINAL EXTENSION)

척추의 신전은 기저귀 갈기, 유모차 밀기, 수유하기, 휴대전화 보기 등 모든 육아와 가사의 의무를 다하는 동안 굽은 등 근육을 강화하는 데 필수적이다. 아기들은 등 근육을 발달시키고 운동을 위한 힘을 만들 수 있도록 정기적으로 앞쪽에 눕혀 한다. 만약 정기적으로 엎드리는 시간을 갖지 않으면, 기어다니는 법을 배울 수 없고 또한 척추를 올바르게 세우는 방법도 익히지 못할 것이다. 마찬가지로 터미타임 'tummy time'은 엄마들에게 꼭 필요하다!

다트(DART)

2 단계

엄마들의 구부정한 등을 위한 완벽한 해독제와 같은 동작으로 이것은 좋은 자세 유지를 위해 매우 중요한 등 중간 근육을 타깃으로 한다.

- 엎드린 자세에서 시작한다. 접은 수건이나 작은 쿠션 위에 이마를 댄다. 양팔은 몸옆에 내리고 손바닥은 위로 향하게 한다. 양 다리에 긴장을 풀고 발가락은 서로 맞대고 발 뒷꿈치는 긴장을 풀어 벌려준다. 숨을 들이마시면서 길게 늘려주고 준비한다.

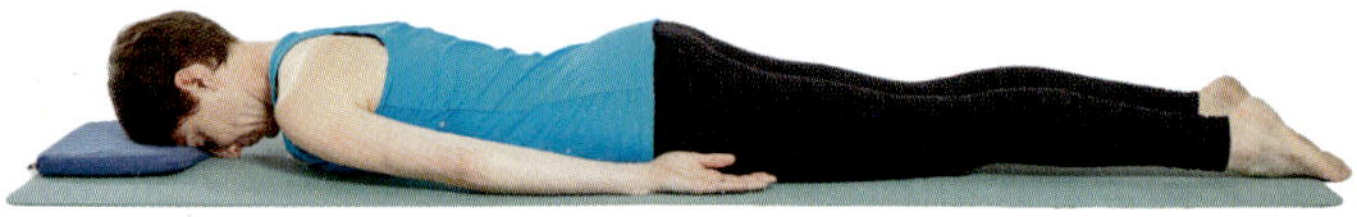

- 숨을 내쉰다. 먼저 머리를 척추에서 멀리 들어 올려 시작한다. 가슴을 열고 날개뼈가 가운데로 모여지는 것을 느낀다. 가슴을 바닥에서 떼어내기 시작할 때, 하부의 갈비뼈는 바닥에 고정되어 있다. 시선은 바닥에 고정한다. 양팔을 바닥에서 들어 올리고 가슴은 열어주고, 어깨 관절은 회전해 손바닥이 바닥을 바라보게 한다. 날개뼈를 모아준다. 동시에, 다리를 평행하게 만들기 위해 안쪽 허벅지를 결합하면서 당신의 발뒤꿈치를 함께 연결한다.

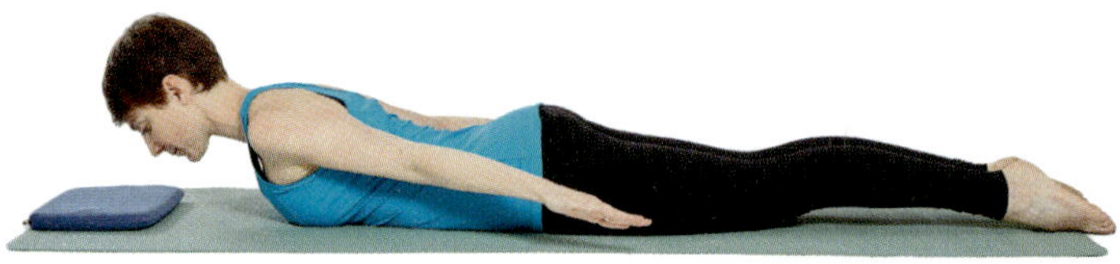

- 숨을 들이마시며 척추를 늘려 긴 다트 모양을 유지하면서 정수리를 발가락으로부터 멀리 뻗는다.
- 숨을 내쉬고 가슴, 머리, 팔을 차례대로 제어하여 내려 놓는다. 다리는 부드럽게 펴준다.
- 10회 반복하고 휴식 자세로 돌아간다(p.85 참조).

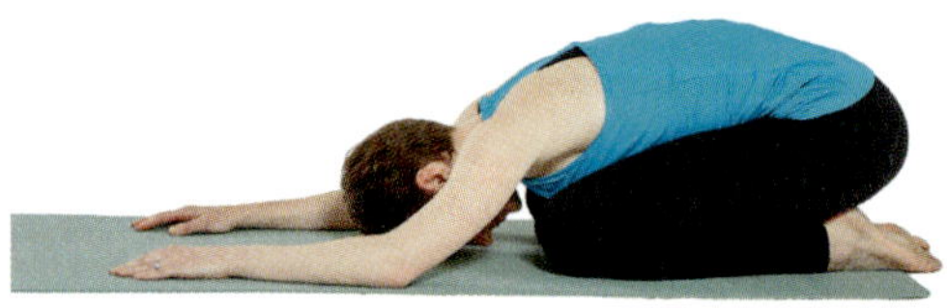

주요 포인트

시선은 바닥에 고정하고, 목은 길게 유지해 등 윗부분과 일직선을 유지한다.

다트 동작을 할 때에는 허리 주변이 아닌 등 중앙부, 브라 스트랩 주변으로 근육의 자극을 느껴야 한다. 자세를 낮고 길게 유지해 허리에 압박이 가해지는 것을 피한다.

척추 회전(SPINAL ROTATION)

갈비뼈는 임신 기간 내내 그리고 육아로 인해 뻣뻣함, 통증, 그리고 긴장되기 쉬운 부위이다. 척추의 회전 움직임은 이러한 문제들을 완화하고 전체 척추와 신체 시스템의 균형을 유지하고 건강하며 기능할 수 있게 도움을 준다. 산후 회복을 위해 전반에 거쳐 기능을 향상시키는 것이 매우 중요하다. 최적의 골반기저근을 자극하는 데 도움이 되도록 흉곽으로 숨을 크게 들이마신다.

회전은 또한 하루에 7만 3천 번 아기를 아기침대 / 욕조에서 들어 올리거나 카시트에 앉히는(무거운 물건을 들고 허리를 트위스팅) 동작들이다. 그렇기 때문에 이러한 일상적인 움직임에서 다치지 않을 만큼 허리가 충분히 강하고 기동성이 좋은지 확인하는 것이 매우 중요하다. 아기를 슬링에 쭈그리고 안고 있다. 단순히 일어나는 것만으로 무릎을 심하게 다친 나는 이 시나리오가 얼마나 좌절스럽고 무의미한지 안다.

쵸크 서클(CHALK CIRCLES)

1~2 단계

척추의 움직임을 조절하고 가슴을 펴고 척추의 회전과 함께 어깨 관절의 유동적인 움직임을 요구하는 진정 운동이다. 이것은 몸통 내의 공간을 장려하면서 내부 장기를 마사지한다. 엄마들을 위한 완벽한 필라테스 운동이다.

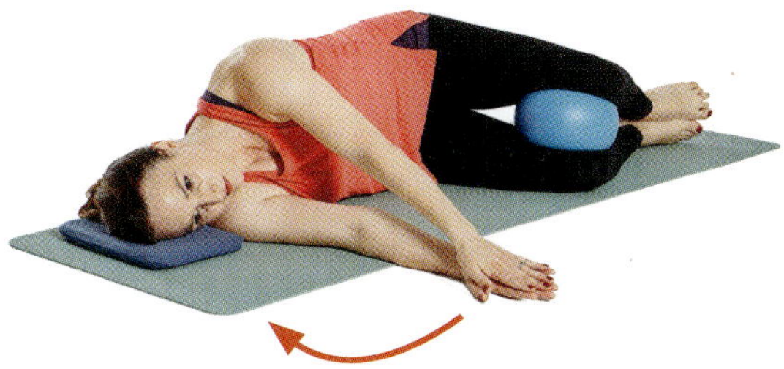

- 옆으로 눕는다. 무릎 사이에 쿠션이나 작은 공을 끼운다. 머리와 척추는 일직선을 그려야 한다. 머리아래에는 납작한 베개를 여러 개 겹쳐 놓거나 큰 쿠션 하나여도 무방하다. 팔은 몸 앞쪽으로 뻗어주고, 손바닥은 서로 마주본다.
- 숨을 들이마시면서 위쪽 팔을 움직인다. 바닥을 따라 머리 위로, 뻗어준다. 머리는 손바닥을 따라간다.

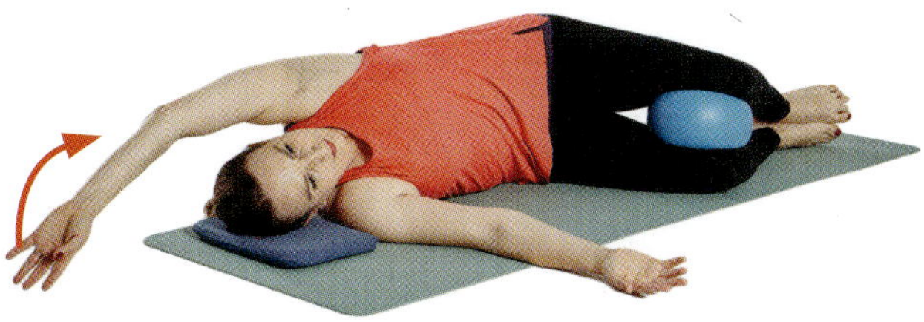

- 숨을 내쉬면서 팔은 머리 위로 계속 움직인다. 바닥에 또는(손이 바닥에 닿지 않으면) 허공에 크게 원을 그린다. 가슴을 열어 척추를 뒤로 굴려 팔이 열리도록 한다. 계속해서 시선은 손을 향한다. 엉덩이, 무릎, 발목은 위, 아래로 나란히 쌓아서 고정한다.

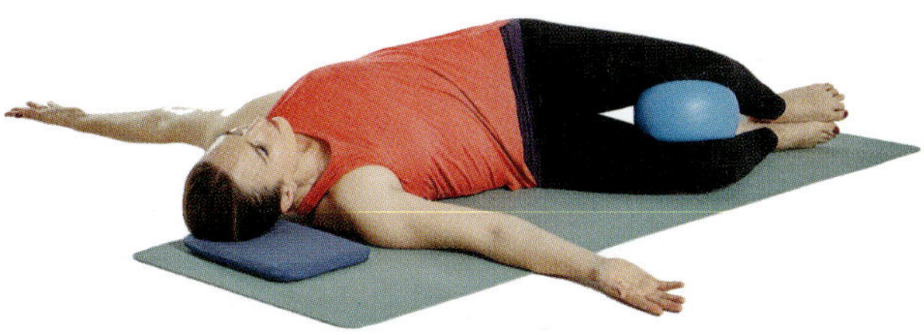

- 팔을 엉덩이 쪽으로 다시 아래로 돌린 다음 다시 시작 위치로 돌린다.
- 8회 반복한다.

응용 (VARIATION)

2 단계

다리 움직임을 추가하여 측면을 열어주고 힘과 협응에 조금 더 도전한다.

몸통을 회전하면서 팔은 머리쪽을 향해 대각선으로 쭉 뻗어낸다. 손가락 끝에서부터 발가락까지 직각선을 그리고 공이나 쿠션을 조여준다.

강한 중심을 유지하면서 몸의 윗부분을 가로지르는 길이를 느껴본다.

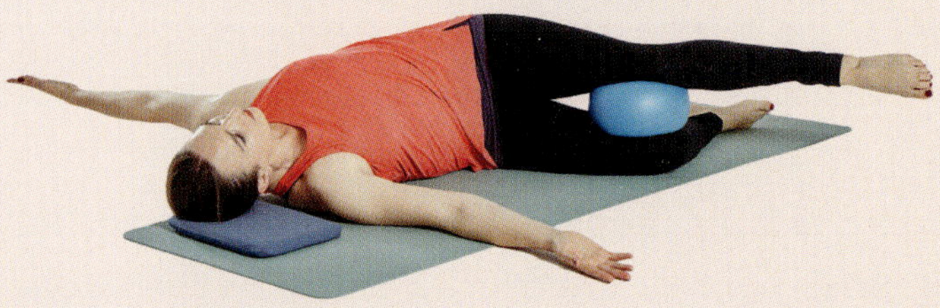

주요 포인트

척추 회전은 단지 팔을 뒤로 뻗는 것만이 아니라, 몸통이 회전되어 가슴뼈에서부터 시작되야 한다. 여러분의 코와 가운데 손가락이 꼭두각시 끈으로 연결되어 있는 것처럼, 여러분이 손바닥과 눈을 계속 마주칠 수 있는 정도까지만 몸을 돌려준다.

턱에서 어깨의 힘을 빼라: 목과 어깨 사이에 공간이 있어야 한다.

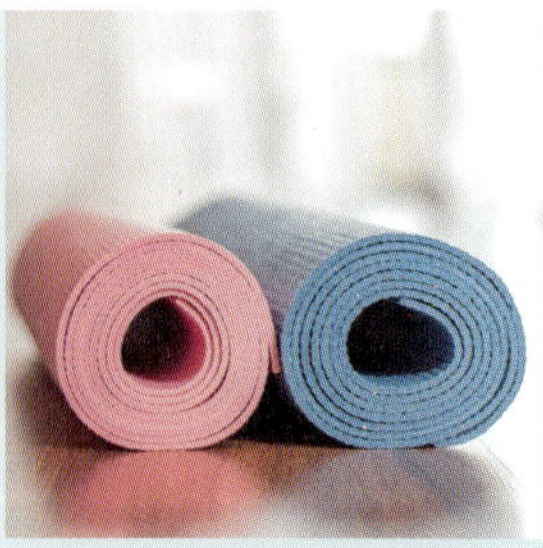

실제 사례

엘리자베스(Elizabeth, 두아이의 엄마, 산후 퍼스널 트레이너, 둘라)
@themummycoach.co.uk

둘째 아이가 태어난 후 몇 달 동안, 돌봐야 할 갓난 아기와 신생아가 있는 동안, 나는 운동할 시간도 에너지도 별로 없었다. 여러 달 동안 내 일과는 오로지 필라테스에만 집중했다. 나는 달리기를 즐겨 했었고, 고강도의 강한 운동에 익숙해서 처음에는 굉장히 느리고 이상하게 느껴졌다.

필라테스는 내가 호흡과 자세에 집중하도록 강요하고 견고한 기초를 회복하도록 도와주면서 나를 다시 기본으로 돌아가게 했다. 집을 떠나지 않고도 연습할 수 있고 많은 장비가 필요 없다는 사실이 마음에 들었다. 필라테스는 정말 출산 이후의 몸을 깊은 곳에서부터 영양을 공급해 주는 것처럼 느껴졌다.

힙 롤(HIP ROLLS)

2 단계

힙 롤은 몸을 시원하게 풀어주는 기분 좋은 회전 운동이다. 다리를 좌우로 굴리는 반동을 이용하기보다는, 조절력을 가지고 허리를 굴리기 위해 핵심코어 근육을 사용해서 움직인다. 이 운동은 복사근과 허벅지 안쪽 근육을 타겟으로 한다. 복직근이개가 있다면, 이 동작을 너무 많이 반복하는 것을 조심하라: 복사근을 과사용하는 것은 백선을 당길 수 있기 때문에, 심부 코어의 활성화에 집중하면서 천천히 단련시킨다. 이 버전은 팔을 머리 위로 Y자 모양으로 늘려서 실행하기 때문에 가슴의 가동범위를 절실히 필요로 한다. 그러나 팔을 위로 벌리는 동작 때문에 어깨가 불편하거나 상체를 가로질러 어떠한 불편함이라도 느껴질 경우, 베개로 팔을 지지하거나 팔을 거꾸로 낮은 V자형(**1단계**)으로 양옆으로 내려놓는다.

- 이완 자세로(p.60 참조) 누워, 무릎과 발의 정렬을 맞춘다. 무릎 사이에 다이아몬드가 있고 누구도 이것을 훔치는 것을 원하지 않는다고 상상해 보라. 연결을 유지하는 데 도움이 된다면 무릎 사이에 베개를 작은 공을 끼우고 할 수 있다. 팔을 천장까지 뻗어서 등 뒤로 쭉 뻗고, 넓은 Y자 모양으로 바닥 위에 올려놓는다. 손바닥은 위를 향하게 한다.

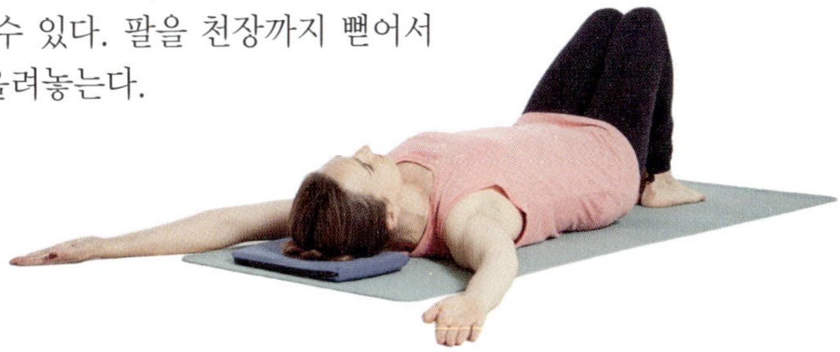

- 숨을 들이마시고 척추는 길게 늘린다.
- 숨을 내쉰다. 다리를 붙이고 유지하면서 골반을 왼쪽으로 굴리고 무릎을 왼쪽으로 굴린다.
  다리를 굴릴 때 오른쪽 엉덩이가 바닥에서 살짝 들릴 것이다. 척추가 회전할 때 발을 함께 움직이게 하라. 발바닥도 몸이 회전할 때 매트에서 들릴 것이다. 스파인 컬을 할 때와 마찬가지로 골반, 허리, 갈비뼈의 순으로 순차적으로 움직인다(p.86 참조).

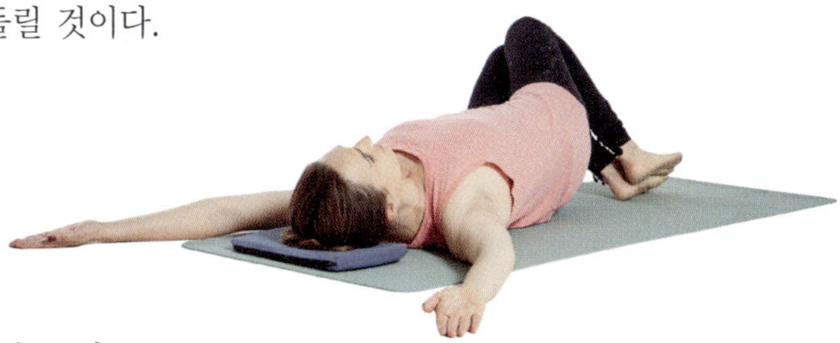

- 숨을 들이마시며 자세를 유지한다. 오른손의 손가락 끝이 반대쪽으로 뻗어나가는 것을 느껴라.
- 숨을 내쉬며 '몸의 중심에 불을 밝게 밝히듯' 코어에 힘을 주고 조절력을 이용해 척추와 무릎을 다시 시작 자세로 되돌린다.
- 좌우 각각 5회씩 반복한다.

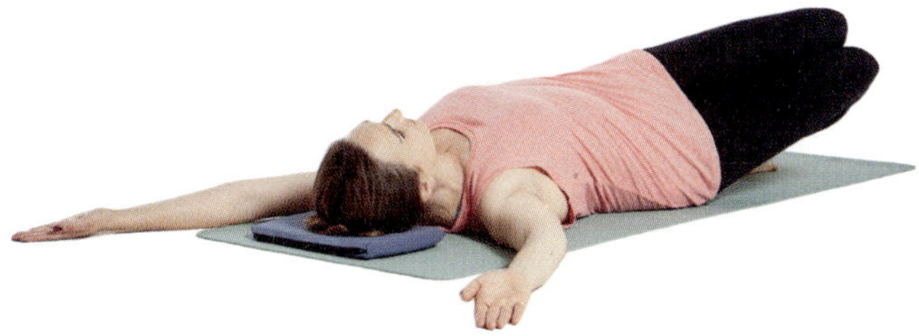

주요 포인트

허리는 길게 유지한다.

갈비뼈의 하부늑골에서 골반 위쪽 사이를 부드럽게 하여 허리에 아치가 생기지 않도록 한다.

양 다리를 중심과 연결해 다리가 조절력 없이 골반에서 '매달려' 있지 않도록 주의한다.

측면굴곡(LATERAL FLEXION)

몸통의 옆라인을 늘려 스트레칭하고 척추의 마디마디를 측면으로 움직일 수 있게 하는 동작으로 산후 뻣뻣해진 엉덩이 주변의 근육을 이완시켜주고 몸을 균형 있게 잡아주는 데 매우 중요한 동작이다.

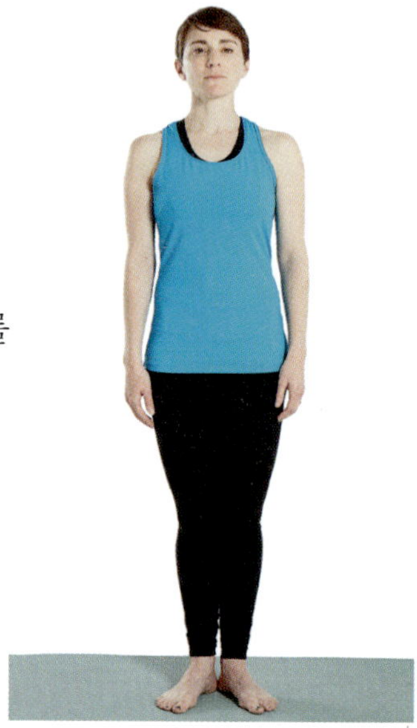

쁠리에 위드 사이드 리치(PLÉS WITH SIDE REACH)

2 단계

더블 부스트— 둔근의 근력과 발목—무릎—힙의 정렬을 돕는 동시에 옆구리를 열어주고 균형에 도전하고 긴장을 풀기 위해 멋진 측면 스트레칭을 한다.

- 필라테스 선 자세로 시작 : 뒤꿈치를 연결하고 발가락을 엉덩이 너비만큼 벌린 채로 똑바로 선다. 타이트한 펜슬 스커트를 입고 있는 것처럼 허벅지 안쪽과 둔부 근육 사이의 연결을 '조여' 준다. 척추를 길게 하고 팔은 양옆으로 내린다.
- 숨을 내쉬면서 무릎을 발가락 바로 위에서 구부려 쁠리에 동작으로 넘어간다. 동시에, 왼팔을 몸통 옆쪽에서 위로 길게 뻗어 올리고 상체를 오른쪽으로 대각선으로 구부리기 시작한다. 골반이 정면을 바라 보고 정사각형으로 유지할 수 있는 만큼만 늘려준다.
- 숨을 들이마시면서 중앙으로 돌아가고 다리를 곧게 펴고 팔을 아래로 내린다. 더 도전하고 싶다면 뒤꿈치와 허벅지가 함께 활성화될 수 있도록 유지하고 뒷꿈치를 들어 발끝으로 선 다음 뒤꿈치를 다시 아래로 놓는다.
- 반대쪽도 반복한다. 좌우 10회씩 반복한다.

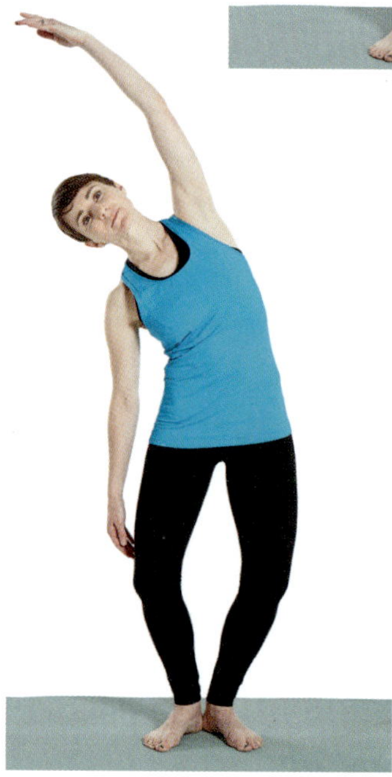

주요 포인트

척추가 앞으로 구부러 지거나 비틀리지 않도록 한다. 순전히 옆으로 뻗어내 스트레칭 해야 한다.

두 개의 유리창 사이에 있는 것처럼 대각선으로 균등하게 길어지면서 허리를 지지하는 쪽을 고정해준다.

업라이트 힙 플렉서 사이드 리치
(UPRIGHT HIP FLEXOR SIDE REACH)

2 단계

균형과 안정성을 필요로 하기 때문에 코어에 약간 도전적이지만 훌륭한 스트레칭이다. 따라서 허리에 불편한 느낌이 든다면 다음 장에서 누운 자세에서 할 수 있는 힙 플렉서 스트레칭(p.113 참조)를 참조하길 권한다.

- 네발기기 자세에서 시작한다(p.81 참조) 오른발을 앞으로 가져온다. 오른쪽 허벅지에 손을 대고 척추를 똑바로 세운다. 중심과 강한 연결을 유지하면서 체중을 약간 앞으로 이동해 고관절 굴곡근을 열어준다.

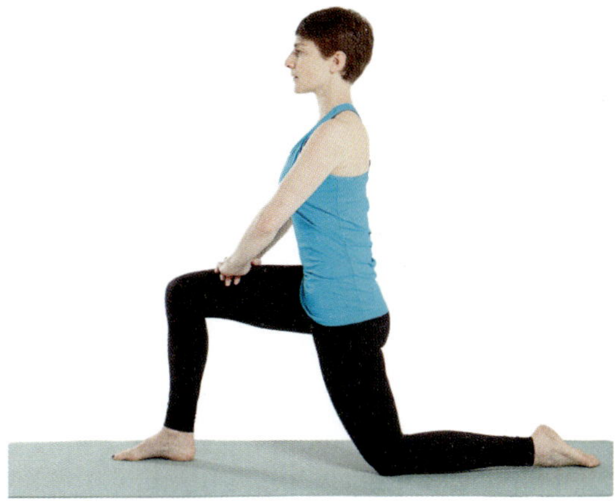

- 숨을 들이마시고 왼팔을 천장쪽으로 펴서 팔과 귀 사이에 공간을 유지한다.
- 중심을 강하게 유지하면서 오른쪽으로 팔을 뻗으면서 숨을 내쉰다.
- 허리와 힙이 스트레칭되는 것을 느껴본다.
- 중앙으로 돌아온다. 반대쪽도 반복해준다.

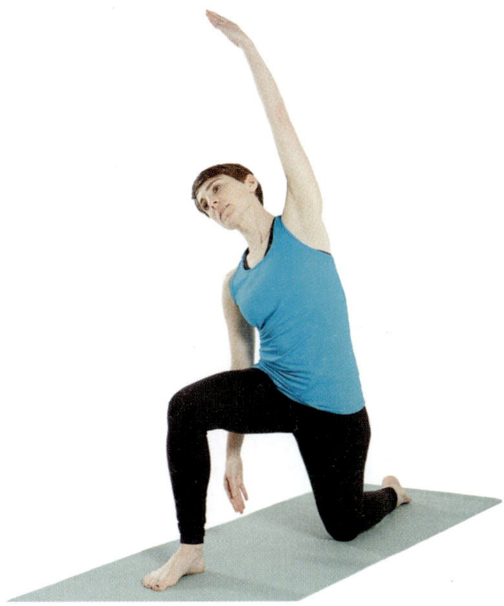

Chapter 2

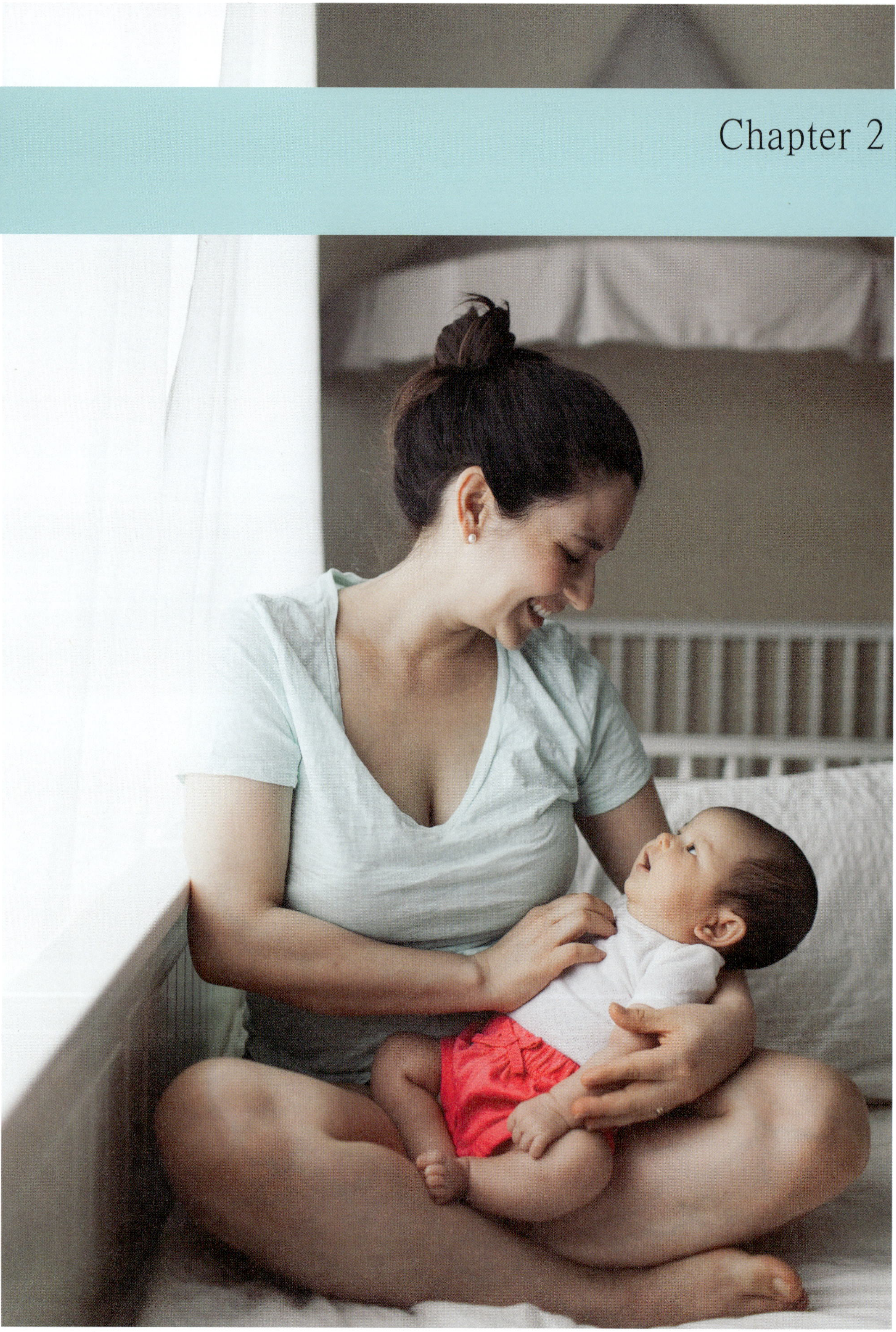

임신 제 4기 : 산후 3개월

The fourth trimester: birth to three months

네 번째 시기는 출산 직후 시기이다. 최근에는 우리의 정신적, 정서적 건강뿐만 아니라 장기적인 신체 회복을 위해서 의식적으로 양육하는 법으로 이 시기를 기려야 한다고 이해되어 오고 있다. 출산 후 첫 3개월 동안에 모성에 큰 전환과 변화가 일어난다. 더 없는 행복, 격변, 대혼란의 시기이다. 적어도 이 기간 내내 당신의 감정과 몸이 애매한 정상 상태로 자리잡을 것이다. 여러분이 때때로 당황하고 혼란스러워 할 것이라는 것은 전적으로 예상할 수 있는 일이다. 새로운 일을 시작했다고 생각해보자: 여러분의 첫 몇 달이 학습 곡선이 될 것이고 여러분이 편안함에서 벗어났다는 생각이 들 것이다. 엄마가 되는 것은(둘, 셋 아이 또는 그 이상!) 새 직업을 가진 것과 다를 바 없다. 이 장에서는 당신의 산욕기의 시기에 특별히 해야 할 일을 소개하고 몸과 마음의 균형을 잡는 데 완벽한 몇 가지 운동을 소개할 것이다.

당신이 어떤 출산 경험을 했든지 간에 산후 처음 며칠, 몇 주 동안은 당신은 타박상을 입은 것 같고 멍이 든 것 같은 아픔을 느낄 것이다. 어떤 여성들은 무슨 일이든 해낼 수 있을 것 같은 극도의 행복감과 함께 슈퍼히어로가 된 기분을 느낀다. 이렇게 힘이 넘치는데 쉬어야 한다는 것을 받아들이기 어려울 것이다. 하지만 똑같이 당신은 며칠 전의 출산으로 인해 고갈되고 지친 다른 여성들처럼 휴식을 해야 한다. 바로 내가 첫 아이 때 그랬었다. 만약 당신이 그렇다면, 당신을 '정상인' 상태인 것처럼 몰아붙여서는 안 된다. 가능한 많이 누워서 쉬어라. 당신의 작은 신생아를 껴안고 옥시토신이 분비되도록 신경계를 진정시켜라. 당신의 호흡은 아기의 호흡을 조절하는 데 도움이 된다. 그 동안 아이와 살을 맞대고 충분한 안정의 시간을 보내라. 따뜻하고 건강한 국물을 먹어라. 완벽한 엄마로 탈바꿈 하는데는 시간이 걸릴 것이고, 지금부터는 '정상'의 모습은 이전과 다르게 받아들여야 한다.

당신의 정신 건강

신생아를 돌보는 동안 엄마의 감정은 롤러코스터를 타는 것 같다. 지난 1년 기대했던 일이 마침내 일어나, 아기는 당신의 품에 안겨 있다(임신하기 위해 한동안 노력했다면 더욱 그럴 것이다). 아주 기쁘고 황홀감을 느낄 것이다. 하지만 당신을 약간 충격을 받고 무기력하기도 하고 지치기도 할 것이다 — 이것은 지극히 정상이다.

만약 당신이 정말 손님을 맞이할 기분이 아니라면 많은 사람들이 아기를 보고 안아주러 오지 못하게 하자. 산욕기 전문가의 조언을 따라라: 일주일간 침대에 누워 있고, 한 주는 침대 주변에 있어라. 누워서 휴식을 즐기는 것은 완벽하게 용인되고 바람직하다. 아가와 살을 맞대고 움직임을 최소화해서 불필요한 에너지를 사용하지 말아라. 웃음으로 표정관리를 하면서 내 아기를 안고 있는 사람들과 대화하는 것은 당신과 아기의 에너지를 소모한다. 아기를 집으로 데리고 오는 일은 즐거운 일이기도 하지만 엄청난 스트레스가 되기도 한다. 당신이 모유 수유를 하려 한다면, 많은 사람들이 아기를 안거나 보겠다며 다투는 것을 지켜 보는 것은 모유 수유에 좋지 않은 영향을 줄 수도 있다.

매 순간 100퍼센트 행복하다고 느끼지 못한다면 휴식해라, 출산 후 모유가 돌기 시작함과 동시에 격양된 감정과 '베이비 블루스'는 엄청난 모유량과 함께 한동안 나타날 수 있다(모유를 수유하든 안하든 상관 없이), 산후 태반에서 분비된 호르몬 변화와(지난 9개월 간의 호르몬 분비 기관) 쉼 없는 육아에 탈진이 일어난다. 만약 산후 6주후 검사 시기까지 예민함, 불안감, 무기력, 우울감이 느껴진다면 건강 관리사나 가정의학과 전문의에게 연락해 어떤 도움을 받을 수 있는지 확인하라. 정신 건강 문제는 분명하게 해야 하므로, 괜찮지 않은데 '난 괜찮아' 라는 태도로 포기하지 말아라. 육아 첫 1년 간은 정신 건강을 주의깊게 관찰해라 — 그 이후에도. 엄마가 되면 새로운 도전에 계속 맞닥뜨리고, 시간이 지나면 수월해지지만 어려운 다른 일들이 생긴다. 수면 부족이 누적되면 회복에 영향을 미칠 수 있다. 스스로에게 친절해져라. 호흡에 집중하며 스트레스와 근심에서 오는 신체적 증상을 자각해야 한다.

출산후 놀라운 몸

아기가 자리를 비운 후에도, 출산 직후에는 종종 당신의 몸은 예전같지 않다고 느껴질 수 있고, 모유 수유를 하지 않아도 모유를 만들어 낼 것이다. 당신은 아기와 떨어져 있을 시간이 거의 없을 것이다. 이것은 아름답고 멋진 일이지만 가끔은 나 자신을 잃어버렸다고 느낄 것이고, 나 혼자만의 시간이 필요하다고 느낄 것이다. 당신이 사랑했을 만삭의 배가 이제는 출렁거리고 바람빠진 물풍선처럼 느껴질 것이다. 말 그대로 비었다. 집에 가구들이 나도 모르게 재배치된 것처럼 모든 것이 뒤바뀌어 버린 듯한 느낌이 들고, 한쪽 벽이 무너졌다고 생각할 수도 있다. 이제 내 몸을 다시 연결하고, 호흡, 골반기저근, 멋진 복부를 회복에 초점을 맞출 시간이다.

당신은 부정적인 신체 이미지와 깊게 연관될 수 있는 문제를 일으키는 산후의 몸에 절망할 수도 있다. 지금은 당신의 몸과 마음이 약해져 있으며 서두르지 않으면 장기적인 보상을 더 받을 수 있다는 것을 명심해라. 고강도 인터벌 트레이닝과 부트 캠프는 출산 초 허약해진 몸에 좋은 프로그램은 아니다, 인내심을 가져라. 이제부터(영원히는 아니다) 산후 충분한 회복의 시간을 갖는 것은 정말 중요하다, 향후 임신과 일상에서 골반기저근의 문제를 예방할 수 있다.

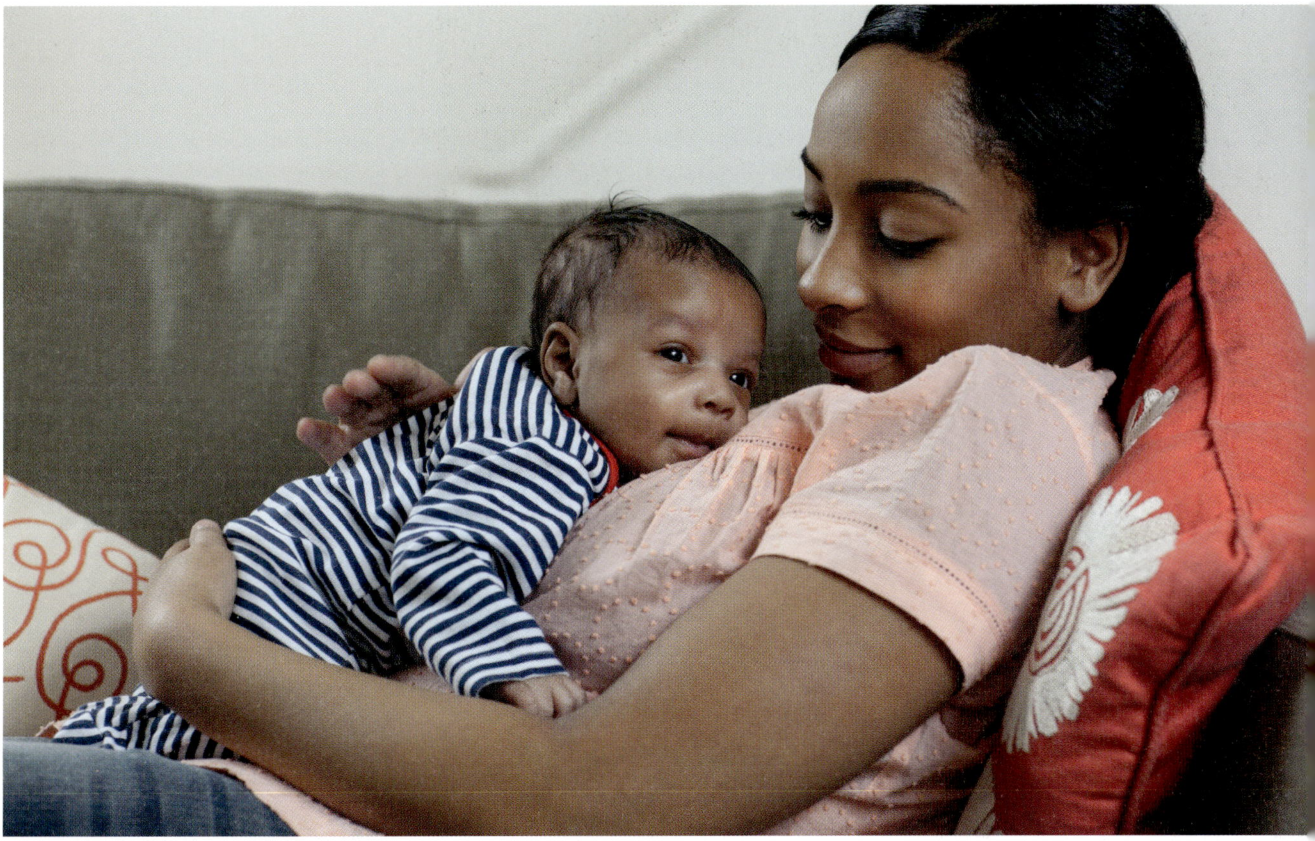

산후 6주 검진

산후 6주 검진 — 가정의학과 전문의로부터 '일상으로 복귀' 선언을 받는다. 어떤 의사들은 필요한 검사로 간주하지 않아 지나치기도 하지만 꼭 요청해야 한다. 제왕절개를 했다면 더 더욱 검사를 받아야 한다. 당신의 신체적 회복을 확인하는 일과, 치유에 관해 궁금한 것을 질문하는 것은 정말 중요하다. 어떤 이유에서인지 이 검사는 '운동을 해도 된다' 라는 뜻으로 여기기도 하는데 절대 아직은 아니다.

당신은 관련이 없다고 생각할 수 있지만 피임과 정신적 건강에 대해서도 포함하여 상의해야 한다. 종합적인 물리적 검사만이 진정으로 '당신은 운동 해도 된다' 라는 결과를 줄 것이다. 담당자가 꼼꼼히 봐주지 않는것 같다면 꼭 요청해라. 그리고 담당의에게 이 부분들을 꼭 확인해라:

- **골반기저근** — 어떤 느낌이 정상이고 안전한 것인지 확인하라. 골반기저근 운동 방법에 대한 구체적인 지침을 요청하고, 걱정이 된다면 운동 시 불편감이나 통증이 있는지도 설명하라. 괜찮지 않은데 괜찮은 것처럼 행동하면 안된다. 목소리를 높여야 한다. 여성건강 물리치료사에게 진료를 받는다면, 대기자 명단이 길어 몇 주에서 수개월 걸릴 수 있으니

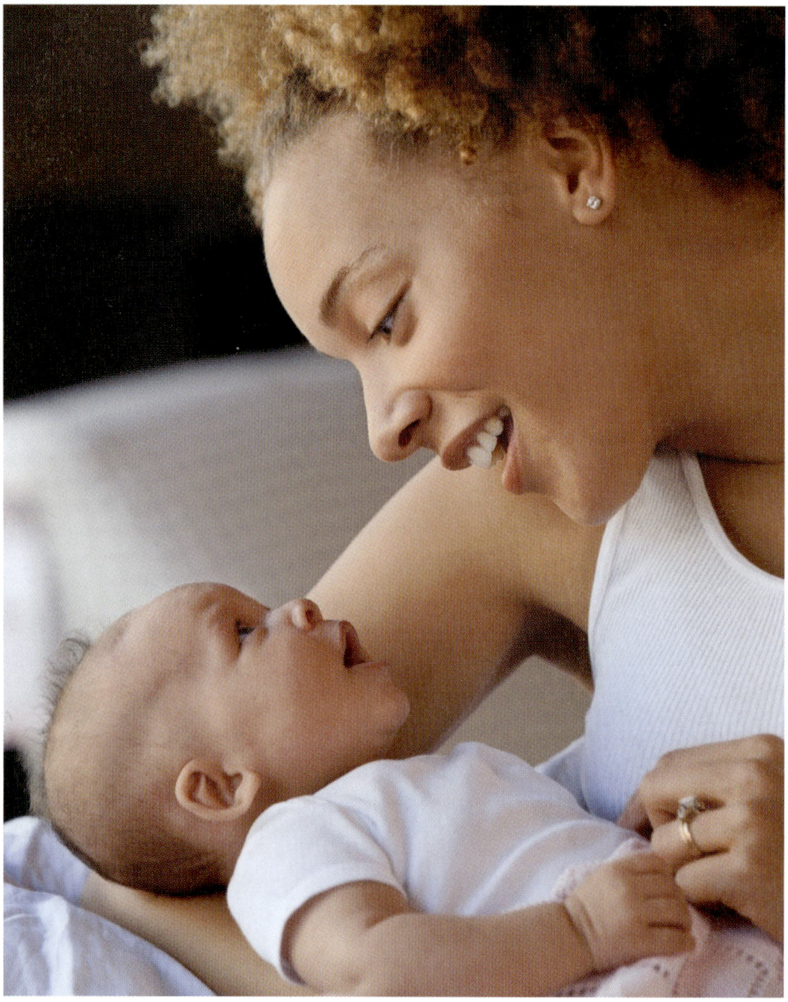

만약 선생님이 물리치료사에게 진료를 받기에는 '너무 이르다' 몇 주 뒤에 다시 오라고 하면 그 말을 명심해라. 지금 참고할 만한 것을 요청해라. 이것을 미루기가 너무 쉬워서 단지 시간이 지나면 상황이 나아지길 바랄 수도 있다. 당신의 아기를 돌보면서, 사실 그렇게 중요하지 않다고 느낄 수 있지만 당신 또한 매우 중요하다.

골반기저근 문제는 스스로 나아지지 않을 것이다.

- **복직근이개** — 당신의 복근을 확인해 달라고 요청하라. 내 경험상, 당신이 복직근이개 검사를 해달라고 하지 않으면 담당의는 이에 대해 언급하지 않을 수도 있고, 당황할 수도 있다. 만약 담당의가 거절하거나, 당신의 무슨 요청을 하는지 모르는 것 같아 보이더라도 단념하지 말아라. 엄마이기 때문에 어쩔 수 없는 일이고 참아야 한다고 생각하지 말아라. 여성 건강 전문 물리치료사에게 조언을 구하거나, 스스로, 또는 산후 필라테스 전문가가 체크해 줄 수 있다. 얼렁뚱땅 넘어가지 않기를 바란다. 정말 중요한 것인데 슬프게도

아직은 담당의들은 적극적으로 알리려는 인식이 부족하다.

자궁이 출산 전처럼 안정되고, 혈액공급이 임신 전처럼 정상화되는 데 6주가 걸린다. 당신의 몸은 스스로 임신 전의 세포 수준으로 돌아갈 것이다. 당신의 인대는 다시 연결되야 한다. 당신의 호르몬이 예전의 수준으로 균형을 이루는 데 수 개월이 걸릴 수 있다. 제왕절개수술을 했거나 회음부 절개를 했다면, 보이지 않는 여러 겹의 상처난 조직이 치유가 될 것이기 때문에 긴 재활과 충분한 휴식이 필요하다. 출산은 정말 큰일을 치른 것이다. 6주 뒤에 '정상으로 돌아온다' 고 출산을 얕보지 말아라.

분만 트라우마

분만 중에 정신적 충격을 받았거나, 공포에 빠지거나, 걱정이 되거나, 많이 울었거나, 그 경험이 자꾸 떠오른다면 이것은 분만 트라우마나 분만 트라우마로 인한 장애의 징후일 수 있으니 가볍게 넘기지 말아라, 분만 트라우마는 점점 출산 관련 경험과 관련된 질환으로 인식이 높아지고 있다. 당신은 분만 과정 보고서를 요청할 수 있다: 마음의 준비가 되었을 때 당신의 출산 기록을 병원 담당자나 조산사에게 요청하는 것도 도움이 될 수 있다. 이 자료는 병원에서 당연히 제공되어야 하고 특히 당신이 긴급 제왕절개나 다른 수술을 했을 때, 그렇지 않더라도 요청하라. 만약 당신의 아기가 너무 보채거나 오래도록 안정되지 않는다면 아기 또한 신체적으로 고통을 겪었을 것이라는 것을 기억해라. 두개골 전문 오스티오패시에게 찾아가는 것을 추천한다. 나의 첫째 아이는 산통이 심했는데 두개골 전문 오스티오패시에게 갔던 것이 큰 도움이 되었다.

산후에는 내 몸에서 어떤일이 일어날까?

당신의 자궁은 수축해서 아기 낳기 전의 원래 크기로 돌아오는데 초기 진통 때와 비슷할 정도로 고통스럽다. 자궁수축은 모유 수유 시 더 활성화되고 첫째가 아니라면 더 강하게 느껴질 것이다. 모유 수유를 하는 것은 정신적으로나 육체적으로 힘들고, 건강관리사의 조언을 따라 수유가 잘 되더라도 처음엔 고통스럽다. 또한 당신은 호르몬 수치가 높아져 부드러워지고 감정적으로 이어질 것이다.

호흡법은 이 기간을 무사히 보내는 데 도움이 된다. 둘째 이상의 출산이라면 육체적 충격은 덜 할지 몰라도 새 아기를 기존의 아이에게 소개하고 적응시키는 엄청난 정신적 도전이 더해진다. 그리고 이 변화에 첫 번째 아이는 "아기 다시 갖다 놓으세요, 우린 아기 맡겨주지 않아요"라는 요구에 응대해 줘야 할 수도 있다(실제 이야기다). 이 모든 것은 큰 기쁨을 가져오지만 큰 변화에 휘둘리는 것도 너무 당연하다. 그러니 매일 깊은 호흡법을 통해 긴장감을 풀어 주어라.

골반기저근 인식 운동은 당신이 준비가 되었다고 느낀다면 산후 24시간 이후에 하기 적합하다. 산후 며칠, 몇 주 동안 호흡 운동은 당신의 몸을 편안하게 하고, 순환을 촉진 시켜 회복에 도움이 된다. 레그 업 더월(p.118 참조) 와 펠빅플로어: 큐빅 본 브리딩(p.106 참조)는 특히 효과적이다. 이 장의 운동들은 편안함을 느끼는 즉시 안전하게 할 수 있다 — 문제가 있다면 담당의와 꼭 상의해라. 또한 제왕절개나 자연분만 시 8~12주는 기다려야 한다. 초크 써클(p.89)과 사이드 라잉 볼롤(p.116 참조)처럼 가볍게 지지된 회전과 안정적인 운동은 당신이 충분히 괜찮아졌다고 느꼈을 때 첫 6주 동안 할 수 있다.

회음부 부상

출산 중에 생기는 부상들은 고통스럽다. 아마도 당신이 겪은 출산 경험에 '이 또한 지나갈 것' 이라는 조언을 들었겠지만, 몇 개월 후까지 불편감이 느껴진다면 꼭 짚고 넘어가라. 흉터는 상처 회복에 영향을 줄 수 있고, 골반기저근의 기능장애 및 성교통의 원인이 되기도 한다. 여성들은 이 부분에 대해 말하기 부끄럽고 긴장되어 감추려 하는 경향이 있다. 많은 여성들이 골반기저근의 문제로 의사에게 찾아가는 데 평균 7년이 걸린다고 한다. 침묵하며 고통받지 말아라.

외상, 그리고 회음부 절개 관리와 제왕절개의 회복

회음 절개술로 인한 회음 열상 정도:

- *1° 열상* — 이 범위가 외음부의 표면과 질 뒷부분을 포함한다. 손상이 크지 않아서 봉합할 필요가 없으며, 사실 자연적으로 더 빨리 회복된다.
- *2° 열상* — 피부와 외음부 뒤, 심부 근육이 찢어진 것이다. 봉합이 필요하며 보통 조산사가 행한다.
- *3° 열상* — 피부, 외음부 뒷쪽, 심부 근육과, 괄약근의 일부까지 영향을 미친다. 치료를 위해 봉합이 필요하고 조산사가 아닌 의사가 시술한다.
- *4° 열상* — 3기와 같지만 직장까지 찢어진 것이다, 수술이 필요하다.

회음 상처, 찰과상이나 '찢어짐'에는 많은 원인이 있다:

- 지나치게 빠르거나 긴 분만 시간
- 몇 가지 이유로 자연적인 회음부 이완이 일어나지 않을 수 있다. 회음부의 신장력이 약한 반면, 아기를 내보내기 위해 지나친 힘이 가해졌을 경우를 예로 들 수 있다.
- 회음부 절개술이 실행된 경우

찢어진 부위를 치료하기 위해 봉합하고 실이 녹는 데는 한 달 정도 걸린다(작은 상처는 봉합할 필요가 없고 더 빠르게 낫는다) 그때 고통을 느낄 것이다. 그러니 꼭 필요 시 진통제를 맞고 깊게 호흡하라. 외음 절개술을 받거나 찢어지는 것은 상처의 위험을 동반하기 때문에 당신이 괜찮다고 생각될 때, 회음 주변이 더이상 부드러워지지 않을 때 셀프 마사지를 해주는 것은, 손상조직을 줄여주고 회복을 도울 수 있다. 장기적으로 봤을 때 골반기저근의 손상을 최소화할 수 있다.

따뜻한 물에 목욕을 하거나 쿠션을 사용하는 것은 도움이 된다(특수한 모양으로 된 쿠션의 도움을 받아 더 편안하게 앉을 수 있고, 두 장의 수건을 말아 허벅지 아래 두면 회음으로 가는 압력을 줄여줄 수 있다.)

몇 주 뒤에도 불편함이 느껴지면, 당신의 조산사, 산후 도우미, 담당의에게 꼭 얘기해야 한다.

회복 기간에 할 수 있는 몇 가지 팁이 있다:

- 흉터 부위를 깨끗하게 관리하는 것이다. — 세정제 없이 물로만 씻어야 한다.
- 화장실에서 일보고 따듯한 물로 회음을 헹궈준다.
- 소변을 볼 때 고통스러움을 느낄 수 있다. 따뜻한 물로 목욕이나 샤워를 끝내기 전에 소변을 보는 것도 도움이 될 수 있다. 한 잔의 따뜻한 물을 화장실에 가져가서 볼일을 보고 마무리 할 때 살짝 뿌려주는 것도 따끔함을 막는 방법이다.
- 실밥에 압력이 가해질까봐 대변을 보기 겁이 날 수 있다. 이 두려움은 많은 불편함과 정신적 고통을 유발한다. 조산사나 담당의 또는 산후 도우미에게 더 쉽게 대변을 볼 수 있도록 돕는 약에 대해서도 물어볼 수 있다. 하지만 먼저 심호흡을 하면서 다스려 보자. 골반기저근의 압력을 완화하고 긴장감을 피하기 위한 한 가지 팁은 변기에 앉아 있을 때 발을 들어 올리는 것이다. 아이들의 작은 의자 위에 발을 올리는 것도 좋다. 첫 아이라 하더라도 하나 사는 것을 추천한다(나중에 또 필요할 테니 말이다). 발을 들어 올리는 것은 골반의 각도를 바꿔 골반기저근을 아래로 밀어내는 압력을 줄여주어 대변을 볼 때 압력을 줄여준다(p.46 참조).
- 상처부위를 청결하게 유지하기 위해 볼일을 본 후 질을 피해 앞에서 뒤쪽으로 닦아준다.
- 티트리, 라벤더, 위치헤이즐(Witch Hazel)을 희석한 물에 적신 수건이나 옷으로 아이스 팩이나 얼음을 싸서 자극을 받은 부위에 대고 있으면 통증이 완화된다. 또한 생리대를 흠뻑 적셔 냉장고에 넣어둔 후 속바지 안에 넣어 두는 것도 좋다. 아니면 지금 진정, 치유에 좋은 성분이 들어있는 Spritz for Bitz 같은 스프레이를 바로 구매 할 수 있다. — 이 제품은 제왕절개 상처완화에 도움이 된다 (아기 기저귀 발진에도 좋다).
- 가능한 출산 후 최대한 빨리 골반기저근 인지 운동을 다시 시작해라. 이 운동들은 혈액 순환을 촉진하고 상처 치료 과정에 도움을 준다.

골반기저근 회복

출산 후에는 따갑고 통증이 동반된 불편함 때문에 골반기저근 인지 훈련이 적합하지 않다고 생각하더라도, 또는 제왕절개를 했을지라도 산후 24시간 전후에 시작할 수 있다. 설령 봉합술을 받았다 하더라도 수술 부위가 터질까 두려워 하지 말아라, 오히려 그 반대이다. 골반기저근의 외상은 그 부위의 혈액순환을 촉진하면 부기를 줄이는 데 도움이 된다. 여기 포함된 모든 골반기저근 운동은 이러한 면에서 적합하다. 치료 과정에서 움직일 수 있게 되면, 누운 자세, 앉은 자세, 선 자세 등등, 다른 자세에서도 이 운동을 시작할 수 있다.

우리가 가장 자주 하는 앉았다 일어날 때, 아기를 들어 올릴 때, 유모차를 밀고 다닐 때나 쇼핑할 때 등등, 일상적인 활동들에서 골반기저근과 몸의 중심의 연결을 생각해 보라:
출산으로 입은 부상을 여느 부상과 마찬가지로 그냥 부상으로 인식해야 한다.

다친 근육은 의식적으로 신경쓰고 재활하지 않으면 다시 활성화되지 않는다. 프로 축구 선수의 부상 시 치료를 위해 물리치료사에게 가기 전에 뒤넙다리근이 찢어진 채 운동을 하지는 않을 것이다. 우리는 찢어진 골반기저근을 같은 마음으로 볼 필요가 있다.

Tip

제왕절개 시 관리팁 – 다음 장을 참고하라. 회음 절개 자연분만을 했다면, 다음 장에서 많은 내용들이 당신에게 적용이 될 것이다. 비록 감정적인 외상을 입지는 않았더라도, 신체적인 외상을 입었고 절개나 봉합술을 했을 때는 회복 기간이 더 길어질 수 있다.

스니프, 플롭, 드롭(SNIFF, FLOP, DROP)

1 단계

이것은 물리치료사 매브 월런이 만든 기법인데 세부 사항은 '골반기저근 이완 능력 향상 방법'이라는 자료에서 볼 수 있다.

1. *휴식 자세로 시작하거나*(p.60 참조) 앉은 자세 — 또는 선 자세에서 시작할 수 있다. 궁극적으로는 모든 자세에서 골반기저근 인지 훈련이 이루어져야 한다.

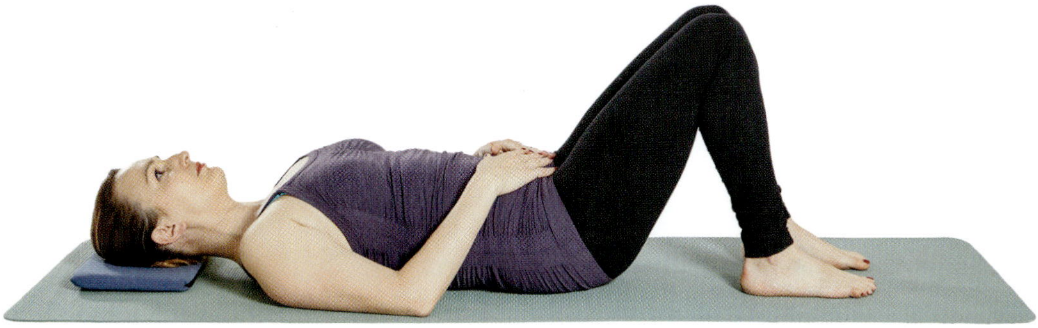

2. *스니프(Sniff): 코로 숨을 들이마신다.*

- 코를 통해 숨을 들이쉬며, 복부가 부풀어 오르는 것을 느끼며 부드럽게 유지한다.
- 숨을 들이마신 상태에서 3초 멈추고, 복부를 부드럽게 유지해라.
  몇 번 더 연습을 해본다.
- 들이마시는 호흡이 내쉬는 호흡보다 더 길도록 해라. 호흡을 내쉴 때에는
  폐에 숨이 거의 사라질 때까지 내쉰다. 이것은 당신이 긴장을 풀었다는 것을 나타낸다.
- 날숨의 소리는 큰 한숨 같아야 한다: 안경을 닦을 때 입김을 불듯 '하~' 숨을 쉰다.
- 노력을 적게 할수록 골반기저근과의 연결성이 좋아질 것이다.

3. *플롭(Flop): 배를 부드럽게 채워준다.*

- 윗복부 갈비뼈 위에 손가락을 두고 복부가 부드러워지도록 해라.

4. *드롭 (Drop): 골반기저근의 뒷부분이 이완되고 열리게 한다.*

- 횡격막이 내려가고 복부가 공기로 부드럽게 채워지면 골반기저근도 함께 내려가
  이완되는 걸 느낄 수 있게 된다. — the DROP.

노력이 적을수록 더 좋다(THE LESS EFFORT, THE BETTER)
— 완전한 휴식 상태에서 명상을 한다고 상상한다.

골반 엘리베이터(PELVIC ELEVATOR)

1 단계

골반기저근이 빌딩 안에 있는 엘레베이터라고 생각해보자. 우리는 1층(편안히 있을 때 골반기저근의 위치), 2층, 3층, 4층이 있다. 또한 1층 아래는 지하층이 있다.

- 의자에 앉아서, 두 발을 골반 너비로 앉아라. 이 자세는 휴식 자세로도(p.60 참조) 할 수 있다.
- 숨을 들이마실 때 갈비뼈가 옆으로 넓어지게 한다.
- 숨을 내쉴 때 몸의 중심에 집중하고, 엘리베이터의 문이 닫히는 것을 그려본다. 양쪽 좌골이 서로 가까워지는 모습을 상상한다(이때 엉덩이근육을 꽉 조이지 않는다).
- 숨을 들이마시며 골반기저근을 유지한다.
- 숨을 내쉬며 엘리베이터를 2층으로 들어 올린다.
- 숨을 들이마시며 2층에서 잠시 멈춘다.
- 숨을 내쉬며 엘리베이터를 3층으로 들어 올린다.
- 숨을 들이마시며 잠시 멈춰주고,
- 숨을 내쉬며 배에 강한 압박이 가지 않게 유지하면서 엘리베이터를 꼭대기 층까지 들어 올린다.
- 턱과 어깨에 힘을 빼고 몸의 중심과의 연결을 유지한다.
- B숨을 들이마시며 엘리베이터를 천천히 3층으로 하강시키고, 숨을 들이마시며 잠시 멈추고, 호흡을 반복하면서 1층까지 내려온다.
- 1층에 도착하면 근육에 힘을 빼서 엘리베이터가 지하층까지 내려갈 수 있도록 충분이 이완하고, 문이 열리면 완전히 힘을 뺀다.
- 5번 반복한다.

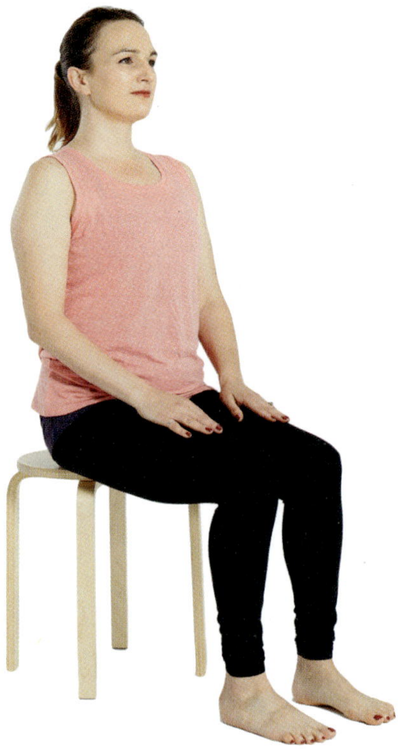

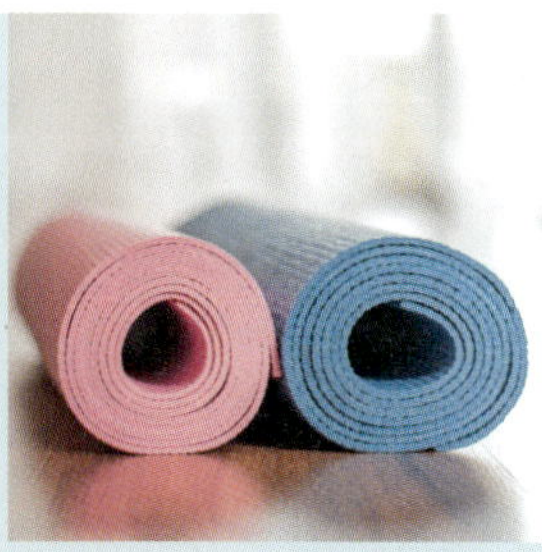

실제 사례

줄리(Julie), 세 아이의 엄마

산후에 골반기저근을 느끼는 것은 정말 어려운 일이었지만, 다시 강화시킬 수 있기 때문에 걱정할 필요는 없다. 필라테스는 그런 의미에서 큰 도움이 되었다.

골반기저근: 리프트 앤 펄스(LIFT AND PULSE)

1 단계

골반기저근은 지구력을 위해 강해져야 한다. 그러나 짧고 강한 힘을 낼 수도 있어야 한다. 이 운동은 짧고 폭발적인 힘을 담당하는 '빠른 근섬유'를 강하게 만들어준다. 예를 들어, 닭날개에 빠른 근섬유가 많아 닭이 겁을 먹으면 빠르게 반응한다, 하지만 짧고 폭발적인 힘을 사용하고 난 후에는 금세 피로도 동반한다.

골반기저근은 지구력과 속도 둘 다 필요하다: 기침할 때, 웃을 때, 재채기, 뛸 때에는 빠른 속력을 낼 수 있는 '빠른 근섬유'의 능력을 필요로 하고 당신의 아기가 세상에 나올 때에는 체력과 마라톤의 지구력이 필요하다. 산후에 복압성 요실금은 흔하게 발생하는 문제이다. 재채기나 기침을 할 때처럼 복압이 상승될 때 골반기저근이 제때에 활성화되지 못하면, 나도 모르게 소변이 새는 난감한 상황을 초래할 수 있다. 만약 이때 골반기저근이 빠르게 동원되지 않는다면, 재채기나 기침은 난감한 누출을 초래할 수 있다. 이 운동은 이러한 긴급상황을 대비하는 데 탁월한 트레이닝 방법이다!

일단 이 동작이 익숙해지면, 다양한 자세에서 연습하자. 이러한 연습들은 근육의 기억을 도와 더 효율적으로 일상생활을 하도록 가능하게 할 것이다.

- 호흡은 편안하게 한다. 호흡을 내쉰 후, 골반기저근 전체를 활성화시킨다.
- 호흡을 지속하면서 5초 동안 근육의 활성화를 유지한다.

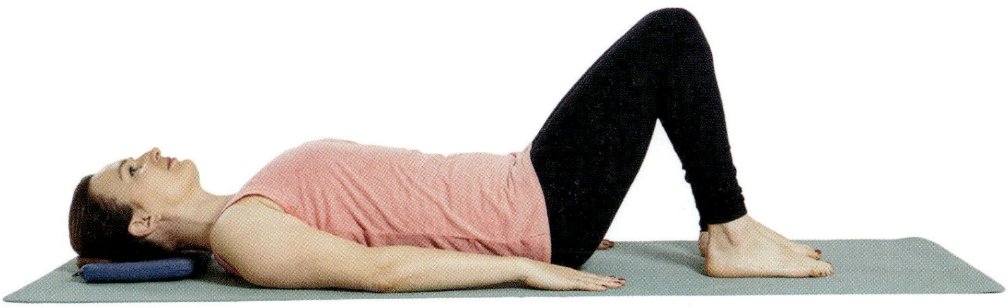

- 긴장을 풀고 숨을 깊게 복부로 들이마시며 골반기저근이 복부 중앙을 향해 올라간다고 상상하라.
- 위의 동작을 반복한 후, 골반기저근을 위로 들어올려 짧고 강하게 조이고 푸는 것을 5회 반복한다.
- 근육의 긴장을 완전히 풀고 숨을 들이마신다.
- 6회 정도 반복하고, 가능하다면 10초 멈추기를 시도해본다.
- R10,10,3을 기억하라: 우리는 10, 10, 3으로 소변을 보지 않을 것이다(p.65 참조)

골반기저근: 치골 호흡법(PUBIC BONE BREATHING)

1 단계

'날씬해 보이기 위해서' 배를 홀쭉하게 집어 넣은 채 있으려고 하는데 이때 호흡을 멈추게 되는 경향이 있다. 복부를 쏙 넣는 것은 유용한 힘이나 근육의 균형을 만들기보다는 복부 내 압박을 높아지게 한다 — 복부 내 압박이 심해지면 일시적으로 장기를 압박하고 골반기저근에 부하를 일으키게 된다.

이 운동은 호흡을 통해 복부를 연결시켜 주고, 횡격막의 긴장을 완전 풀어주며, 복부 주변 근육과 골반기저근까지 이완시킨다. 당신은 이미 이러한 방법으로 신생아들이 호흡한다는 것을 알아차렸을 수도 있다: 아기가 숨을 들이마시면 배가 풍선처럼 크게 부풀어 올랐다가, 숨을 내쉬면서 이완한다. 우리는 신생아의 순수한 본능적인 호흡 패턴을 배울 필요가 있다.

- 작은 쿠션을 머리에 대고 바닥에 누워, 무릎은 구부리고, 팔은 배 위에 편안하게 두고, 손가락은 치골을 향해 둔다. 몸을 매트에 가라 앉힌다. 머리, 갈비뼈, 골반의 무게를 느껴보라.
- 호흡에 집중한다. 들숨과 날숨, 그리고 들이마시고, 그 사이에 공백을 느껴본다.

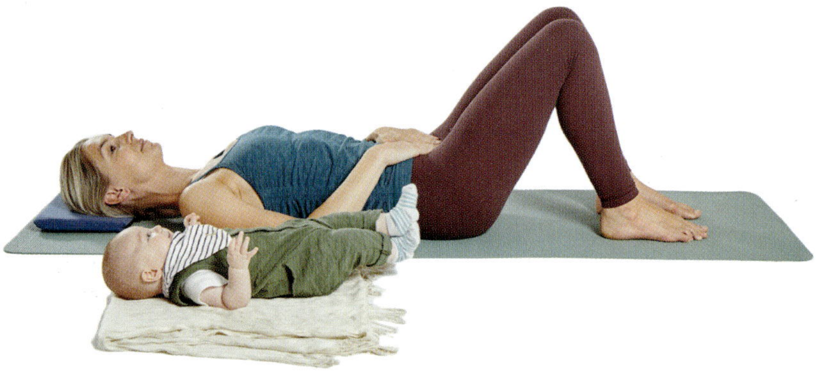

- 7초 동안 코로 숨을 들이마시고, 11초 동안 입으로 숨을 내쉬어라. 창 문에 입김을 불어넣듯이 내쉰다.
- 배와 골반, 치골 위에 놓인 손가락에 느껴지는 감각을 의식해본다.
- 갈비뼈가 열리고 배가 공기로 채워지면서, 이 채워진 공기가 상체를 통해 치골을 향해 들어간다고 상상하며 숨을 들이마신다.
- 내쉬는 숨에 호흡이 가라앉으며 배가 납작해지는 것을 느껴라.
- 호흡을 통해 배와 골반으로 깊게 숨을 연결할 수 있는지 확인하라, 부드러운 물결이 내 몸을 타고 내려가서 모든 긴장감을 씻어 준다고 상상해본다.
- 내쉴 때 당신의 복부가 부드러워지는 것을 느끼고 골반이 넓어지고 열린다고 상상하고 긴장을 완전히 풀어준다.
- 숨을 내쉴 때 소리를 바꾸면서 턱의 긴장을 풀어라. 길고 잘 들리는 '하~'(창문에 입김을 불어 넣듯이) 소리를 내며 실험해 보아라.

테이블 탑 레그 익스텐드(TABLE TOP LEG EXTEND)

1 단계

심부 복부근육과 엉덩이 근육을 사용하는 동작이다. 다리가 움직이는 동안 골반을 고정해야 한다.

- 네발기기 자세에서 시작한다(p.81 참조).

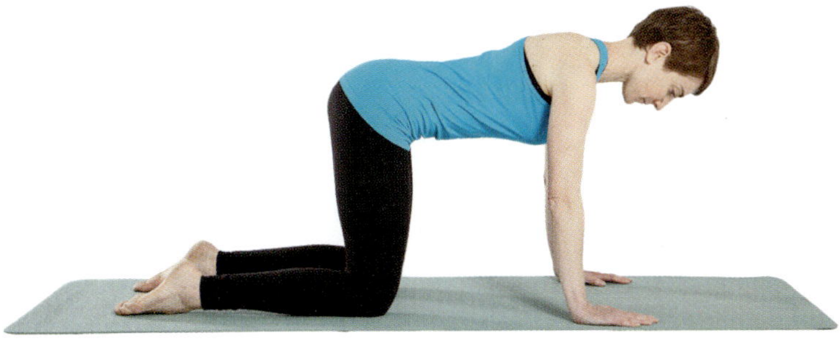

- 숨을 들이마시며 척추가 길어진다는 느낌으로 준비한다. 숨을 내쉬면서 오른쪽 다리를 뒤로 뻗어내며 발끝이 바닥에 닿게 한다.

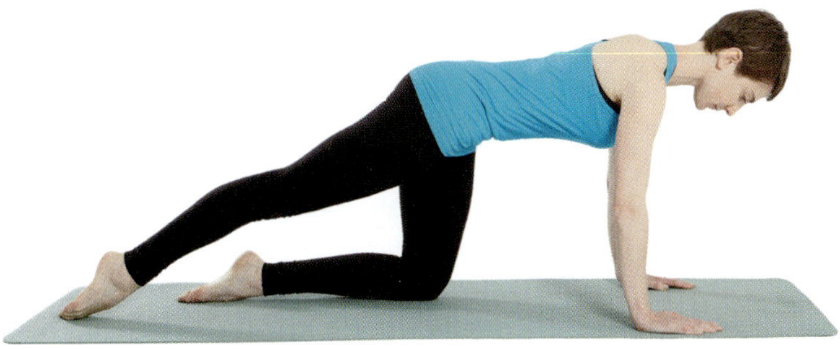

- 숨을 들이마시며 제자리로 돌아오고, 같은 쪽을 10번 반복한다.
- 반대 쪽도 똑같이 반복해준다.
- 휴식 자세에서 쉬어준다(p.85 참조).

주요 포인트

당신 앞에 거울이 있다고 상상하고 동작 시 몸이나 골반이 흔들리는지 확인해라. 골반이나 몸통이 흔들린다면 심부 근육이 제대로 활성되지 않은 것이다. 몸통의 중심이 안정되게 유지될 수 있도록 심부 근육을 정확하게 활성화시키고, 다리가 움직일 때 몸통에 아무런 움직임 없이 미끄러지듯 뻗어낸다.

머리에서 꼬리뼈까지 길어진다는 느낌으로 척추중립을 유지해라.

싸이 스티어스(THIGH STIRS)

1 단계

이 운동은 밴드로 할 수 있고, 없이도 가능하다(조금 더 컨트롤이 필요하다). 하체, 골반, 다리의 혈액 순환에 도움이 된다.

- 휴식 자세에서 시작한다(p.60 참조). 무릎은 접어 한 다리를 몸을 향해 띄우고 (p.75, 싱글 니이 폴드 참조), 허벅지 뒤쪽에 스트레칭 밴드를 둘러 준다. 밴드 끝을 한 손으로 잡고 팔꿈치는 바닥에 둔다.

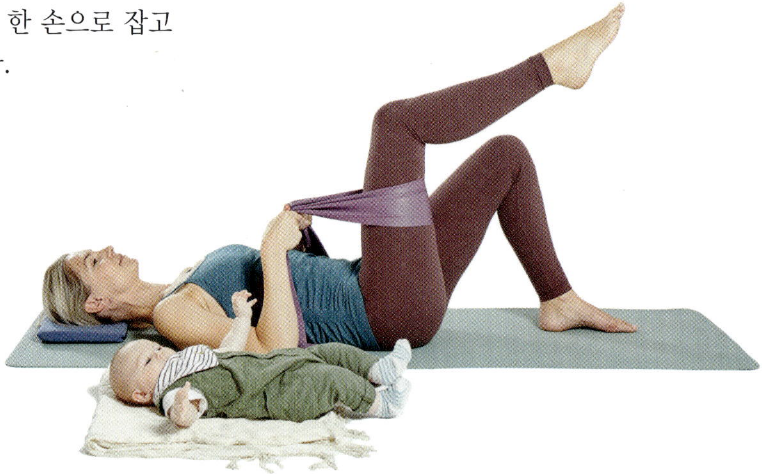

- 허벅지로 사용해 시계방향으로 원을 천천히 그린다. 마치 커피 믹스를 젓듯이 허벅지뼈가 티스푼이라고 상상하며 골반 안에서 고관절 안에서 허벅지뼈를 움직여 준다. 무릎이나 발이 아닌 허벅지 뼈로 움직여라. 골반의 무게를 유지하고, 척추와 골반은 고정된 상태에서 허벅지뼈만 움직인다.
- 시계 방향으로 5~6번 반복하고 반대방향으로 원을 그려준다.

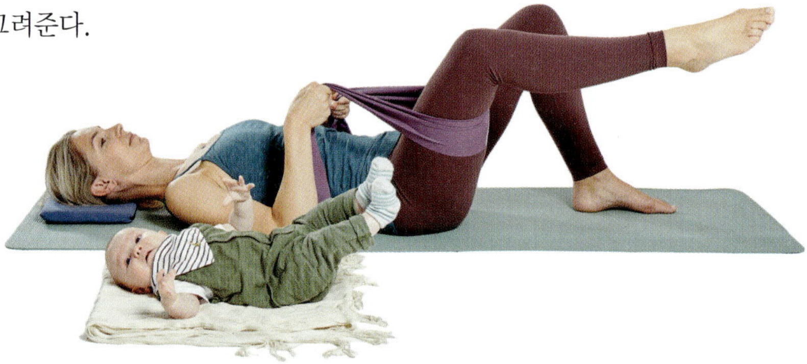

- 무한대(∞)나 8자도 그려보며 고관절이 유연하게 움직일 수 있도록 한다.
- 반대쪽도 같은 방법으로 반복해준다.

주요 포인트

어깨, 골반 허리가 바닥에 안정적으로 고정되어 있는지 살펴본다.

윈드 스크린 와이퍼 레그즈(WINDSCREEN WIPER LEGS)

1 단계

산후 초기에 경직되기 쉬운 골반과 고관절 주변의 혈액 순환을 위해 좋은 동작이다.

- 휴식 자세에서 (p.60 참조), 발은 골반보다 조금 넓게 벌려준다.
- 숨을 길게 들이마시며 준비한다.
- 숨을 내쉬면서 양쪽 다리 위 움직임을 조절하며 왼쪽으로 보내준다. 이때 두 다리가 고관절에서부터 독립적으로 움직이도록 한다. 숨을 들이마시며 이 자세에서 경직된 골반이 열릴 수 있도록 힘을 빼준다.

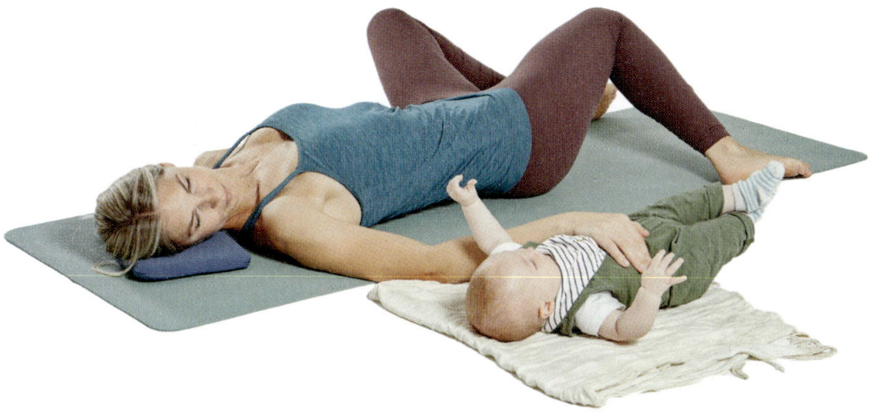

- 숨을 내쉬며 반대쪽으로 다리를 움직인다. 고관절의 회전 움직임을 시작으로 골반 요추까지 움직임이 연결된다.
- 가슴은 열고 어깨는 바닥에 안정적으로 고정된 상태를 유지하며 허리와 고관절이 이완되는 것을 즐겨라.

운동과 모유 수유

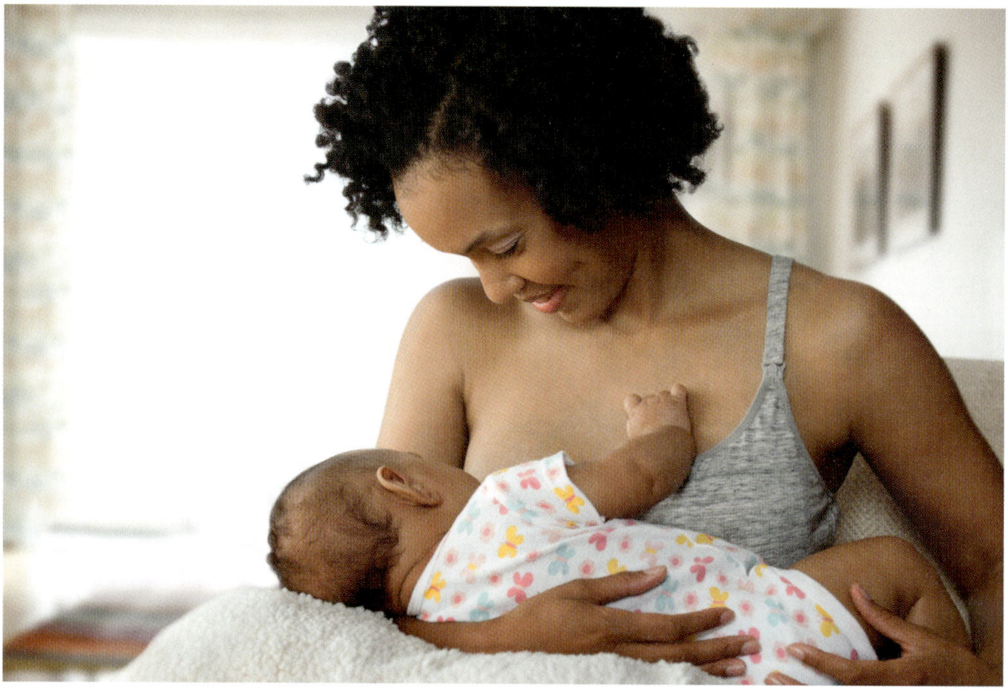

휴식은 모유 생성에 있어서 너무나 중요하기 때문에, 힘든 출산을 경험했다면 반드시 편하게 호흡하고 누워 있는 시간을 우선시해라. 이것은 시간낭비가 아니라 가치있고 꼭 해야 하는 행동이다. 배터리가 방전되어 갈 때 전화기를 사용한다고 상상해보라 — 똑같은 방법으로 우리의 몸은 재충전이 필요하다. 일단 준비가 되면 가벼운 운동이 모유 수유에 부정적인 영향을 미친다는 연구 결과는 없다. 하지만 모유를 생성해 바위처럼 단단해진 가슴 때문에 엎드려 눕기에는 몹시 불편하기 때문에, 엎드리거나 네발기기 자세에서 하는 운동들은 적합하지 않을 수 있다. 가슴이 아프면 엎드리지 말고, 편안함을 느끼는 만큼만 반복하고, 몸을 지치게 하지 말아라. 충분한 수분 섭취도 권장한다. 모유 수유는 갈증을 유발하기 때문에 수유할 때마다 최소 물 한 잔씩 마셔준다.

필라테스는 수유를 마치고 하는 것을 추천한다. 가슴이 꽉 차면 불편함을 느낄 수 있고 조금의 움직임도 유선을 자극할 수 있기 때문에 너무 많이 새지 않도록 수유패드를 사용하길 추천한다. 솔직히, 시간이 지나면 새는데 익숙해져서 별로 신경 쓰이지 않을 것이다.

초크 서클이나 숄더 스트레칭(p.89, p.70 참조) 팔을 머리 위로 올리거나 몸에서 멀어지는 동작들은 초기에는 불편감을 줄 수 있고 가동 범위가 잘 안 나올 수 있다.

수유를 위한 자세 점검(POSTURE CHECK FOR FEEDING)

1 단계

수유를 하는 동안 아기를 향해 끊임없이 고개를 숙이는 것은 말 그대로 목에 통증을 유발할 수 있다. 어떤 면에서는 엄마로서 얻는 이러한 통증과 고통이 불가피하지만, 자세에 신경 쓰는 것은 최악의 상황을 피하는 데 도움이 될 수 있고, 더 중요한 것은, 장기적으로 당신의 몸에 발생할 수 있는 문제점들을 예방할 수 있다. 모유를 먹일 때(젖병 수유를 할 때도 마찬가지이다.) 당신의 젖이 아기 입에 닿도록 숙이기보다는 아기를 가슴쪽으로 당겨와라. 충분한 베개와 쿠션을 사용해 팔꿈치 아래에 받쳐서 팔의 높이를 올려 주면 몸을 구부리지 않고 아기를 가슴 높이에 맞출 수 있다. 가슴을 아기에게 낮추는 것보다 아기를 가슴으로 당겨오는 것을 항상 기억해라. 당신은 어떤 자세로 수유를 하는지 살펴본다. 우리는 종종 아기를 행복하고 편안하게 해 주려고 몸을 웅크리고, 일그러지며, 발가락 끝으로 균형을 잡으면서 거북목을 만들곤 한다. 등과 팔을 베개로 보강하고, 필요하면 발 받침대를 사용하고, 수유가 끝나면 숄더 스트레칭(p.70 참조)나 뒤에 나오는 넥 스트레칭처럼 가벼운 스트레칭을 해라. 당신의 편안함을 고려한 이 잠깐의 시간이 장시간 동안의 목, 허리, 발의 문제를 피하도록 도울 것이다.

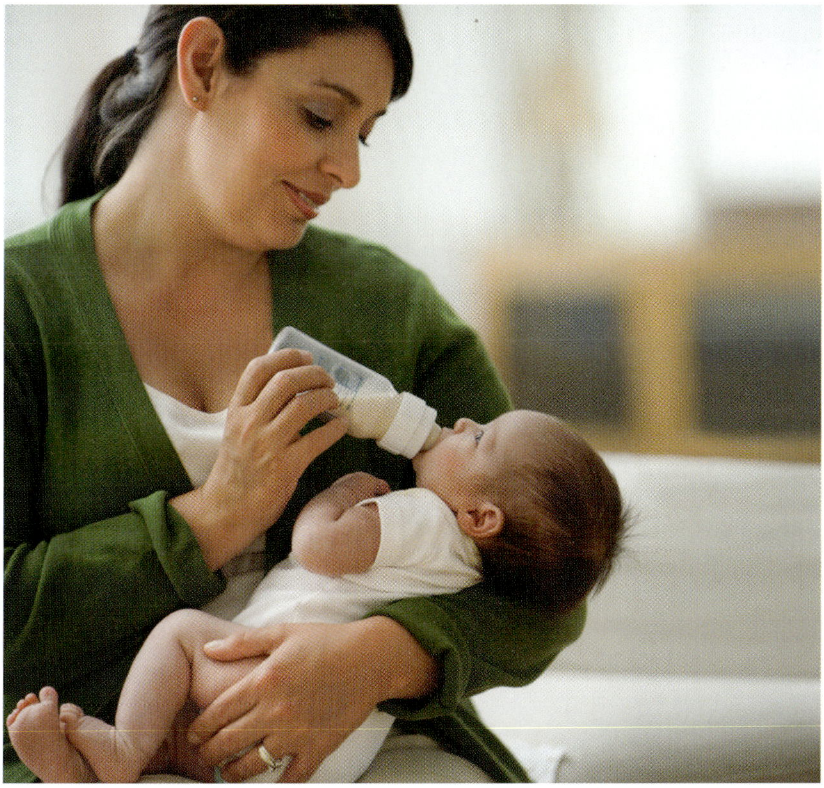

넥 스트레칭 앤 릴리즈(NECK STRETCH AND RELEASE)

1 단계

수유 후에는 꼭 이 스트레칭을 해준다.

- 천천히 깊게 들이마시고 앞에 있는 창문에 입김을 불듯 입술을 벌려 한숨쉬듯 내쉰다. 턱에는 힘을 빼고 얼굴은 표정은 부드럽게 한다.
- 바르게 앉아 왼쪽 귀를 왼쪽 어깨 방향으로 숙이고 정면을 바라본다.
- 손을 머리 옆에 올리고 점진적인 압력을 가해 스트레칭을 한다. 중앙으로 천천히 돌아와 오른쪽도 진행한다.

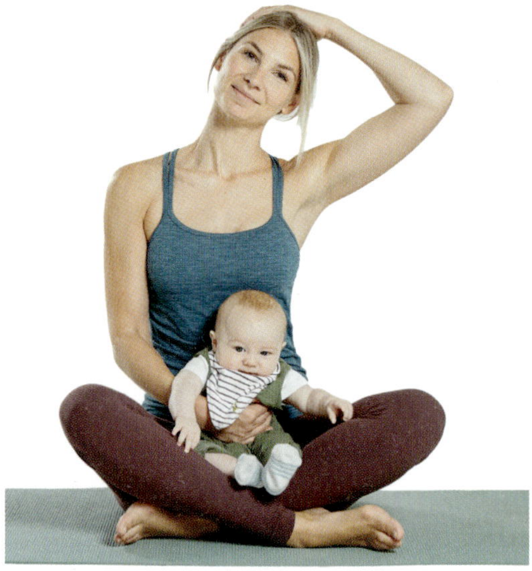

- 천천히 중앙으로 돌아가 위를 올려다 보며 목을 늘여준다.

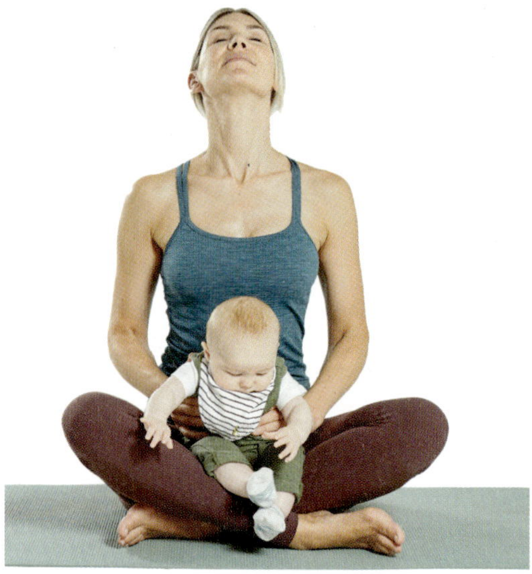

- 천천히 아래를 보면서 턱을 가슴쪽으로 가져간다.

스트레칭 앤 릴렉세이션 시퀀스 (STRETCH AND RELAXATION SEQUENCE)

다음 몇 가지 운동은 육아를 마치고(또는 중간에!) 몸을 이완하고 긴장을 푸는 데 안성맞춤이다. 짧은 명상 시간에 하나만 골라서 하거나, 다 해줘도 딱 10분 정도 걸린다 (더 천천히 해줘도 좋다).

힙 플렉서 스트레칭(HIP FLEXOR STRETCH)

1 단계

- 휴식자세에서 시작한다(p.60 참조).
- 한쪽 다리를 가슴쪽으로 가져온다.
- 무릎 앞 부분을 손으로 감싸고 무릎을 몸쪽으로 깊게 당겨준다.

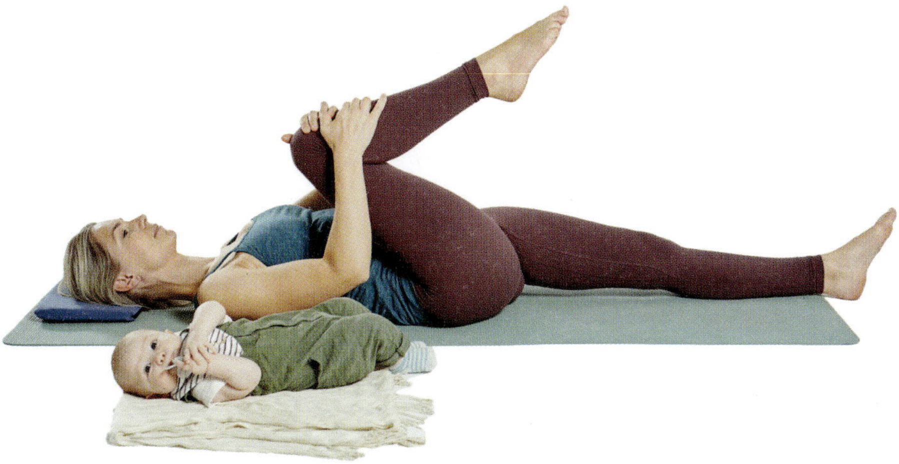

- 동시에, 반대 다리는 바닥에 더 길게 뻗어 늘어뜨린다. 앞 엉덩이가 열리고 이완되는 것을 느껴라.
- 꼬리뼈와 어깨뼈에 힘을 빼고 지그시 바닥에 내려 놓는다.

힙 플렉서 스트레칭 위드 로테이션 앤 하프 스노우 엔젤스
(HIP FLEXOR STRETCH WITH ROTATION AND HALF SNOW ANGELS)

1 단계

- 힙 플렉서 스트레칭에서 (p.113 참조)바닥에 둔 다리의 허벅지 쪽으로 발을 내린다.
- 반대쪽 팔로 무릎을 잡고 엉덩이를 비틀면서 무릎을 바닥쪽으로 내려 오게끔 인도한다. 반대팔은 어깨 높이로 뻗어내고 손바닥을 바라본다.

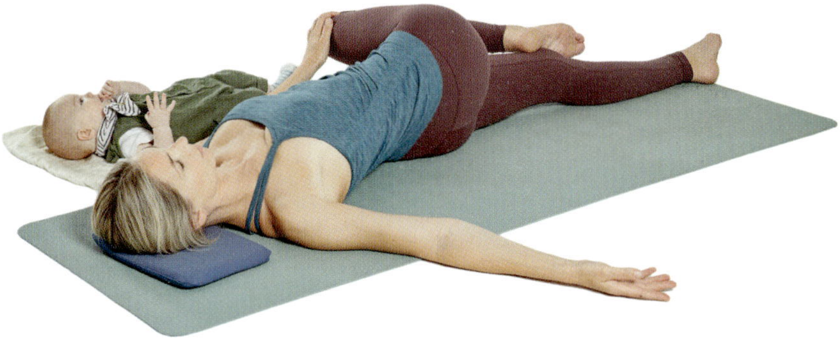

- 숨을 들이마시고 상체를 회전하며 가볍게 척추와 엉덩이를 스트레칭할 때, 쉬는 팔은 바닥에 댄 상태를 유지하며 머리 쪽을 향해 뻗어주고, 날갯짓을 하듯 엉덩이까지 내린다. 호흡을 깊게 하며 3~4번 반복한다.

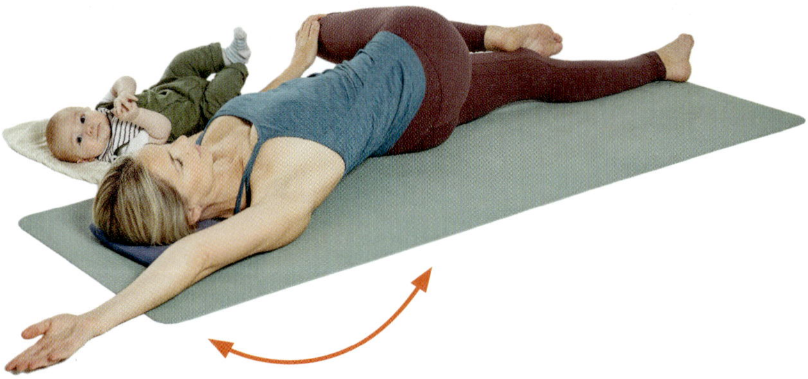

- 반대쪽도 반복한다.

글루트 스트레칭(GLUTE STRETCH)

1 단계

- 휴식 자세에서(p.60 참조), 오른쪽 무릎을 접어 가슴쪽으로 당겨준다.
- 오른쪽 발목을 왼쪽 무릎위에 가져온다.
- 조심스럽게 조절하면서 왼쪽 무릎을 몸쪽으로 가져오고 허벅지 뒤를 잡는다. 오른쪽 엉덩이가 스트레칭 되는 것을 느낀다.

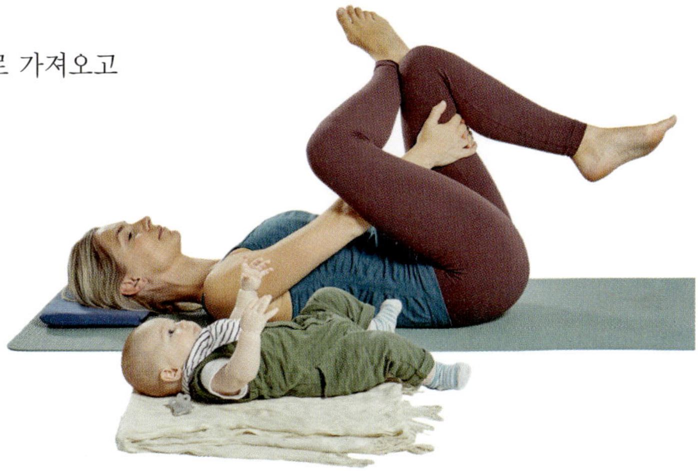

- 스트레칭하는 동안 숨을 깊게 들이마시고, 꼬리뼈가 몸에서 멀어지도록 길게 늘리면서, 어깨와 머리는 매트 위에 지그시 내려 놓는다.
- 이 자세를 유지하면서 호흡을 통해 조금씩 깊게 스트레칭한다.

어덕터 스트레칭(ADDUCTOR STRETCH)

1 단계

이 스트레칭은 산후 회복에 큰 도움이 되는 자세이다. 만약 다른 일을 하지 않으면, 하루 중 잠시 시간을 내서 등을 대고 누워 길고 깊게 숨을 쉬면서, 몸의 후면부가 풀리고 열리게 하고, 어깨와 골반, 허벅지 안쪽을 감싸고 있는 모든 긴장을 풀어 준다. 임신 중 골반 통증이 (PGP-Pelvic Girdle Pain) 있었다면 주의하고, 골반 통증이 계속된다면 이 동작은 피하는 것이 좋다.

- 휴식 자세에서 시작한다(p.60 참조). 무릎을 한쪽씩 접어주고, 반대 가슴 바깥 쪽을 향하게 한다.
- 발의 안쪽끼리 붙이고 팔은 허벅지 중앙을 지나 발목을 잡는다.
- 허벅지 안쪽 근육을 이완시켜 준다.
- 천천히, 깊고 길게 호흡한다.

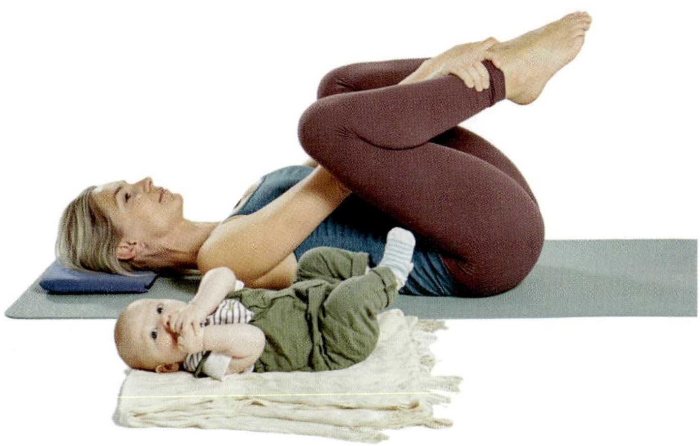

사이드-라잉 볼 롤(SIDE-LYING BALL ROLL)

1 단계

이 운동은 견갑골 사이의 근육을 마사지해서 뻣뻣함과 긴장감을 풀어준다. 이 동작은 자연스럽게 골반기저근을 자극하고 부드럽게 윗등의 자연스러운 움직임을 만들어준다.

- 옆으로 누워, 아래 팔을 머리 아래에 길게 뻗어주고 무릎을 구부려, 아래에 있는 다리와 정렬을 맞춘다. 윗팔은 어깨 높이에서 몸 앞쪽으로 뻗어 손바닥을 작은 필라테스 공 위에 둔다.
- 숨을 들이마시며 척추를 늘리고 몸의 중심을 연결한다.

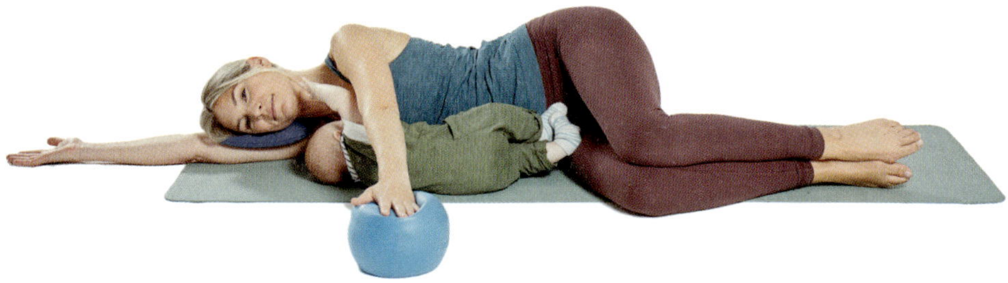

- 숨을 내쉬며 공을 앞 뒤로 굴리면서 갈비뼈도 팔을 따라 앞쪽으로 구르듯이 움직이고, 골반은 바닥과 수직이 될 수 있도록 유지해준다.

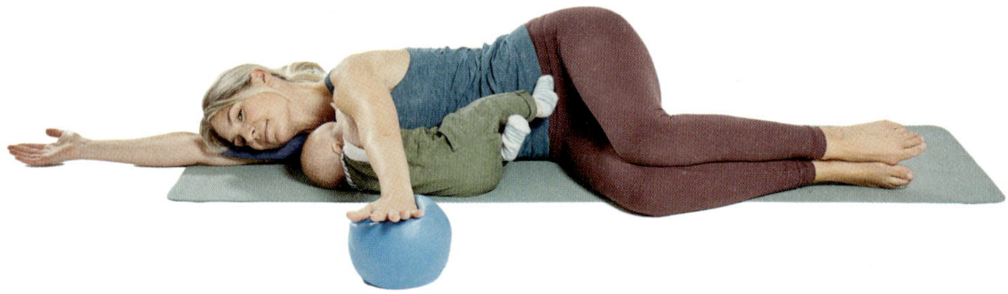

- 숨을 들이쉬고 공을 몸통 쪽으로 굴려 오고, 팔이나 손목이 구부러지지 않도록 견갑골에서 움직임이 나오도록 해라.
- 양쪽 10회씩 반복해준다.

주요 포인트

공을 몸쪽으로 끌어당길 때 팔을 굽히지 않고 핀 상태를 유지한다. 팔꿈치와 손목은 고정하고 견갑대와 갈비뼈를 이용해 움직여 준다.

시티드 펠빅 롤-백(SEATED PELVIC ROLL-BACK)

1 단계

이 운동은 아기랑 바닥에 앉아 있는 시간이 많기 때문에 완벽한 운동법이며 가볍게 심부 골반기저근과 복근을 활성화시킬 수 있는 운동 방법이다. 오랜 시간동안 앉아서 수유를 하는 동안에도 골반기저근을 활성화시키고 복직근이개를 회복하는 손쉽고 완벽한 방법이다. 소파에 앉아 있을 때에도 자세를 인지하고 척추를 바로 세워 이 방법을 적용할 수 있다.

- 좌골뼈 위에 상체를 세워 앉아, 다리를 엉덩이 너비로 열어 앞으로 길게 뻗은 후, 무릎을 세우고 두 발은 바닥을 꾹 누른다. 숨을 들이마시며 척추를 길게 늘리고, 양 손은 허벅지 뒤쪽을 감싸준다.

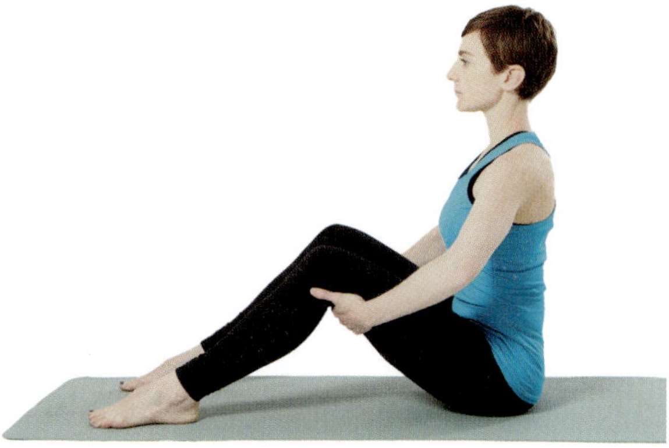

- 숨을 내쉬며 골반기저근이 들어 올려지는 것을 느낀다. 손바닥을 당기며 주며 꼬리뼈를 말아 몸통을 C—커브로 만든다. 척추뼈 하나하나를 고르게 굴리며 턱은 가슴을 향해 가볍게 가까워지도록 한다 — 목은 부드럽게 길어진다고 상상한다.

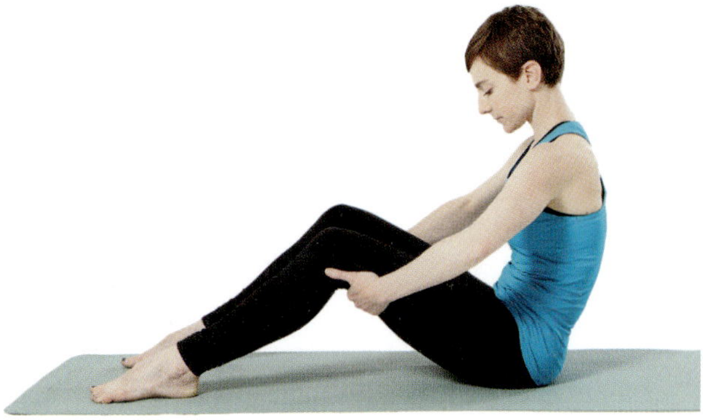

- 배가 볼록하게 나오지 않고 *스스로가 충분히 강하다고 느껴지면* 척추를 늘려낸 이 C컬 동작에서, 손을 살짝 낮추고 아랫배와 깊게 연결하며 체중을 지탱한다. 이 에너지는 엉덩이 근육을 조이는 것이 아니라 골반기저근과 깊은 복부에서 나온다. 숨을 들이 쉬며 이 동작을 유지해라.

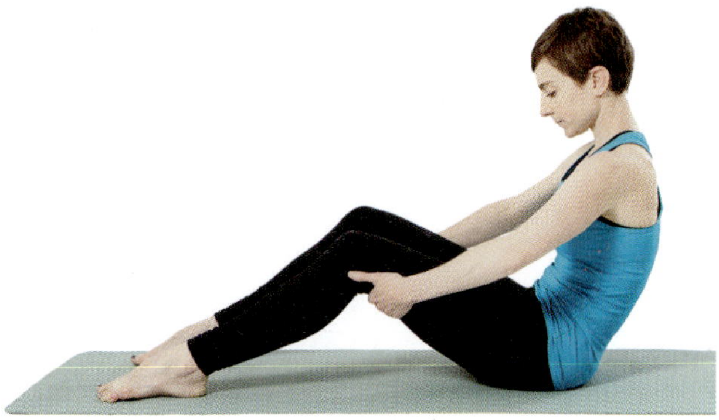

- 숨을 내쉬며 엉덩이 위에 C컬을 만든 자세로 돌아온다.
- 숨을 들이마시며 상체를 중립 상태로 오게 하고, 골반기저근을 완전히 이완시켜라, 그리고 가슴을 열어 척추 윗 부분을 신전 시켜라. 목을 길게 유지하되, 과신전을 주의해라.
- 중립자세로 돌아와서, 전체 순서를 최대 5회까지 반복해라.

레그 업 더 월(LEGS UP THE WALL)

1 단계

이 자세는 회복의 자세로, 깊은 호흡으로 하루 동안의 당신의 몸과 마음에 쌓인 긴장을 풀어준다.

- 매트를 벽에 가까이 깔아주고,엉덩이를 벽에 붙여 옆을 보고 앉는다. 매트 위로 내려갈 때 다리를 벽쪽으로 돌려 옆으로 몸을 숙이고 천천히 등을 바닥에 대고 누우면서 다리는 벽을 향해 올려준다. 필요하면 베게나 쿠션으로 머리를 받쳐주고 손은 배 위에 두거나 바닥에 편안하게 내려 놓는다.

- 숨을 들이마시고 배가 부풀어 오르는 것을 느낀다. 몸의 변화를 느껴본다.
- 숨을 내쉬며 배가 내려가고 부드러워지는 걸 느껴라.
- 다리에 힘을 빼 묵직함을 느끼고 완전히 편안해질 수 있게 한다.
- 당신이 편안함을 느끼는 한 이 자세에서 원하는 만큼 머무를 수 있다.

Tip

허벅지 뒷부분이 많이 당긴다면 :
바닥에 누워서 소파에 다리를 걸치고,
무릎을 구부리는 방법

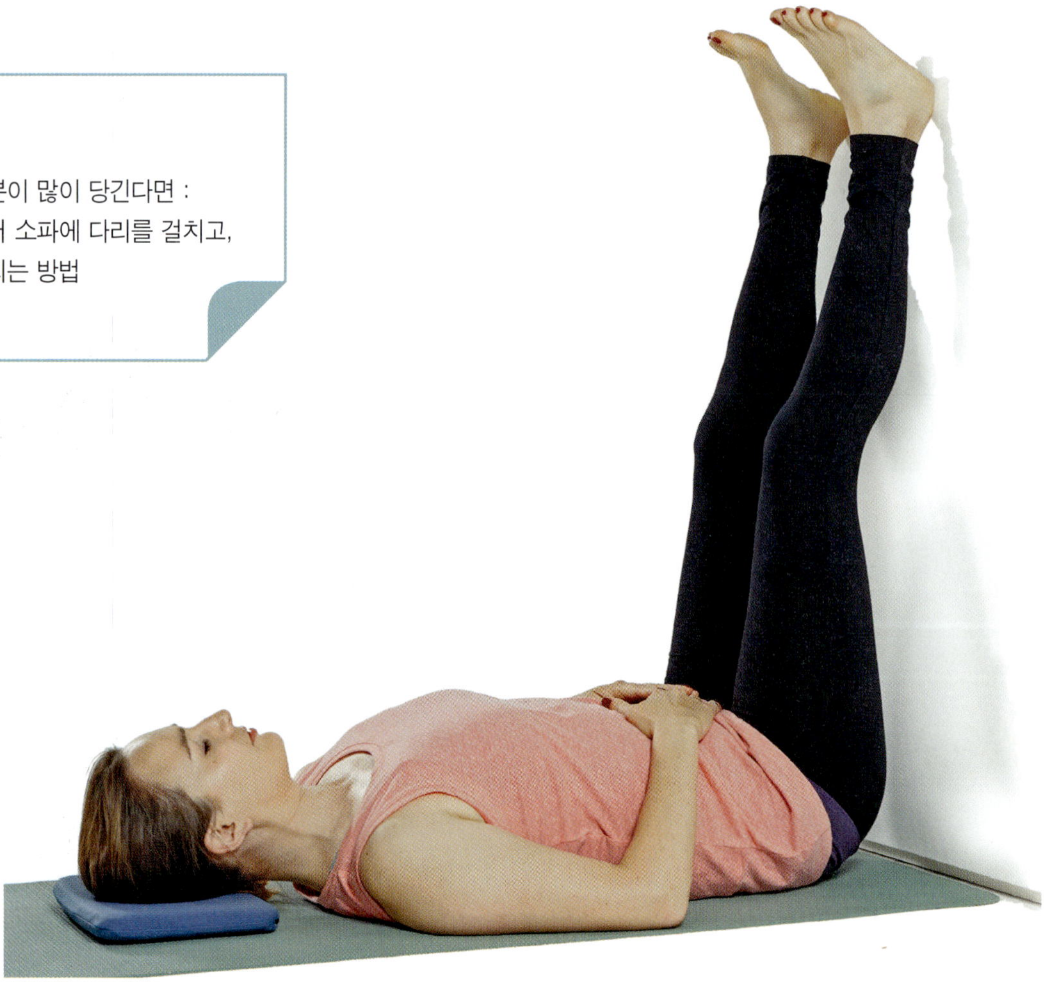

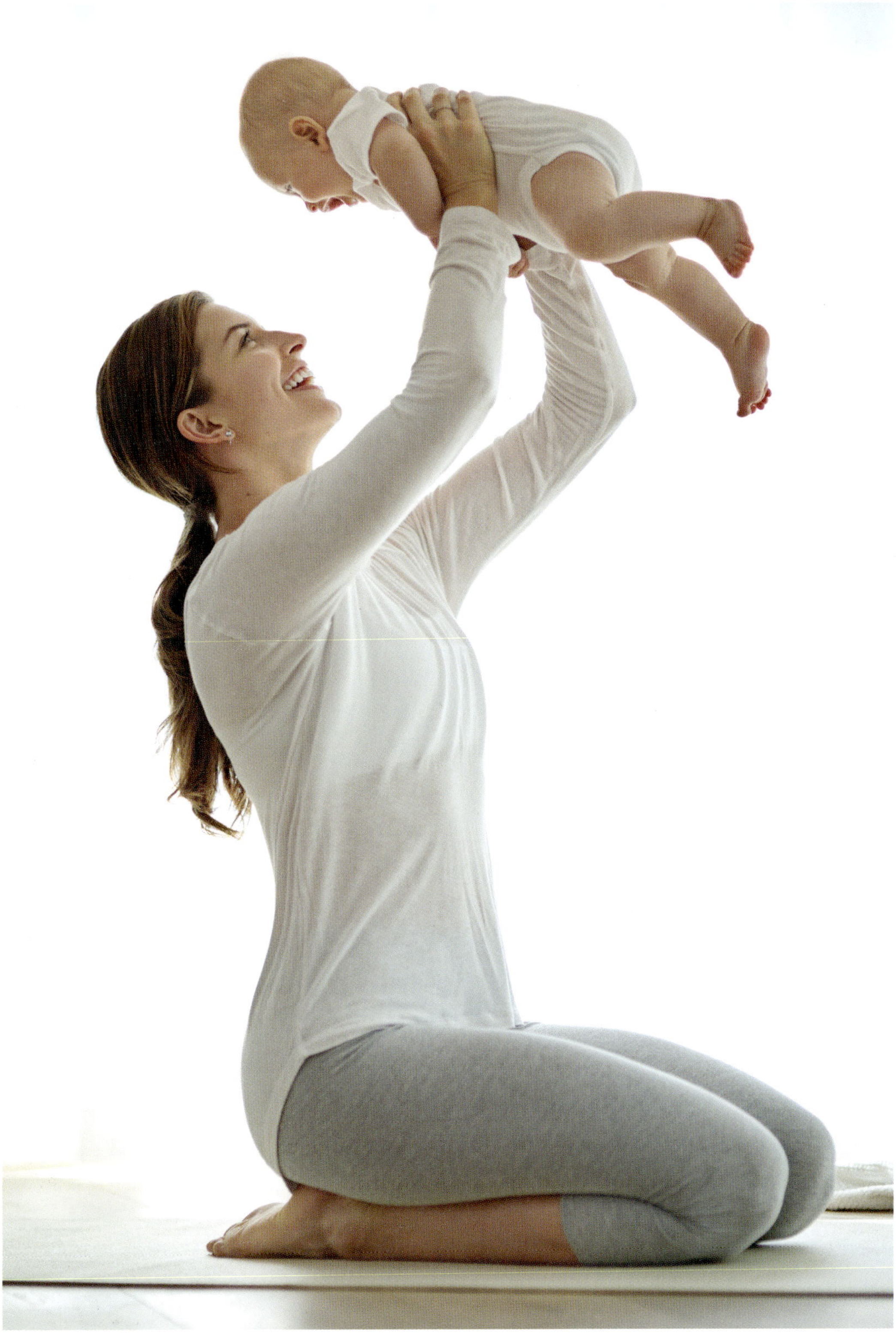

산후 회복기를 위한 운동

이 루틴은 아기를 옆에 두거나 네발기기 자세에서는 아래에 두고 하면 적합하다(p.81 참조). 당신은 당신의 움직임과 호흡에 계속 집중하면서 매 움직임마다 눈을 마주치고 아기에게 키스를 하기 위해 아래로 내려갈 수 있다. 그들과 함께 운동하는 것에 대해 죄책감을 느끼지 않기를 바란다. 이것은 아기들에게 5성급 엔터테인먼트이다! 엄마를 바라 보는 것은 아기에게 깊은 자극을 준다. 더욱이 그들과 함께 움직이기만 하더라도 근육 발달, 조정 및 운동 능력이 향상되고 애착과 유대가 깊어진다.

5분 운동	
릴렉세이션: 펠 빅 플로어: 퓨빅 본 브리딩 106	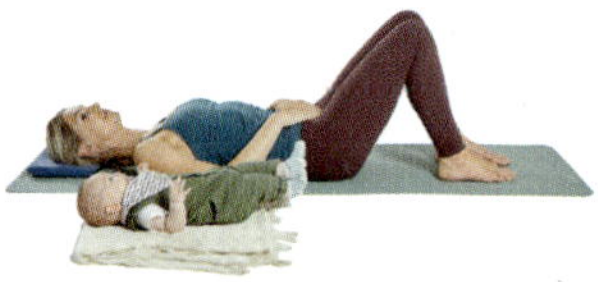
펠빅 틸트 61	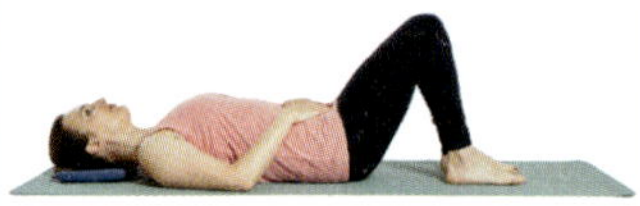
힙 롤 91	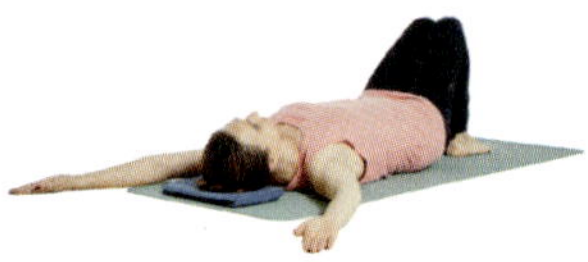
힙플렉서 스트레칭 113	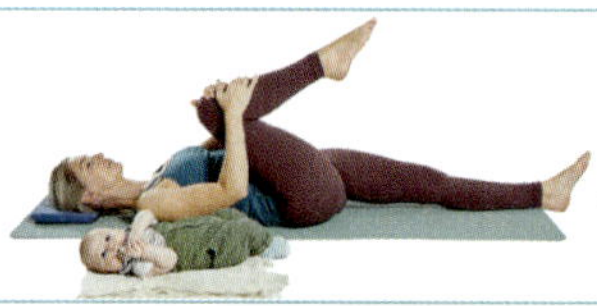
센터링 인 훠어- 포인트 닐링 81	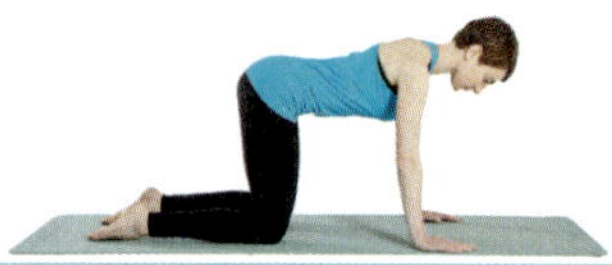

10분 운동	
휴식자세 60	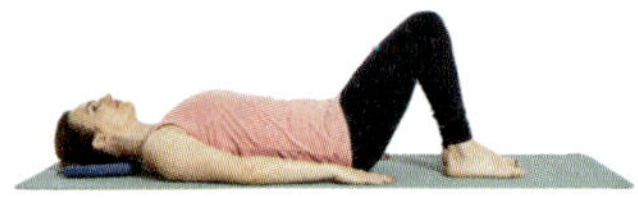
스니프, 플롭, 드롭 103	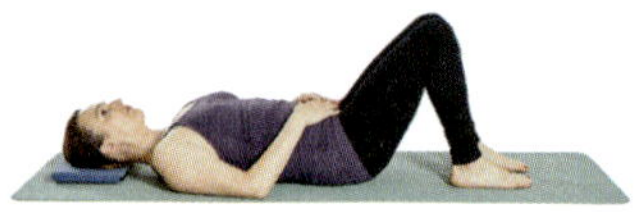
펠빅플로어 : 리프트 앤 펄스 105	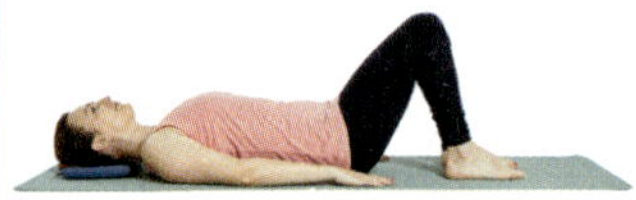
콤파스 79-80	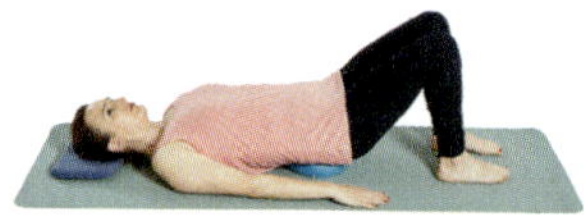
니이 드롭 73	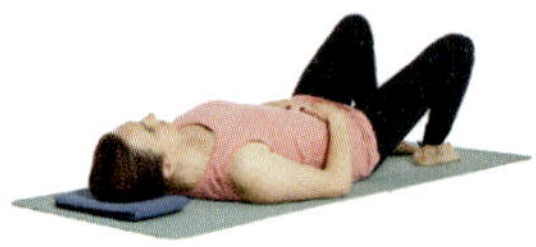
힙롤스 91	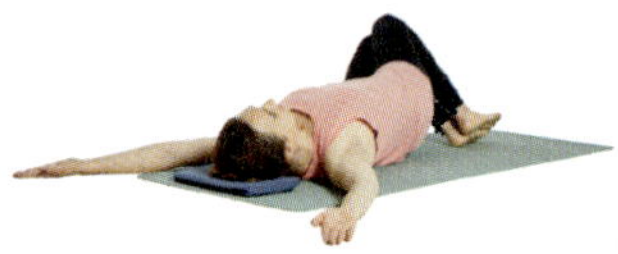
립케이지 클로져 78	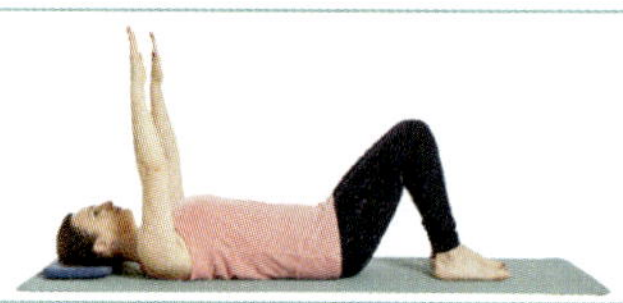
Cat-Cow 84	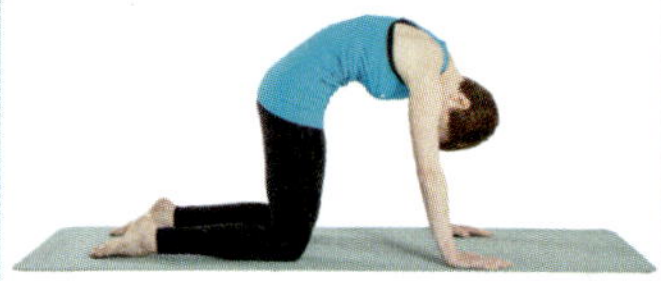

산후 회복기를 위한 운동

20분 운동	
스카프 브리딩 62	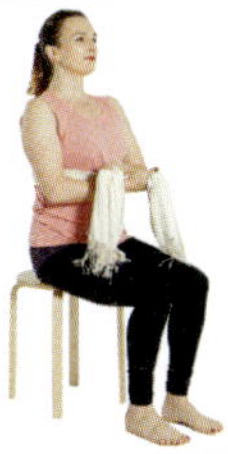
롤-다운 어게인스트 더 월 83	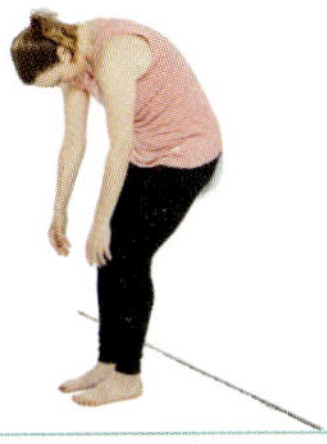
월 포스쳐 체크 앤 사이드 리치 68	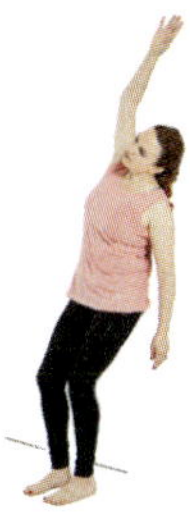
숄더 스트레칭 70	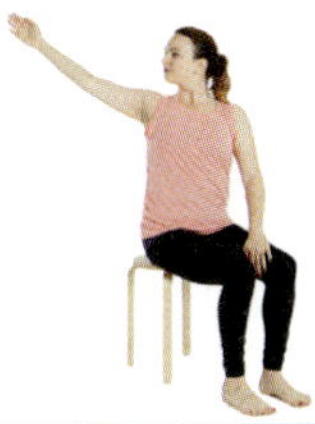
릴렉세이션 포지션: 펠빅 플로어 리프트 앤 펄스 105	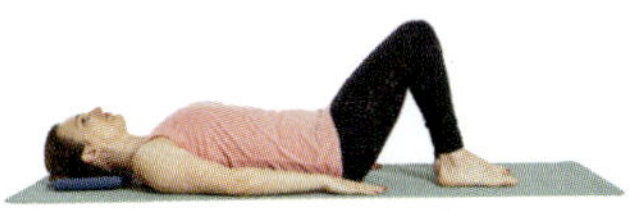
스파인 컬 86	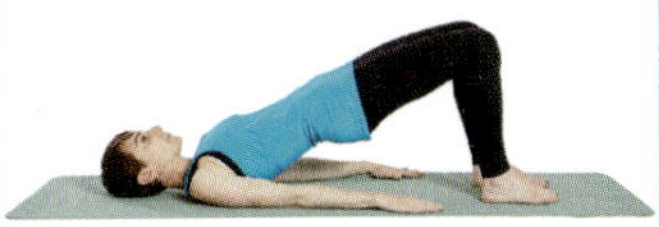

20분 운동 (계속)	
밴드 풀 위드 니이 드롭 74	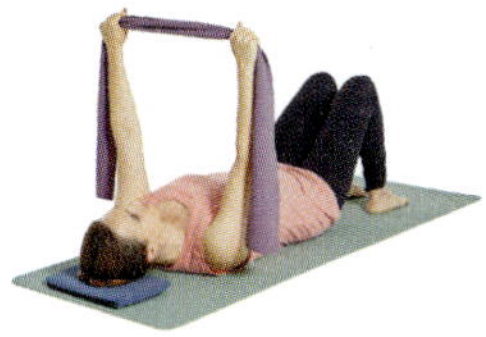
레그 슬라이드 72	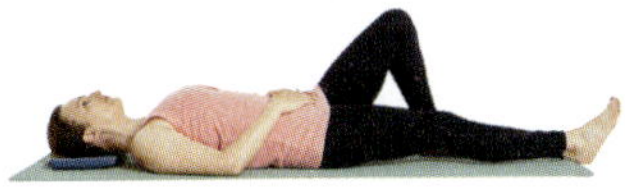
밴드 풀 위드 니이 드롭 109	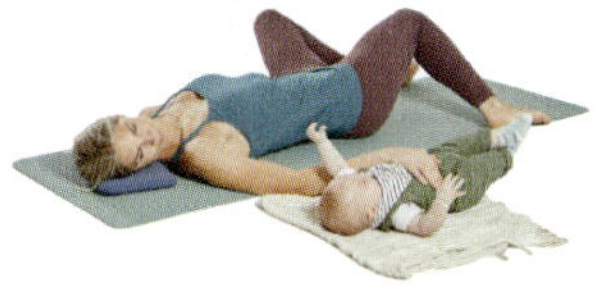
글루트 스트레칭 115	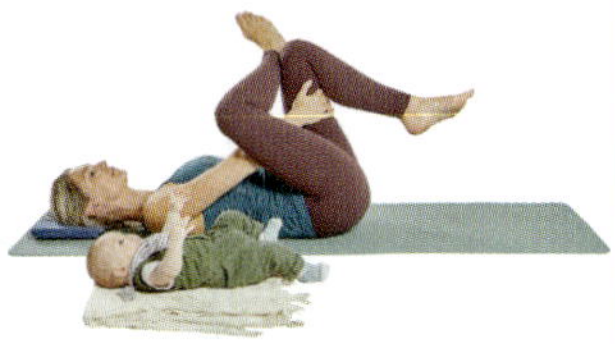
캣-카우 84	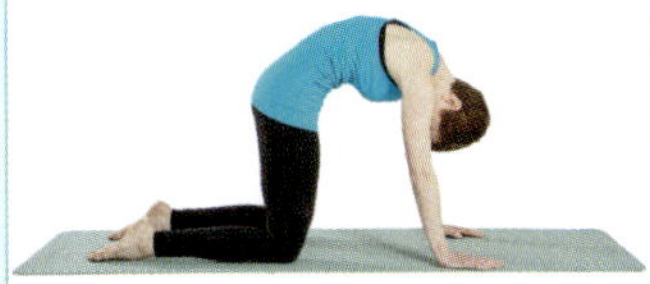
쵸크 서클 89-90	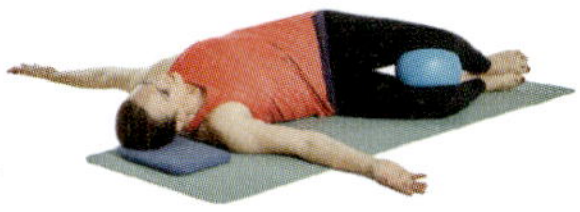
레그 업 더 월 118	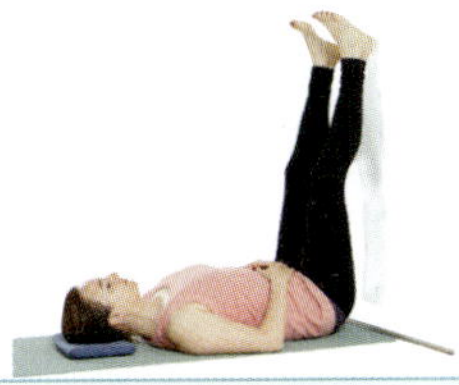

Chapter 3

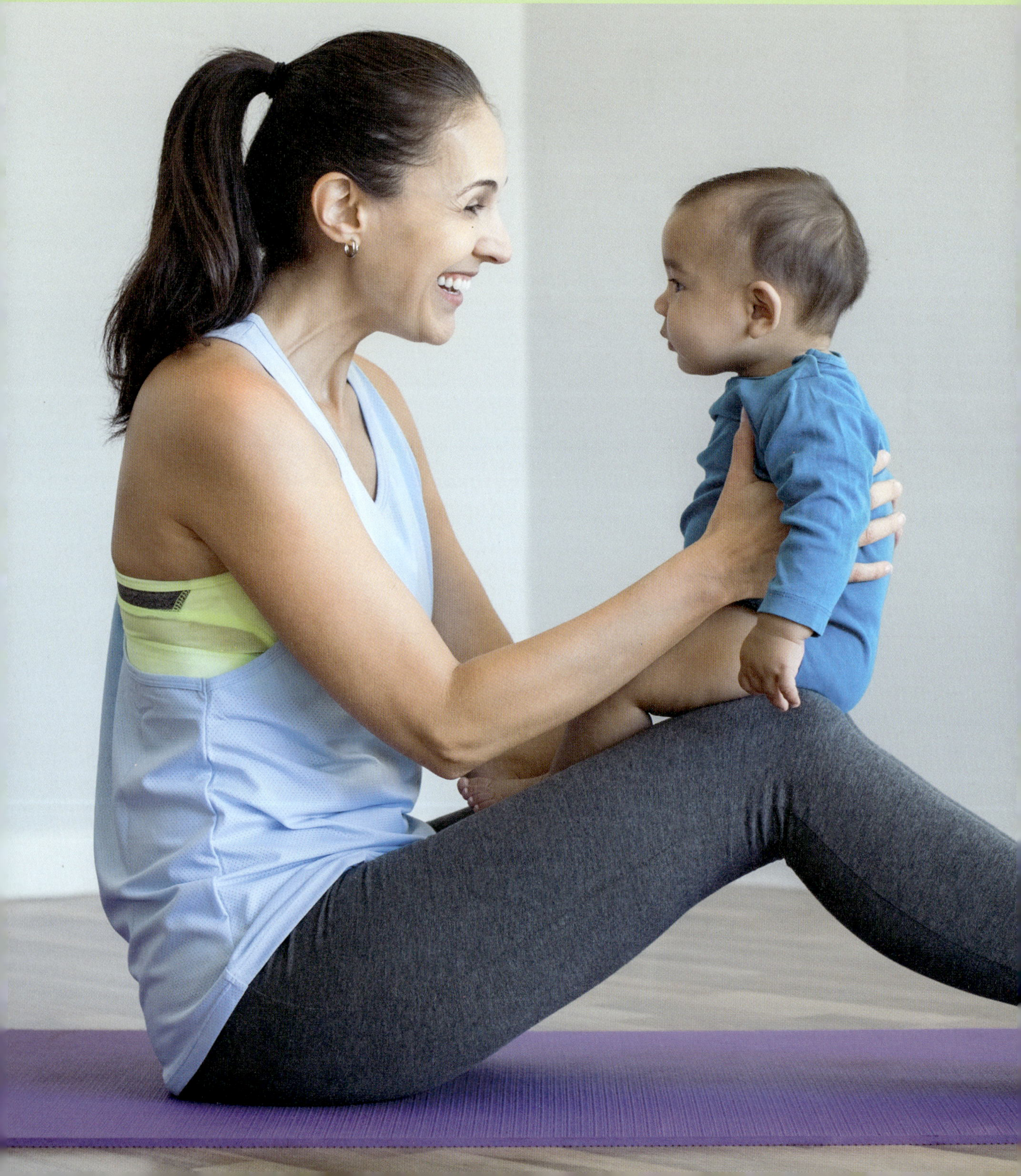

제왕절개 회복

Caesarean recovery

계획했든 그렇지 않든, 제왕절개 출산 후 병원을 나서면서, 이 중요한 회복의 길에서 자신을 어떻게 돌볼 것인지에 대한 아무런 지침 없이 방치된 것처럼 느껴질 수도 있다. 만약 이것이 첫 번째 수술 경험이라면, 특히 안절부절못하게 될 것이다. 제왕절개 출산이 쉬운 선택임을 의미하는 '아기를 밀어내기에는 너무 고상한 거 아니야' 하고 비아냥거리는 말들은 말할 것도 없다. 종종 우리는 제왕절개 후 회복이 얼마나 고통스럽고 느린지에 대해 충격을 받는다. 이 장의 모든 운동은 제왕절개술 회복에 적합하다: 수술로 인해 신경의 말단이 손상될 것이기 때문에 1단계에서 의식적으로 할 일이 조금 더 많을 수 있다. 따라서 긴장을 풀고, 시간을 들여야 한다.

수술후 상위 조언들

- 호흡하며 여유를 가지고 천천히 진행한다. 신체적 치유를 시작하려면 수술 후에(fight- or flight) 혼란스러운 신경계가 진정되어야 한다. 그렇기 때문에 치유 과정을 활성화하려면 반드시 휴식을 취해야 한다.
- 충분한 영양섭취. 콜라겐은 손상된 조직을 치료하기 위해 적절한 연료를 필요로 한다. 그렇기 때문에 적절한 영양은 치유 과정에 매우 중요하지만 새로운 엄마들에게 종종 완전히 간과된다. 치킨 수프와 사골국물 그리고 치유 단백질을 떠올려 본다.
- 수분을 섭취한다. 결합 조직은 자가 회복을 위해 적절한 양의 수분이 필요하다.

여성 골반 건강 전문 물리치료사에게 조언을 구하기를 권장한다. 움직이는 것을 두려워할 필요는 없지만, 그렇다고 지나치게 빨리 너무 많이 움직이는 것 또한 조심해야 한다. 충분하지만 너무 지나치지 않게 균형을 맞추는 것은 매우 까다로운 일이다. 마치 물을 컵에 담을 때 내게 필요한 양을 측정하기 위해 점진적으로 확인하면서 부족하면 채워주고, 양이 너무 많으면 덜어내는 접근 방식처럼, 당신의 몸이 움직임에 매번 어떻게 반응하는지를 검토하면서 부하를 조절하는 방식을 채택한다. 이 장에서는 장기적인 회복을 해치지 않으면서 조금씩 발전하는 것을 느낄 수 있는 방법을 제공한다.

제왕절개 분만 후 움직이기 시작하기에 필요한 만큼 충분한 힘이 생긴 것 같은 자신감을 느끼는 순간 즉, 말 그대로 첫 24시간 안에 2장의 **1단계 인지 운동**을 시작하기 바란다. 그런 다음 약 8-12주 후에 **2단계 기초 연습**을 진행한다. 심부 코어 근육의 재활성화를 위해 노력했다면, 이 책의 모든 운동들은 당신과 관련이 있다. 특히 이 장에서 선택한 운동들은 처음 수술을 받은 경험이 있는 당신에게 산후 4개월 ~ 5개월 기간 동안 특히 적합하다(또는 그 이후; 제왕절개를 한 지 7년이 지났지만 나는 여전히 복부에 약간의 무감각과 감각 변화를 느낀다).

출산을 하는 여성의 4명 중 1명 꼴로 자연분만보다 제왕절개 분만을 한다는 통계가 있다. 그만큼 흔한 수술이다. 하지만 큰 수술이기 때문에 당신이 '아무렇지 않다' 고 느끼더라도, 수술없는 자연분만과 비교하여 치유되어야 하는 조직의 추가 층이 많다는 것을 기억해야 한다. 장시간의 분만으로 신체적으로 받은 손상은 말할 것도 없고, 만약 응급 제왕절개를 받았다면 정서적 트라우마의 영향도 함께 고려되어야 한다. 우리는 호흡, 기침, 재채기, 움직이기, 들어올리기, 전래 동요(Wind the Bobbin UP) 부르며 율동하기 등 삶의 모든 것에 복부 근육을 사용하기 때문에 개복 수술은 당분간 일상적인 생활에 큰 영향을 줄 것이다.

출산에 있어서 실패는 없다는 것을 꼭 기억하라. 제왕절개 출산도 자연분만과 다를 바 없는 출산 방법 중 하나이다. 제왕절개 분만 시의 상황이 어떻든 간에 복잡한 심정을 충분히 가실 수 있다. 특히 분만 중에 트라우마의 요소가 있었다면 완전한 회복을 위해 자신에 대한 비난이나 비판은 내려 놓는 방법을 배우길 바란다. 때로는 정서적 치유를 한다는 것이 너무 '크게' 느껴지고, 버거워 접근하지 못할 때가 있다. 하지만, 다른 흉터 조직처럼, 그냥 내버려 둔다면, 이것은 당신 피부의 일부처럼, 전자 주전자의 석회처럼 굳어지고 당신의 행복과 활력에 영향을 미치기 시작할 것이다.

먼저 몸의 회복에 초점을 맞추는 것은 좋은 시작이 될 것이다: 이 장의 모든 운동은 궁극적으로 신경계와 정서적 회복에 도움을 주기 시작할 것이다. 육체적으로나 정서적으로나 이 모든 것은 어쩌면 지속적인 여정이 될 것이지만, 지극히 정상적인 것이다. 그러니 자책하지 말길 바란다.

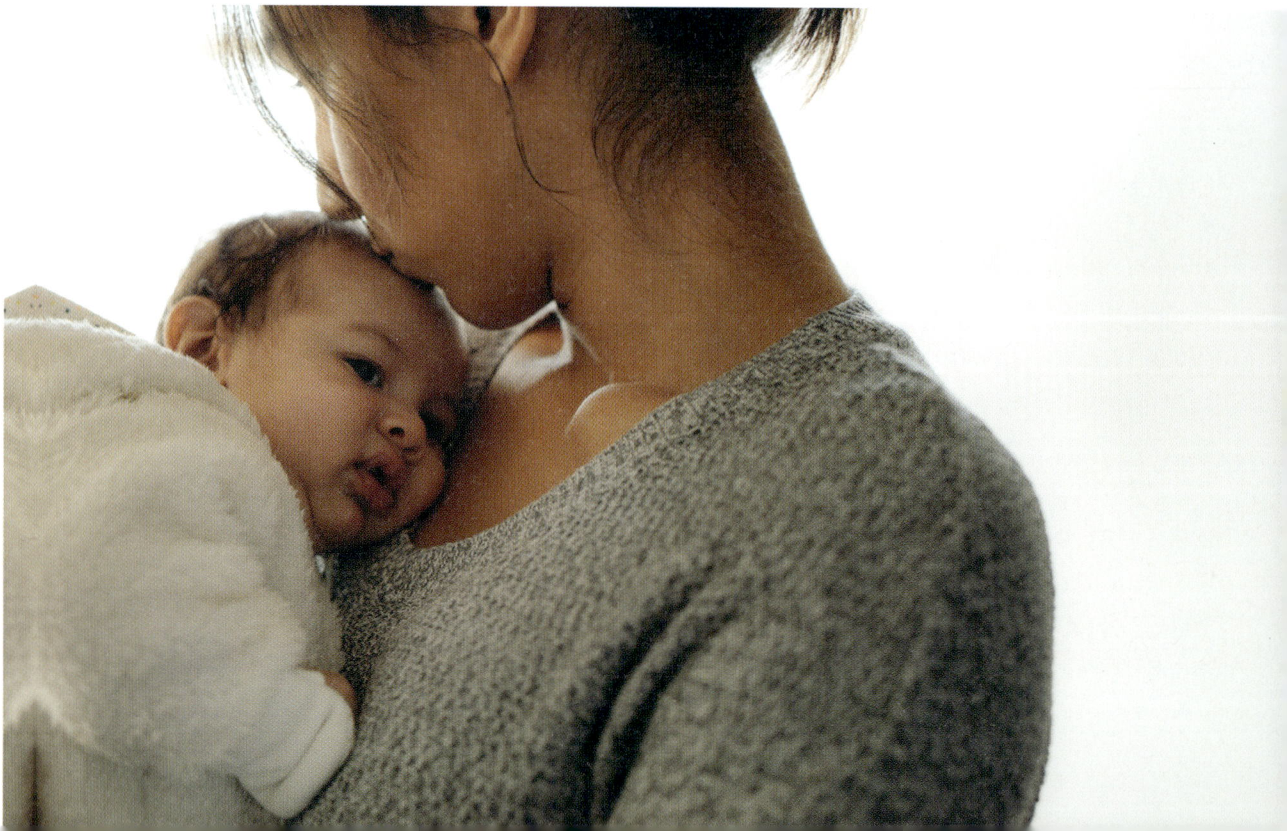

전문가의 조언

복부 수술후 침대에서 일어나는 방법

케이트 프라이(Kate Fry)

물리치료사로서, 나는 개복 수술 후 몇 주 안에 침대에서 일어나는 법을 배우는 것의 중요성을 정말 강조한다. 항상 옆으로 누워서 다리는 침대 가장자리로 내리고, 팔로 침대를 밀면서 몸을 일으킨다. 이 방법을 사용하면 봉합 부위와 복부에 가해지는 압박을 줄일 수 있다. 제왕절개 수술 후 조기의 움직임(Early Mobilisation)은 호흡기 질환, 요통, DVT(심맥 혈전증)를 줄이는 데 도움이 된다. 그러므로, 가능한 한 빨리 일어나서 침실 주변을 천천히 걸어다니는 것을 추천한다.

여성 골반 건강 전문 물리치료사, 필라테스 강사, 그리고 두아이의 엄마

침대에서 일어날 때 허리를 꼿꼿이 피고 똑바로 서도록 노력해 본다. 수술 부위를 보호하기 위해 몸을 웅크리게 되고, 실밥을 터뜨릴 것 같은 기분이 들지도 모른다. 하지만 그런 일은 일어나지 않을 것이며, 오히려 바로 서 있으면 있을수록 흉터 회복과 스스로 예전의 몸 상태로 돌아갈 기회를 가질 수 있다.

일반적인 제왕절개 수술 후의 지침에 따르면 6주 동안은 운전을 하지 말라는 말을 들을 것이고, 회복은 '최대 12주'가 걸린다고 할 것이다. 이것은 지나치게 단순화시킨 내용으로서, 어떤 여성들에게는 회복이 훨씬 더 오래 걸릴 수 있고 또 다른 여성들에게는 4주 후에 완전히 회복된 것처럼 느껴질 수 있기 때문에 이런 여성들은 조심해야 할 필요성에 대해서 이해하지 못하는 경우도 있다. 우리의 몸은 제각각 다르다. '완전히 괜찮아진' 것처럼 컨디션이 좋다고 하더라도, 스스로의 몸을 연민과 부드러움을 가지고 갓 태어난 아기처럼 대하라. 먼저 호흡과 자세를 바로 잡는 것 부터 시작한다. 그리고 나서 골반기저근의 강화와 '골반의 움직임', '스파인 컬'과 같은 낮은 강도의 움직임으로 골반기저근을 강화시켜 심부 코어와의 연결을 인지할 수 있도록 한다(p.86 참조).

Tip

수술 직후의 회복 전략

여러분이 출산하기 전에 이 책을 읽고 있다면, 출산 후 24시간 내에 회복력을 향상시킬 수 있다는 것을 기억하기 바란다. 마취가 풀리기 시작하면서부터 혈액순환을 자극할 수 있는 운동을 시작할 수 있다. 마취가 되었다는 것은 하반신에 감각이 없고, 다리를 움직일 수 없다는 것을 의미한다.

다리에 감각이 돌아오기 시작하자마자, 발끝을 포인 앤 플렉스(Point & Flex) 시키고, 발목으로 동그라미를 그려준다. 이 동작은 큰 힘을 들이지 않아도 되기 때문에 바라건대 지금쯤이면 당신의 아기와 피부를 맞대고 편안한 시간을 보내고 있을 것이다. 이 동작을 미리 연습해 둔다면 침대에서 일어나 활동을 시작해야 할 때 좀비처럼 느낄 가능성이 조금 덜할 것이기 때문에 가능한 한 빨리 일어나서 병실 주변부터 가볍게 산책하는 것을 추천한다.

Tip

운전을 하거나 사물을 들어올리는 것이 왜 안되는 건가요?

먼저 운전이 제한되는 이유는 보험 약정 내용과는 별도로, 후진/회전 코너링 시에 즉각적인 몸의 반응과 코어의 힘이 요구되고, 필요할 경우 급제동을 할 수 있어야 하기 때문에 수술 부위에 상당한 물리적인 힘이 가해질 수 있다. 이 모든 일상의 움직임들은 코어를 사용하며, 이것들이 안전하게 수행되기 위해서는 체간의 완전한 조절과 가동성을 필요로 한다. 제왕절개 후 몇주 동안은 재채기하는 것도 고통스러울 것이다. 그렇기 때문에 운전 시에 유턴을 하는 것 또한 많이 어려울 것이다. 이것은 일상 생활에서 우리가 얼마나 코어를 사용하는지 강조하는 예이다. 통증이 있거나 움직임이 완전하지 않은 상태에서 운전하는 것은 안전하지 않을 뿐더러, 강한 진통제를 사용하면서 운전하는 것도 바람직하지 않다.

마찬가지로, 리프팅은 코어를 강하게 활용해서, 자궁내 압력을 증가시킨다. 그래서 무거운 물건(예: 꿈틀거리는 아기나 아기가 있는 카시트)을 들어 올리는 것이 잠재적으로 고통스러울뿐만 아니라 골반기저근, 골반, 허리에도 많은 부담을 주게 될 것이다. 이렇게 스트레스 받은 조직들은 회복을 지연시킬 수 있고, 이로 인해 상처 감염이나 장기간의 통증에 시달리게 할 수 있다.

제왕절개 수술은 어떻게 진행되나요?

제왕절개 수술은 흔한 수술이고, 안전한 수술이지만, 큰 수술이기에 수술 후 생길 수 있는 문제들이 남을 수 있다. 모든 걸 돌봐줘야 하는 신생아가 있기 때문에, 다른 큰 수술을 할 때처럼 수면, 휴식, 사후 관리 및 정보, 물리치료와 같은 재활 치료를 할 여유가 사실상 거의 없다고 해도 과언이 아니다. 제왕절개 수술에서 실제로 무슨 일이 일어나는지 조금 더 이해한다면 회복의 중요성을 강조하는지, 수술 후의 치유 과정이 자연분만을 한 것보다 왜 더 힘든지 이유를 알게 될 것이다.

마취 후 복부와 자궁벽을 통해 절개하여, 당신의 아기를 낳을 수 있는 창을 만든다. 고전적인 절개(배꼽 아래부터 치골까지 수직으로 절개하는 방식)는 자궁섬유종이나 자궁 종양이 있는 경우와 같이 응급 상황이 아니면 거의 사용되지 않는다. 요즘은 아랫배에 수평('비키니 라인')으로 절개하는 방법을 많이 사용하고 있다. 이 방법이 절개후에도 치유와 유동성이 더 쉽게 이루어지고, 산모의 회복도 빠르며 향후 임신 시에 흉터 파열 위험도 적기 때문에 최근에 주로 사용하는 수술법이다. 절개 부위는 피부, 지방, 근막(결합조직) 그리고 마지막으로 자궁까지 4개의 층을 거쳐야 한다.

각 층은 개별적으로 봉합될 수 있다. 따라서 우리에게 보이는 흉터는 이 4개의 층 중에 유일하게 보이는 가시적 층일 뿐이다. 자궁을 제외하고는 그 어떤 근육에도 절개는 없다. 다만 자궁을 통해 아기에게 접근하기 위해서 복부 주변의 근육들은 옆으로 밀어내고 접근한다.

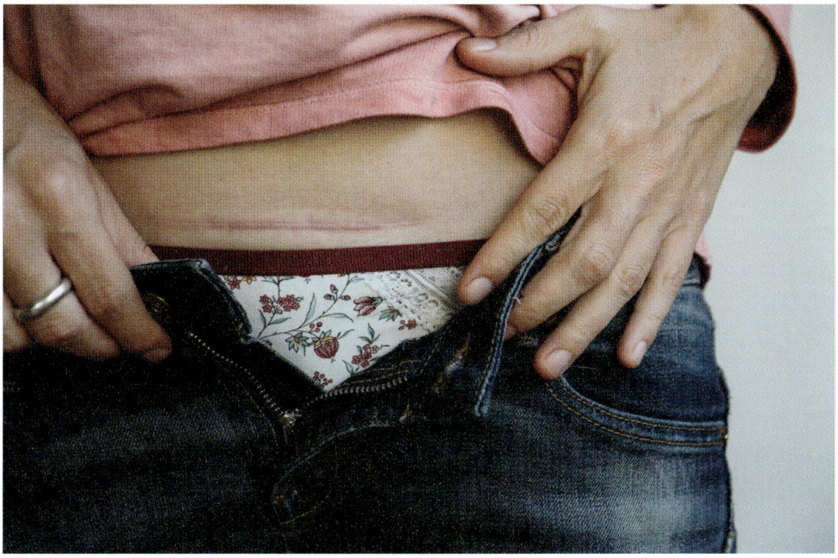

여기서 복직근(식스팩)은 백선을 중심으로 결합 부위에서 분리되기 때문에 설령 임신 중에 복직근이개가 생기지 않았다 하더라도 수술 후에 복부의 힘이 약해질 가능성이 더 높다는 것을 의미한다. 상처 부위를 따라, 피부를 고정하는 클립이나, 용해실을 사용하여 절개부위의 위 · 아래를 봉합하기 위해 피부 바로 아래쪽을 봉합하게 된다(개별 봉합보다 훨씬 제거하기 쉽다). 사용되는 방법은 전문의마다 다르며 다른 여러 요인에 따라 방법이 선택될 수 있다.

제왕절개 후 즉각적인 치유 팁

- 처음 며칠~일주일 동안은 통증이 심할 것이다. 수술 직후 휴유증이 생기면 먼저 호흡에 집중하고 가능한 한 조심스럽게 움직여 건강한 혈액 순환을 유지하고 배에 가스가 차는 것을 도울 수 있다. 몸뿐만 아니라 마음과 영혼도 멍들고 예민해질 것이다. 그러니 자신을 아껴주기 바란다.
- 상처 관리 : 참을 수 없는 통증이 생기거나, 열이 나는 경우 또는 상처 부위가 벌어져 진물이 흐른다면 조산사나 가정의학과 전문의에 연락하길 바란다. 나는 상처를 보호하기 위해 산모용 패드를 상처 위에 사용했는데. 비슷한 효과를 볼 수 있는 제왕절개 밴드도 사용할 수 있다. 당신 배에 무심코 올라탈 만한 다른 자녀들이 있다면, 만약을 대비해 사전에 보호를 허용하는 것은 특히 중요하다. 땀을 흘리거나, 샤워 후에는 상처 부위를 가볍게 두드려가며 건조시킨다.
- 배에 가스가 많이 찰 것이지만 이것은 개복 수술후에 매우 흔한 부작용 중 하나이다. 이상하게도 증상은 아주 심한 어깨 통증처럼 나타날 수 있다. 통증이 너무 심해서 일부 엄마는 공황상태에 빠지기도 하고 심장 마비 비슷한 증상을 일으키기도 한다. 이럴 때는 페퍼민트 차가 도움이 될 수도 있지만, 페퍼민트 차가 모유 공급에 미치는 영향에 대해 잘 알아보기 바란다. 가능한 한 심호흡을 하면서 몸을 조심스럽게

움직인다.

- 자신의 외모를 가혹하게 평가하지 않기를 바란다. 아기가 빠져나간 후 거울에 비친 내 모습, 아무 변화도 없었다. 마치 물풍선을 배에 묶어 놓은 듯, 냉정하게도 그대로였던 것이다. 이것은 지극히 정상이다.
- 호흡하라. 정말로 제대로 된 호흡을. 회복의 여정을 위해 복부에 관심을 가져야 할 필요가 있다.
- 충분한 수분과 단백질 섭취를 한다 — 제왕절개로 손상된 조직과 콜라겐은 회복을 위해 정말 힘들게 일하고 있다. 올바른 영양을 제공하여 회복을 돕는다.

복부 마사지

마사지: 제왕절개 수술 후 장기 회복에 있어 가장 중요한 조언이다. 제왕절개 수술 후 쌓인 흉터 조직으로 인해 나는 여전히 고관절 주변에 뻣뻣함과 통증이 있다. 마사지의 유익한 점들을 미리 알았더라면 지금처럼 나쁘지는 않았을 것이다. 자신의 배에 애정을 표현한다. 이것은 모든 출산에 적용되지만 특히 제왕절개에 해당한다.

출산 후 몇 주, 약 8주 후에 시작하는 것이 이상적이며 정기적인 배 마사지를 시작할 수 있다. 단지 약간의 자기-연민을 느낄 수 있을뿐만 아니라 영양이 풍부한 바디 오일(로즈 힙 오일과 같은 피부가 좋아하는 비타민 E가 풍부한 오일을 사용)을 사용하면 복부를 납작하고 탄력있게 만드는 데 도움이 될 것이다. 또한 복부 마사지는 조직에 수분을 공급하고 이동하는 것을 가능하게 해, 단단하게 굳어 있던 섬유조직을 분해해 조직의 유착을 예방할 수 있다 (다음 페이지의 상자 참조). 마사지는 흉터 조직과 상처 주변 부위를 따뜻하게 하고 혈관 확장 림프 배액 및 해당 부위로의 혈액 흐름을 개선하며 유착 형성을 방지하는 데 도움이 될 수 있다. 또한 배에 연결하는 것은 엄청나게 치유되는 일이다. 가능한 한 편안하게 흉터 부위에 가깝게 마사지하고, 몇 달이 지나고 준비가 되었다고 느껴지면(약 10-12주) 흉터 자체를

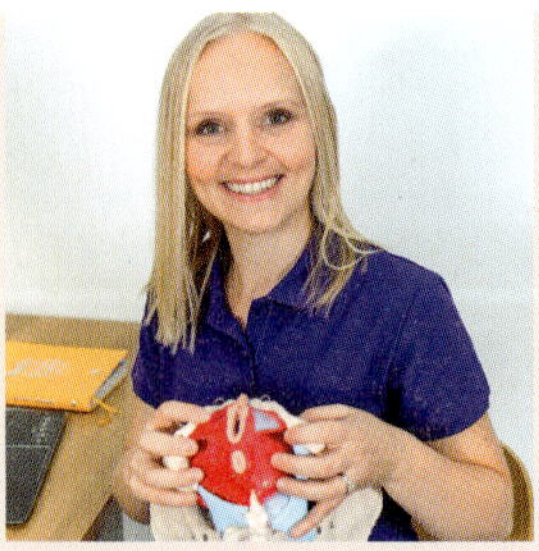

전문가의 조언

대니엘 화이트(Danielle White)

회복의 일부는 필요하다면 놔줄 수 있는 것이며, 마사지를 통해 배를 연결하는 것은 그렇게 하는 매우 강력한 방법이다. 여성으로서 우리는 종종 배에 대한 사랑이 거의 없으며 날씬해 보이기 위해서 자주 배를 홀쭉하게 집어넣어 근육이 단단하게 뭉치게 하고, 거기에 더해 추가적인 긴장과 피로감은 때때로 치유에 영향을 미칠 수 있다. 자가 마사지는 이러한 근육에 다시 연결하여 근육을 풀어주고 전신을 더 쉽게 움직일 수 있도록 도와준다. 뿐만 아니라 마사지가 배변을 개선하여 골반기저근, 흉터 및 복직근이개 대한 압력을 완화하는 데 도움이 된다는 강력한 연구 결과가 있다.

여성 건강 및 웰빙 코치, 연부조직 치료사, Holistic Core Restore® 코치

마사지한다.

개인적으로, 첫 아이 출산 후 10주가 될 때까지 흉터를 만지기는 커녕 쳐다보는 것조차도 하지 못했다. 심호흡을 하지 않았고 마사지도 전혀 하지 않았다. 나는 둘째를 낳고 나서야 의식적인 호흡과 마사지의 치유 효과에 대해 배우게 됐다. 트라우마의 일반적인 부작용은 무언가를 완전히 차단하여 접근하거나 감정을 재현할 필요가 없도록 만드는 것이다.

단순히 누워서 아랫배 흉터 부위에 손을 대고(골반저: 치골 호흡, p.106 참조) 호흡과 인식을 그 공간으로 보내는 것을 의미하더라도, 이것이 당신 마음에 와 닿는다면, 안전하다고 느끼는 시기에 신체적으로 흉터 부위에 연결되도록 노력해 본다. 만감이 교차할 수 있으며, 이것은 지극이 정상적이다. 이러한 감정을 인정하는 것이 그들과 어울리는 첫 번째 단계이다. 그러나 흉터를 만지는 것이 매우 고통스럽거나 압도적으로 느껴지거나 분만 때의 기억이 악몽처럼 떠오른다면 바로 멈춘다. 분만 트라우마 또는 외상 후 스트레스 장애(PTSD)를 앓고 있을 수 있으므로 도움과 안내를 요청해야 한다.

> **Tip**
>
> 지금이라도 결코 너무 늦지 않았다. 출산한지 몇년이 되었고 지금 이 글을 읽고 있다면 걱정하지 않아도 된다. 오늘부터 셀프 마사지를 시작하고 하복부의 모양과 느낌을 다르게 만들 수 있다.

나에게 만약 첫 번째 산후의 시간이 다시 주어지고, 지금처럼 흉터 조직의 발달에 대해 많이 알 수 있게 된다면 나는 호흡하고 내 몸이 겪은 트라우마를 인정하는 데 시간을 할애할 것이다. 나는 그렇지 못했고, 부분적으로는 이것의 결과로, 부분적으로는 수술의 결과로 출산 속도를 높이기 위해 자궁에 추가로 수직 절개를 가했다. 전혀 모르고 있었다, 눈에 보이지 않았기 때문에 산후 보고서를 받기 전까지는) 흉터 조직이 많고 흉터 오른쪽 주위에 유착이 형성되어 있다. 이것은 내가 움직임, 마사지 그리고 때때로 물리치료나 정골치료와 같은 지속적인 관리를 필요로 하는 고관절의 강직을 가지고 있다는 것을 의미한다. 마사지로 예방할 수도 있었을 텐데...

유착이란 무엇인가?

유착은 결합 조직이 서로 달라 붙을 때 형성되는 섬유 조직의 띠로, 마치 벨크로 또는 초강력 접착제와 비슷하다. 일반적으로 근막(결합 조직)은 윤활이 잘 되어 있고 인접한 근막과 기관에 대해 쉽게 미끄러지지만 수술(여기에는 유산 후 잔류 태반을 제거하는 수술 ERP / 소파술 D & C)이 포함된다 .

유착은 섬유가 주변 섬유에 접착제처럼 달라붙어 딱딱하게 고착된 흉터 덩어리를 형성한다. 유착은 산후 몇 년 동안 제왕 절개 후 흉터 / 골반 부위에 많은 불편함을 유발하는 보이지 않는 원인이 될 수 있기 때문에, 유착 형성을 방지하기 위해 최선을 다하는 것이 중요하다. 복부가 특히 예민해지고 움직이거나 스트레칭을 할 때 통증을 유발할 수 있다. 통증은 흉터 부위 이외에 연관된 다른 곳에서도 느껴질 수 있다. 때로는 엉덩이나 허리에 연관통이 생기기도 하는데 이러한 이유로 종종 통증이 제왕절개와 직접적인 연결을 하지 못하는 경우가 생긴다.

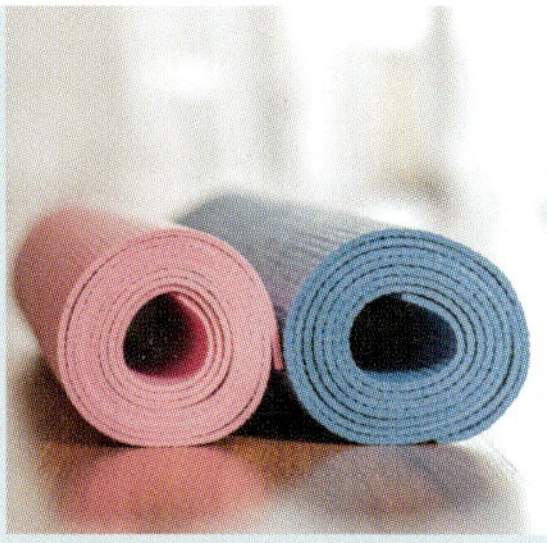

실제 사례

케이트(Kate), 두 아이의 엄마

29시간의 진통을 하고 결국에는 응급 제왕절개 수술로 아들을 낳은 후 나는 그야말로 엉망이었다. 5시간 후, 일어나서 아기를 돌보라는 말을 들었다. 하지만 거기에는 나에게 말을 하거나 일어날 수 있도록 도와줄 수 있는 사람이 없었다. 일어서자마자 그만 옷을 적시고 말았다(최후의 결정타는 아마도 길고 끔직한 분만 과정). 그래서 병동 한가운데서 와락 울음을 터뜨렸다! 불쌍한 남편도 나를 보았을 때 거의 울기 일보 직전이었다. 최악의 날이었다.

늘어난 복부

제왕절개 출산의 잠재적인 부작용 중 하나는 흉터 부위 위에 배가 늘어져 있는 것이다. 이것이 얼마나 오래 지속되는지는 사람마다 다르다. 이는 임신 전 근육의 탄력정도, 유착의 존재, 자세 습관, 골반 내에서 '이동'하는 골반 장기들, 수술의 봉합 방식의 영향을 받는다. 또한 과도한 활동이나 잘못된 유형의 운동이 제왕절개 후 너무 빨리 일어나도 영향을 미칠 수 있다. 이 늘어진 배의 변화를 가져올 수 있는 유일한 방법은 시간, 피나는 인내, 자기 연민과 마사지이다.

어쩌면 '예전처럼 돌아가지' 않을 수 있기 때문에 쉽지는 않겠지만 마음으로 부드럽게 받아들이는 준비도 필요하다. 심부 마사지는 해당 부위로 흐르는 혈류를 자극해 근육의 탄력을 촉진하여 늘어진 복부에 도움이 될 수 있다. 또한 골반기저근의 최적화된 기능을 방해하는 복부의 긴장을 해소하는 데 도움이 된다. 꽤 오랫동안 흉터 부위 주변의 감각이 둔해지고 무감각해질 수도 있다. 이것은 복부와 골반기저근의 인지를 억제할 수도 있다. 마사지가 이러한 증상에 도움이 될 것이다. 또한 마음과 몸의 연결을 만드는 모든 것은 감각의 경로를 만드는 데 도움이 될 수 있다. 나의 배는 여전히 늘어져 있고 매일 마사지하고 있다. 살아서 움직이는 한, 기억날 때마다 할 것이다.

몸에 귀를 기울여 보자. 출산 후 몇 주 몇 달이 지났는데도 아직도 흉터 주변에 여전히 통증이 있다면 담당 주치의에게 진료받는다.

복부 마사지법(ABDOMINAL MASSAGE)

1 단계

우리는 근육의 인지와 활성화를 가능하게 하기 위해 복부 부위를 버터처럼 부드럽게 만들려고 노력하고 있다.

이것은 횡격막과 골반기저근의 인지와 기능에 큰 영향을 준다.

- 이완 자세로 눕는다(p.60 참조). 배에 손을 대거나 원한다면 요가 튠업 볼과 같은 마사지 볼을 사용할 수도 있다. 편안해지기 시작하면 몸통 중앙 아래의 백선을 따라 부드럽게 누른다. 밀가루 반죽을 부드럽게 반죽한다고 상상해본다. 특히 예민하거나 통증이 느껴지는 부위가 있는지 확인해 본다.
- 갈비뼈 주위를 촉지해 본다: 손가락 끝을 갈비뼈 하부에 대고 흉골에서 갈비뼈 하부를 향해 바깥쪽과 아래로 촉지해 본다. 횡격막이 부착되는 주요 부위 중 하나인 흉골 주변 부위에 부드럽게 초점을 맞춘다.
- 숨을 들이마시고 숨을 내쉴 때 손 아래 만져지는 배가 완전히 열리고 부드러워질 수 있도록 한다.
- 복부, 흉곽 주위, 배꼽아래 방향으로 계속 촉지한다. 긴장도가 있고 뭉친 부분을 촉지한다.
- 배꼽의 바로 왼쪽에서 시작해서 U자 모양을 그리면서 배꼽 아래로 반죽하듯 주무르고, 흉터 부위에 가까워지면 주의한다. 그리고 나서 오른쪽 위로 마사지하며 올라간다.

시간이 약이다

시간이 지남에 따라 붉고 성났던 흉터와 피부색은 거의 사라질 수도 있다. 이것은 모두 당신의 출산 경험에 달려 있다. 예를 들어, 나는 같은 곳에 두 개의 제왕절개 흉터가 있다.

내 맏아들이 세상에 등장함에 따라 생긴 울퉁 불퉁하고 누더기 같은 두꺼운 흉터가 특징인데, 그 흉터는 어둡고 고르지 않고 한쪽은 약간 솟아 있다. 첫째의 분만은 공포에 질려 당황하고 급한 출산이었고 흉터는 이런 상황을 반영한다.
두 번째는 미끄러운 작은 흉터로, 첫 번째의 거친 흉터를 통해 일직선으로 완벽하게 빛을 발하고 있다. 첫 번째보다 더 눈에 잘 띄고 더 고려되고 차분하다.

둘째 때는 선택 제왕절개 수술을 받았다. 만약 이것이 나의 유일한 흉터였다면, 지금은 거의 보이지 않을지도 모른다.

콜라겐 수치를 높이는 방법

콜라겐은 결합 조직의 주요 구조 단백질로 따라서 산후 회복에 매우 중요한 요소이다. 복부 수술 후 콜라겐 수치가 100%로 회복되지 않는다는 점에 주목할 필요가 있다. 따라서 특히 반복 수술을 받는 경우, 조직의 치유력에 대한 경험에 대한 영구적인 표시가 있을 것이다. 그럼에도 불구하고, 콜라겐의 강도는 식단과 수분 공급을 통해 최적화될 수 있으므로 회복 시 자기 관리(수분공급과 영양공급)에 필요한 항목들을 살펴본다.

여기에는 채식주의자가 아닌 경우 사골 국물을 많이 섭취하고 일반적으로 콜라겐 재건을 위해 단백질 섭취를 최적화하는 것이 포함된다. 닭고기 수프는 정말 깊은 치유력을 가지고 있다. 다른 좋은 소스로는 기름진 생선, 캐슈넛, 아몬드, 콩제품 및 콩류가 있다.

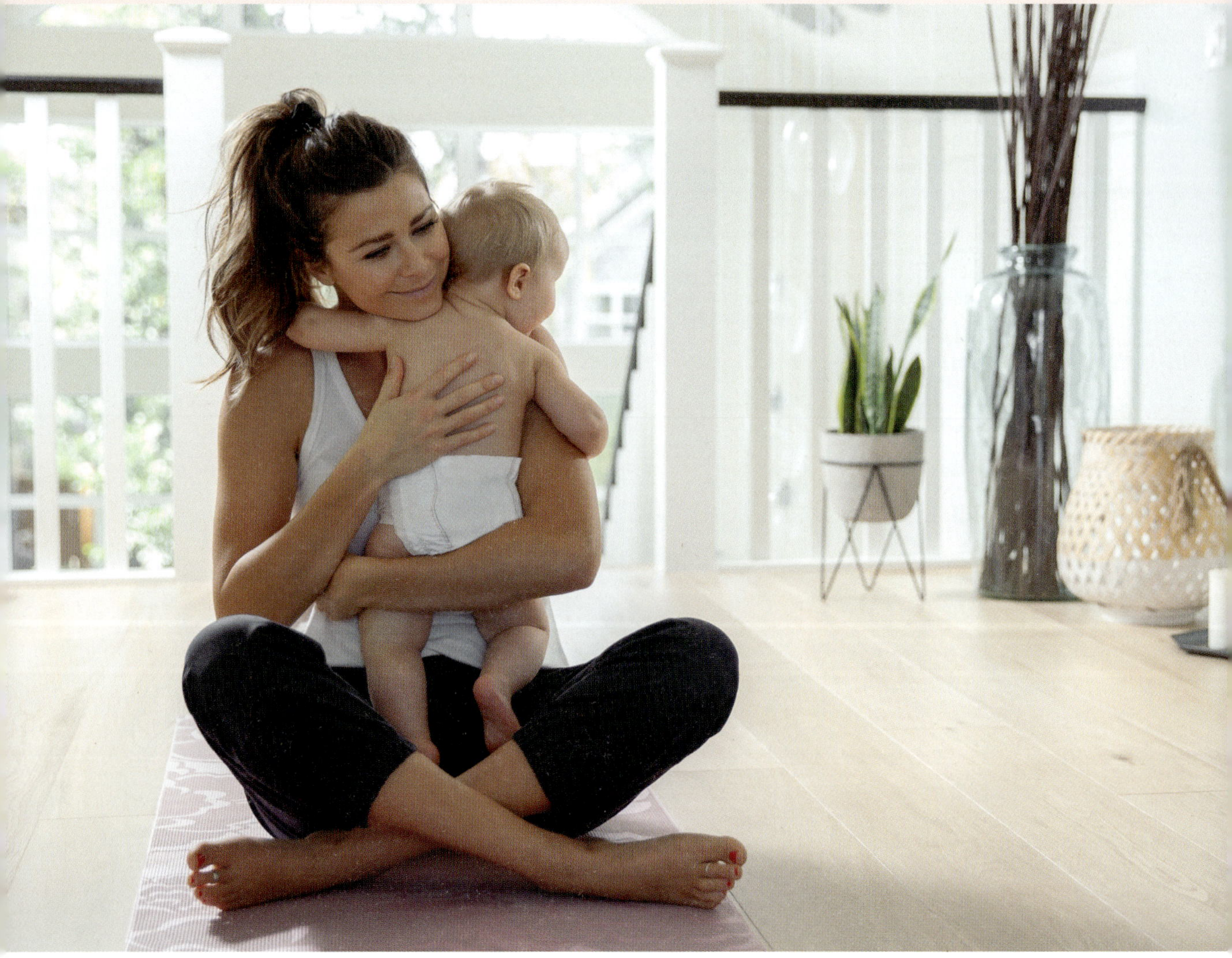

펠빅 틸트 푸시 위드 핏(PELVIC TILTS PUSH WITH FEET)

1 단계

이 운동은 앉은 자세와 걷기에서 일어나는 것과 같은 하중 지지를 돕는 기능적인 방식으로 코어를 활성화시킨다. 제왕절개 후 약간의 도움이 필요할 수 있는 순환을 개선하고 장기능을 돕기도 한다. 또한 아프고 취약하다고 느끼는 부위에서는 초점을 잃을 수도 있다. 우리는 펠빅 틸트 동작(p.61 참조)에 익숙하지만, 여기서는 발을 주로 사용하여 골반기저근과 코어 근육에 보다 기능적인 자극을 주고 움직임 경험 방식을 바꿀 수 있다.

- 이완 자세로 시작한다(p.60 참조).
- 정상적으로 천천히 호흡한다.
- 발을 바닥으로 누르고 골반을 매트 안으로 기울인다.

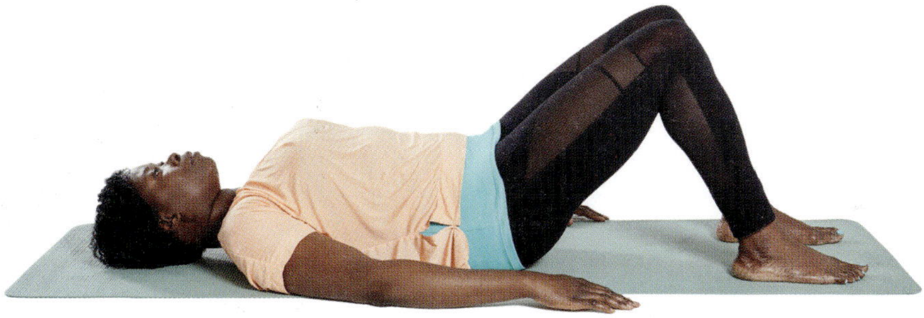

- 발을 바닥으로 누르고 골반이 매트 안으로 기울게 한다. 몸통을 늘려 꼬리뼈를 아래로 다시 풀어준다. 둔부는 힘을 빼 부드럽게 하고 골반의 묵직함은 자연스럽게 나타날 수 있게 한다.

근막 경선

제왕절개는 토마스 마이어스(Thomas Myers)가 그의 훌륭한 저서 '근막 경선 해부학'에서 설명한 것처럼 신체의 '근막 경선'에 큰 영향을 미친다. 즉, 발바닥에서 정수리까지 상호 연결된 운동 메시지를 전달하는 결합 조직이다. 선이 절단되고 접합부가 차단되며 근육 인식이 전환되고 위장된다. 정확히 교통 시스템과 마찬가지로 어딘가에 정체가 있으면, 역이 폐쇄되고 경로가 우회되어 다른 곳에서 파급 효과가 발생하고 교통이 잠시 동안 원활하게 진행되지 않는다. 아마도 오랫 동안 예전과 '같은' 느낌이 들지 않을 수 있고 어쩌면 영원히 그럴 수 있다. 하지만 코어 강화를 통해서 당신은 다시 강하고 활력을 느낄 수 있게 될 것이다.

숄더 드롭, 플라이 브레스(SHOULDER DROPS, FLY BREATHS)

1 단계

목과 어깨 주변의 긴장을 푸는 데 있어 매우 훌륭한 방법이다. 또한 아기를 안을 때 올바른 자세 습관과 어깨 정렬을 만드는 데에도 도움이 된다.

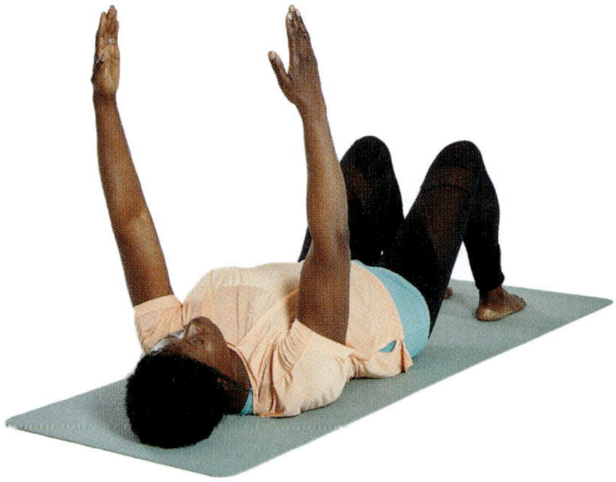

- 이완 자세로 눕는다 (p.60 참조).
  양손바닥은 서로 마주보고, 팔은 어깨 너비만큼 벌려 천장을 향해 길게 늘려준다.

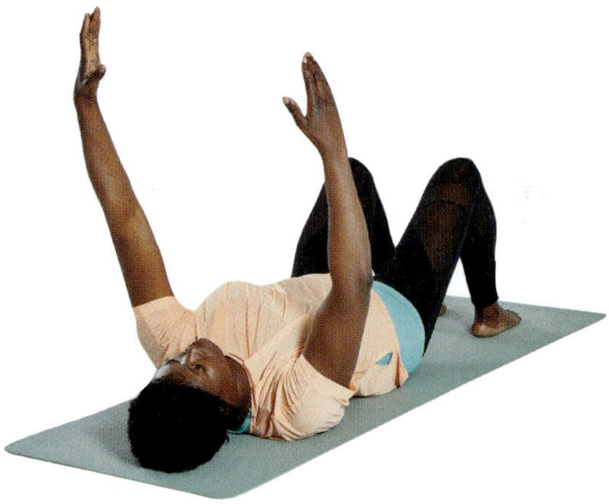

- 숨을 들이마시고 한쪽 팔을 천장을 향해 길게 뻗어준다.
  날개뼈가 바닥에서 떨어지는 것을 느낀다.
- 숨을 내쉬고 팔에 긴장을 풀고 부드럽게 아래로 내려 날개뼈가 바닥으로 완전히 내려 오게 한다.
- 좌우 10회씩 반복한다.

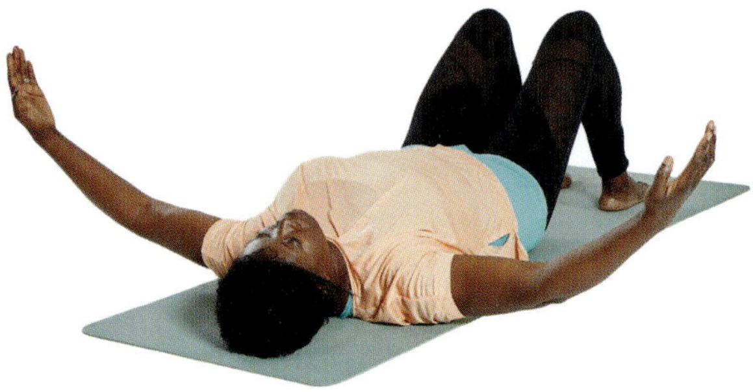

- 숨을 들이마시고 팔을 옆으로 벌린다.
  흉곽도 넓게 열리는 것을 상상해 본다.
- 숨을 내쉬며 갈비뼈가 몸통에서 들리지 않도록 부드럽게 하여 양팔을 모아 준다.
- 5~10회 반복한다.

주요 포인트

한숨을 쉬듯 하~아 소리를 내면 어깨 주위에 '헝겊 인형'이 된 것처럼 부드러운 느낌을 찾을 수 있다.

동작을 하는 동안 머리, 골반 및 척추는 움직이지 않도록 노력한다.

윈드밀 암(WINDMILL ARMS)

1 단계

팔의 근육을 탄력있게 가꾸는 데 좋은 동작이며, 가슴과 어깨 전반에 걸친 긴장을 완화시켜주는 효과를 제공한다. 또한 협응에 집중해야 하기 때문에 마음을 맑게 하는 데도 도움을 준다.

2 단계

옵션 준비물 : 1.5kg 덤벨

- 몸을 정렬해 이완 자세(p.60 참조)로 눕는다 (옵션 : 양손에 덤벨 잡기). 양팔을 어깨 너비만큼 벌리고 양손바닥이 앞을 향하도록 한다.
- 숨을 들이마시며 척추를 길게 늘려준다.

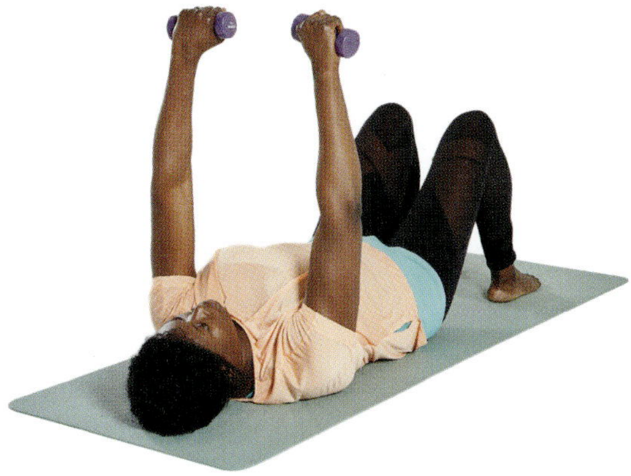

- 숨을 내쉬고 오른팔을 뒤로 뻗고 왼팔을 옆으로 내린다. 양팔이 바닥에 닿지 않게 하고, 양쪽 끝에서 팔은 같은 높이를 유지하고 각각 움직인다. 몸의 중심은 활성화시키되 흉곽은 부드럽게 유지한다.

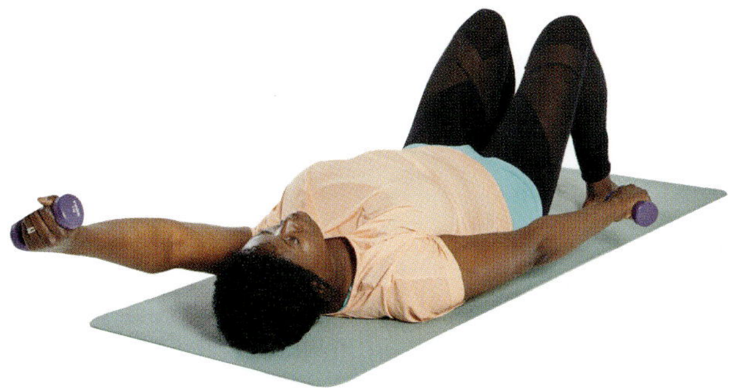

- 숨을 들이마시고 뻗은 팔은 바닥을 따라 원을 그리며 팔을 몸의 반대쪽 끝으로 가져온다.
- 양팔 모두 시작 자세로 돌아온다. 흉곽은 견고히 유지해 들리지 않게 한다.
- 숨을 들이마시며 반대 방향으로 실시한다.
- 각 방향으로 최대 5회 반복한다.

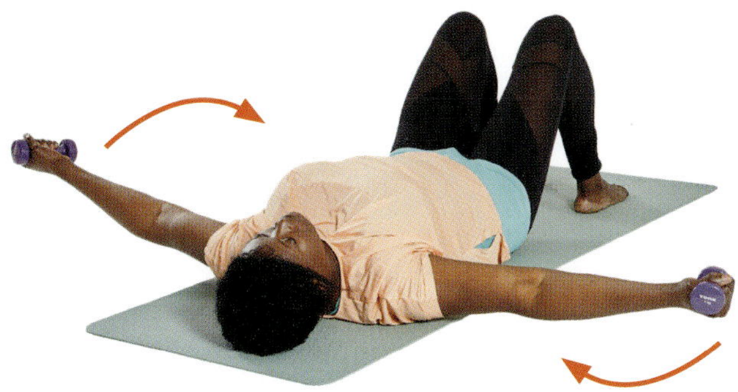

주요 포인트

어깨와 귀 사이에 여유 공간을 두고 목을 이완시켜야 한다.

립케이지 클로져 위드 레그 익스텐션
(RIBCAGE CLOSURE WITH LEG EXTENSION)

1 단계

몸의 협응력과 골반 및 척추의 안정성에 도전이 되는 동작이다. 움직임의 타이밍에 초점을 맞추고 팔과 다리의 움직임을 같은 속도로 제어할 수 있어 마음의 균형을 잡는 데 아주 훌륭한 동작이다. 팔다리가 긴장없이 자유롭게 움직이는 동안 몸통을 견고하고 안정적으로 유지해야 한다.

- 몸의 정렬해 이완 자세(p.60 참조)로 누워 밴드를 양손에 어깨 너비로 잡는다.

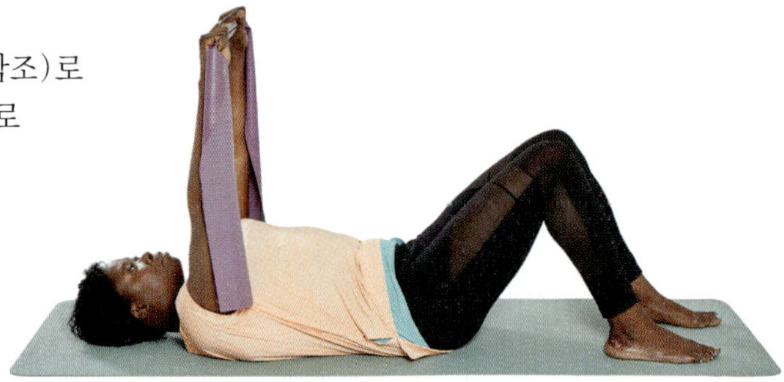

- 숨을 들이마시고 몸을 늘려 움직임을 준비한다. 숨을 내쉬고 팔을 바닥을 향해 몸 뒤쪽으로 뻗는다. 팔은 귀와 수평을 유지한다. 동시에 엉덩이와 일직선을 유지하며 바닥을 따라 오른쪽 다리를 밀어낸다. 몸통은 안정적이고 흉곽은 부드럽게 유지한다.

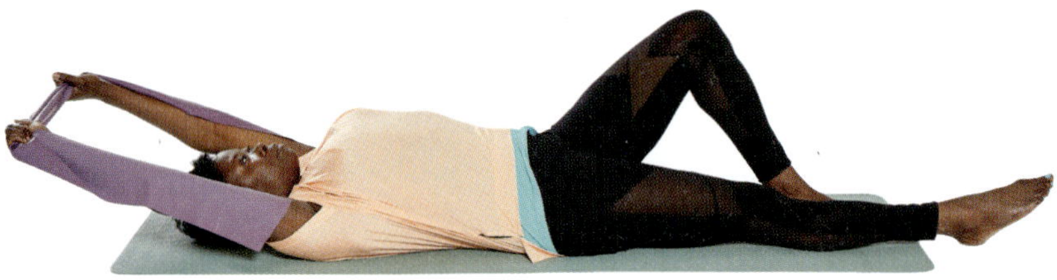

- 숨을 들이마시고 허리에 아치가 생기지 않고, 흉곽이 천장으로 '튀어나오지' 않도록 유지하며 중앙에서 팔다리를 멀리 늘려준다.
- 숨을 내쉬며 시작 자세로 돌아온다.
- 다리를 번갈아가며 최대 10회 반복한다.

주요 포인트

어깨에서 골반까지의 몸통이 직사각형이라 상상하고 움직임 내내 안정적인 모양을 유지한다. 어깨를 넓게 벌려 긴장을 풀어주고 골반은 견고하게 유지한다.

갈비뼈를 마치 바지에 집어 넣은 것처럼 들리지 않도록 아래쪽 갈비뼈를 부드럽게 유지한다. 다리는 엉덩이와 일직선을 유지하며 밀어내 바깥 옆쪽이나 다른 쪽 다리로 향하지 않도록 한다.

트위스팅 스파인 컬(TWISTING SPINE CURL)

2 단계

Spine Curl(p.86 참조)의 변형으로, 척추의 완전한 순환(모든 움직임)으로 작용하여 훌륭한 마사지를 받은 것처럼 느껴지고 뭉쳤던 근육이 풀려 척추의 긴장을 완화시킨다. 예전에 인지하지 못했던 불균형을 발견하는 훌륭한 방법이 될 수 있다(아이를 안고서도 쉽게 할 수 있는 동작이다).

- 스파인 컬 동작에서 시작한다(p.86 참조).
- 숨을 내쉬고 체중을 왼쪽 엉덩이로 옮긴다.

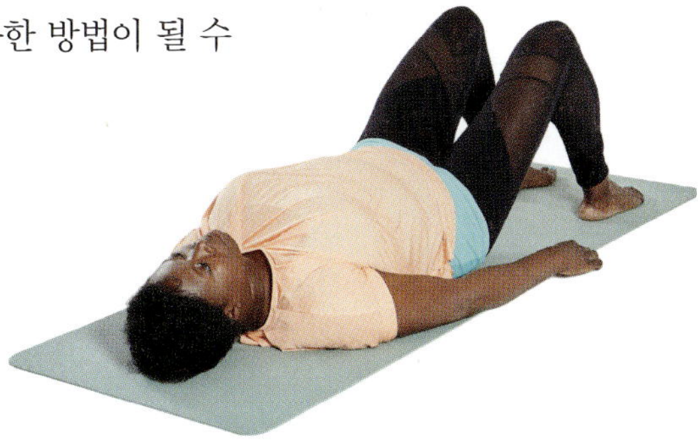

- 왼쪽 발을 바닥을 향해 밀어내고, 스파인 컬에서처럼 자전거 체인을 굴리듯 척추를 하나씩 바닥에서 떼어내고 왼쪽의 날개뼈 하부가 느껴질 때까지 들어올려준다.

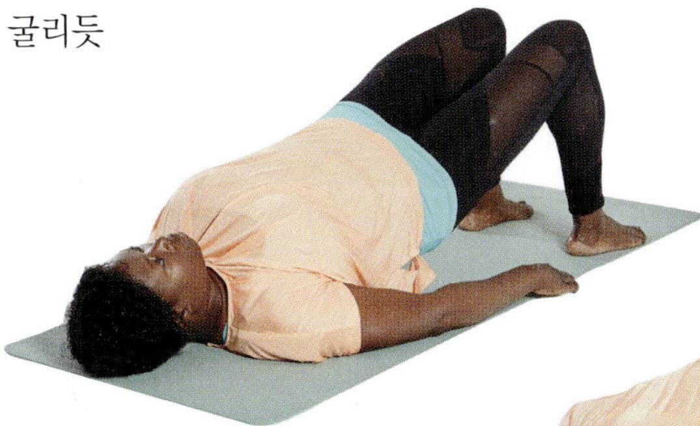

- 숨을 들이마시며 체중을 오른쪽 날개뼈 쪽으로 옮겨주고 숨을 내쉬면서 가슴뼈에 힘을 빼고 상부 흉추부터 하나씩 차례로 바닥을 향해 척추뼈를 내려 놓는다.

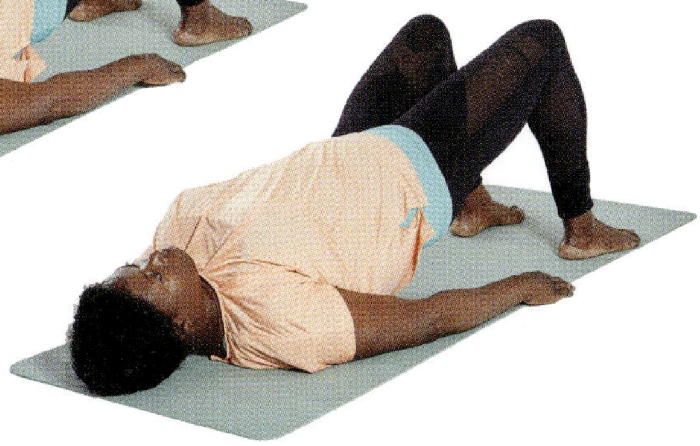

- 같은 방향으로 4번 반복하고, 반대쪽도 같은 방법으로 반복해 준다.

심화 동작 (MAKE IT HARDER)

척추를 굴릴 때 팔을 천장쪽으로 들어 올려 도전해 본다. 중심에 적절하게 연결하고 흉곽을 부드럽게 유지한다.

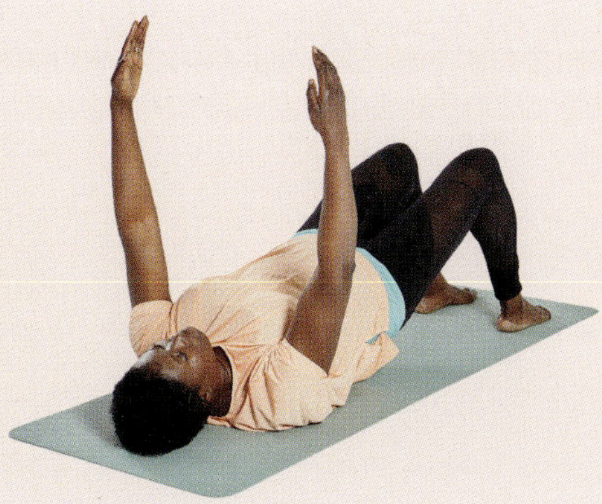

밴드 레이즈(BAND RAISE)

2 단계

이 동작은 흉근(가슴 근육) 주변의 긴장을 풀어주고 자세를 교정하는 데 도움을 준다. 또한 갈비뼈와 골반 사이의 핵심 근육을 깨우는데 매우 중요한 갈비뼈-골반의 위치를 인식하는 데도 매우 훌륭하다.

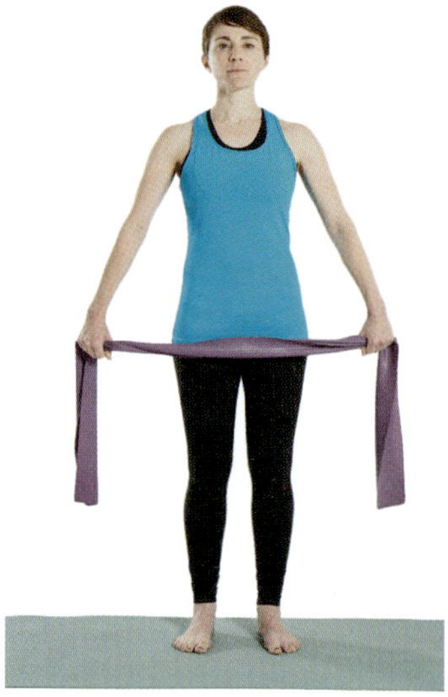

- 몸의 정렬을 맞추고 반무릎 자세로 앉거나 서서 척추를 똑바로 들어 올린다. 양손에 탄력 밴드 또는 스카프의 끝을 잡는다.

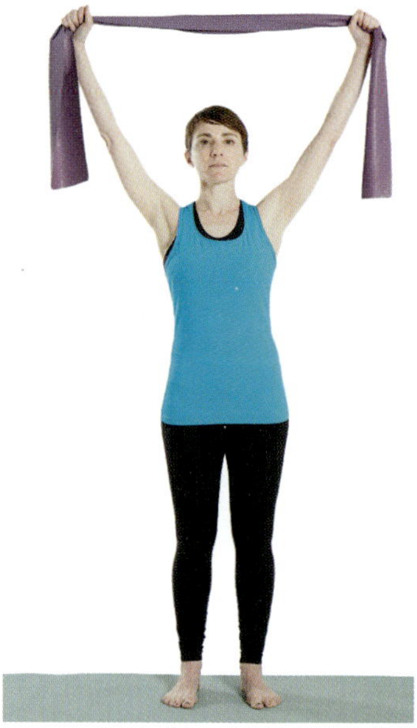

- 숨을 들이마신다. 중심과 연결하고 양팔을 앞으로 나란히 들어주고 그대로 머리 위로 올린다.

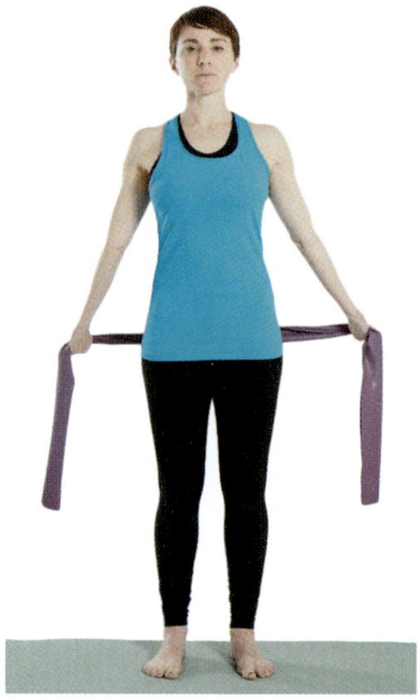

- 숨을 들이마시고 팔을 구부리지 않고 머리 뒤로 넘겨준다. 너무 어렵고 머리를 움직이지 않고는 할 수 없다면 밴드를 약간 넓게 잡아 시도한다.
- 숨을 내쉬고 오른쪽 팔을 머리 위로 뒤로 젖히고 어깨 높이까지 올린다. 자연스럽게 호흡하고 왼쪽 팔을 뻗어준다.
- 양쪽 팔을 내려준다.
- 6회 정도 반복한다.

주요 포인트

자세를 확인할 수 있도록 거울 앞에서 동작을 진행한다.

머리를 곧게 세워준다 : 밴드를 머리 위로 올릴 때 머리가 비둘기처럼 앞으로 나오지 않도록 주의한다.

어깨를 부드럽게 하고, 어깨가 으쓱 올라와 귀에 닿지 않도록 한다.

팔을 들어 올릴 때 허리에 아치가 생기지 않도록 주의한다.

씻팅 크로스-레그 롤 포워드
(SITTING CROSS- LEGGED ROLL FORWARD)

1 단계

이 동작은 몸의 굴곡, 몸의 뒤쪽을 스트레칭하고, 부하없이 복부 근육을 부드럽게 깨우는 아이디어를 탐구한다. 작은 필라테스 공이나 폼 롤러(또는 어린이용 축구공!)를 사용할 수 있다.

- 양반다리 자세로 매트 위에 앉는다. 좌골뼈 위에 책상다리 자세로 척추를 길게 늘려 앉는다. 정강이 앞 바닥에 작은 공을 놓는다. 공에 바람을 살짝 빼 양 손바닥을 공 위에 부드럽게 올려 놓을 수 있도록 한다. 숨을 들이마시고, 길게 늘린 후 팔에 힘을 빼 이완해준다.

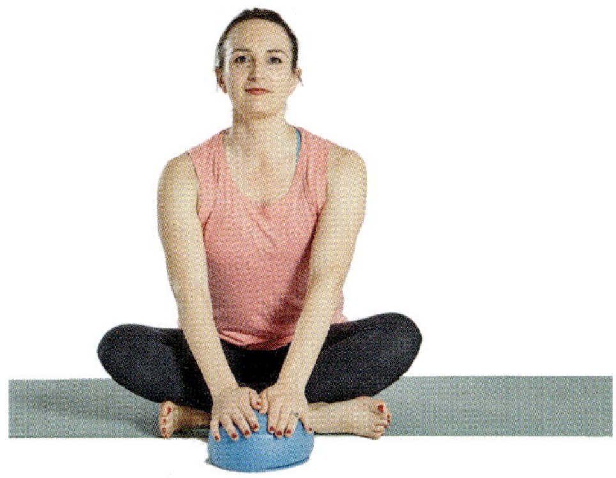

- 숨을 내쉬면서 공을 앞으로 굴려 팔과 상체를 길게 유지하고 가능한 한 긍정적인 에너지로 멀리 손을 뻗어주고, 중심으로 부드럽게 들어 올린다.

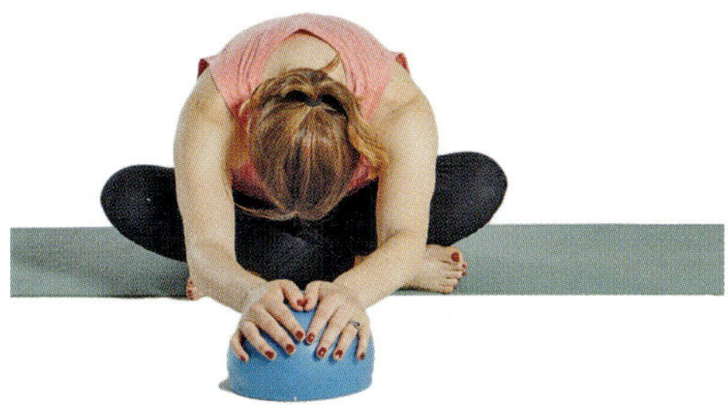

- 숨을 들이마시고 등이 시원하게 스트레칭되는 것을 느껴본다. 그런 다음 움직임을 조절하면서 시작 자세로 돌아온다.
- 3회 반복한 다음 반대쪽 다리를 앞쪽으로 교차하고 3번 더 반복해준다.
- 변형 동작으로, 좌우 양쪽 모두 실시해준다. 공을 대각선 방향으로 굴려 주고, 교차시킨 다리를 균등하게 바꿔준다. 몸통을 안정되게 유지하고 좌골뼈가 매트에서 들리지 않도록 고정시켜 준다.

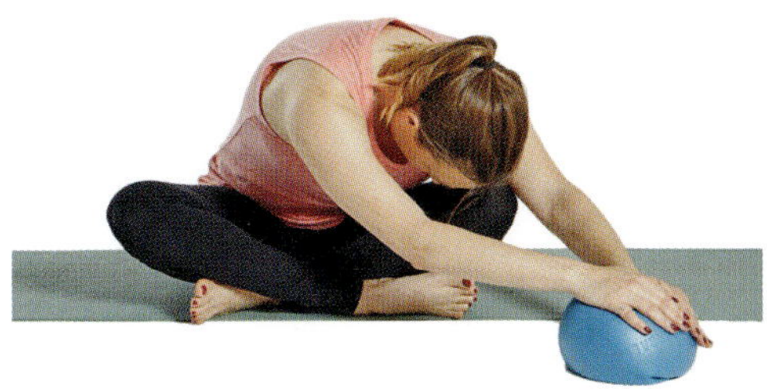

타입라이터 립 익스텐디드 암(TYPEWRITER RIBS EXTENDED ARMS)

1 단계

이 동작은 갈비뼈와 골반의 정렬에 대한 인식을 장려하는 매우 훌륭한 방법이다. 또한 복직근이개 치유를 활성화하고 허리의 복사근에 대한 인식을 높이는 데도 좋은 동작이다. 구부정해진 엄마 자세의 균형을 맞추는 데 완벽하다. 이 운동의 이름의 배경에는 흉곽이 찻 주전자처럼 기울어지는 것이 아니라 타자기처럼 수평으로 미끄러지기 때문에 그렇게 불린다(오래된 타자기 기억하는거 맞죠...?).

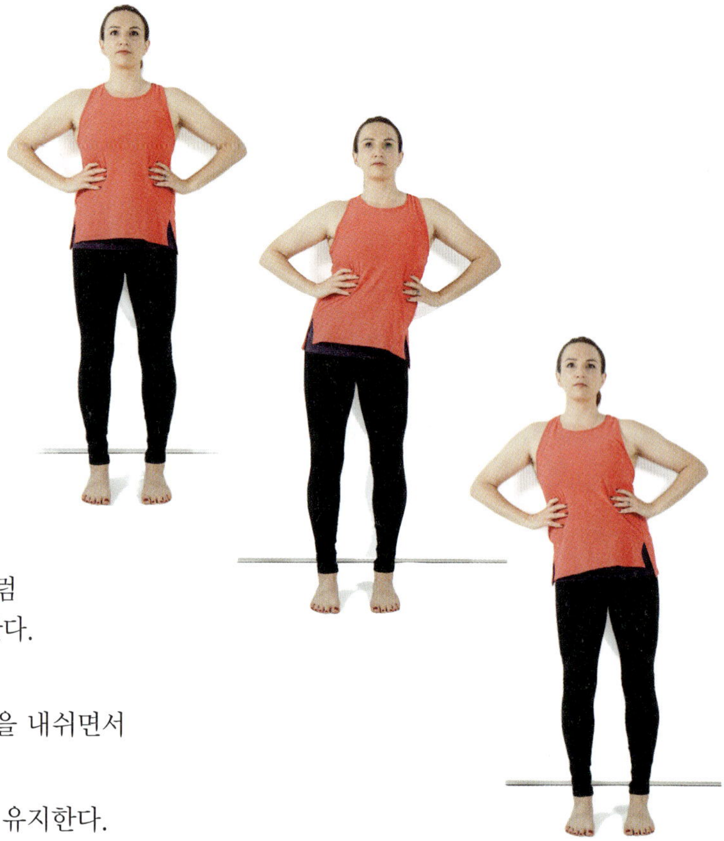

- 벽에 기대고 선다. 흉곽의 옆에 양손을 올린다. 견갑골이 벽에 대해 부드럽게 열리는 것을 느껴본다. 척추는 자연스러운 곡선이 길어진 중립에 있다. 무릎은 부드럽게 구부린다.
- 숨을 내쉬며 몸통을 왼쪽으로 늘려 왼쪽 손가락 끝으로 이끌어준다. 흉곽이 골반 위로 미끄러지는 타자기인 것처럼 왼쪽으로 밀어준다. 이것은 찻 주전자처럼 기울어지는 사이드 리치(p.68 참조)가 아니라 골반을 안정되게 유지하면서 키보드 위로 미끄러지는 빈티지 타자기처럼 그 아래의 골반과 평행하게 흉곽을 이동한다.
- 숨을 들이마시면서 제자리로 돌아오고 숨을 내쉬면서 같은 방법으로 오른쪽으로 밀어준다
- 날개뼈를 넓게 유지하고 어깨를 수평으로 유지한다.

응용 (VARIATION)

어깨 관절에 더 많은 마사지 효과를 받으려면 벽에서 떨어져 서 있는 자세를 취하고(앉아서도 가능) 어깨 관절에 비틀기 동작을 추가한다. 오른쪽으로 손을 뻗으면서 양쪽 팔을 어깨에서 손목/손가락까지 마치 천을 짜는 것처럼 나선형으로 돌려준다.

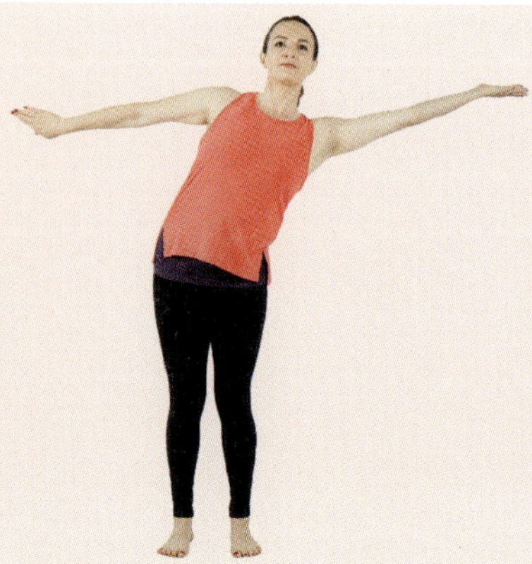

스탠딩 월 푸쉬업(STANDING WALL PUSH-UP)

2 단계

벽은 우리의 회복을 위한 매우 훌륭한 자원이다. 항상 주위에 하나가 있고 집에서 차를 끓이는 동안 그 순간에도 사용할 수 있다.

이 운동은 수평 푸쉬업(바닥에서 하는 푸쉬업)의 부하없이 복근의 힘을 기를 수 있다. 부엌의 조리대 위에서도 할 수 있다. 좀 더 어렵게 하려면 벽에서 멀리 떨어진다. 더 쉽게 하려면 더 가까이에서 실행한다.

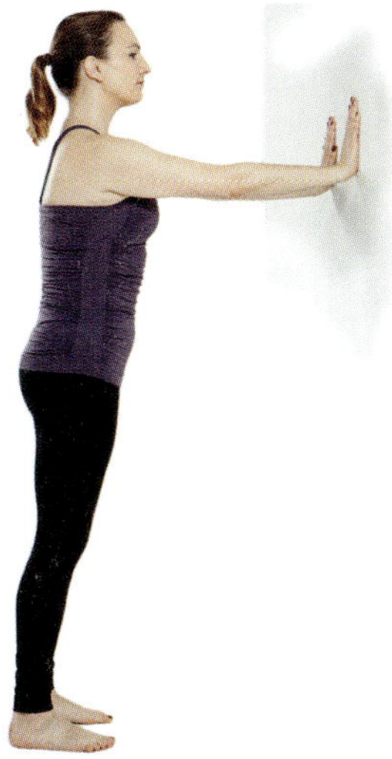

- 바른 자세로 선다, 벽에서 팔 길이만큼 떨어져 선 후 팔을 넓게 벌려 손바닥을 벽에 댄다. 발의 위치를 조정하여 편안한지 확인한다.
- 숨을 들이마시며 척추를 늘린다.

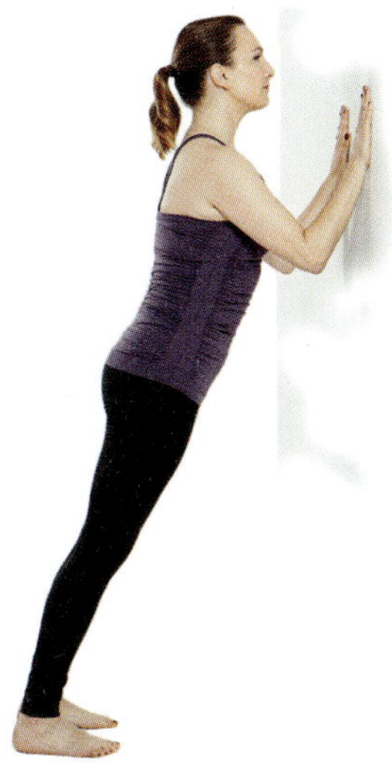

- 숨을 내쉬면서 벽을 향해 앞으로 밀면서 팔꿈치를 바깥쪽이 아닌 허리쪽으로 구부린다. 몸은 하나의 연결된 단위, 척추 및 엉덩이로 움직여야 한다. 종아리 근육이 스트레칭되는 것을 느낄 수 있다.
- 숨을 들이마시며 길게 늘려준다. 최대 10회 반복한다.

응용 (VARIATION)

등 윗부분과 어깨를 펼 수 있는 좋은 스트레칭으로 어머니의 날(Mother's Day)을 위한 완벽한 동작이다. 유모차를 지지대로 사용해서도 이 동작을 할 수 있다.

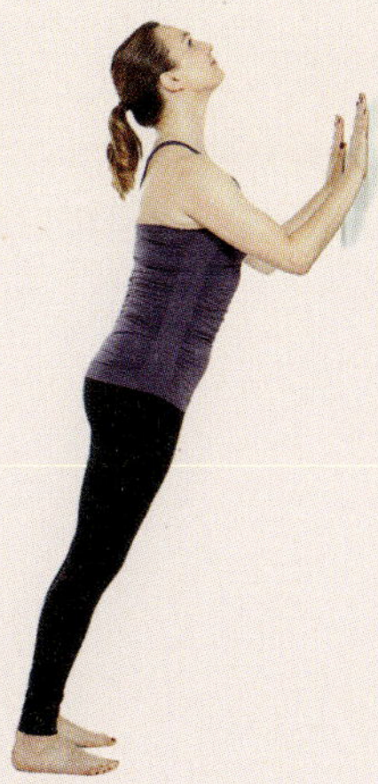

- 더 어렵게 만들려면 : 앞으로 밀면서 코를 천장을 향하게 들어 주고 가슴은 벽 코브라 자세로 열어 준다. 몸을 신전할 때 확장은 흉골에서 나와야 하며, 하부 척추가 아닌 브래지어 끈 주변의 척추 중간에서 느껴져야 한다. 복부는 들어 올려 유지한다.
- 엉덩이를 뒤로 빼고 팔은 앞으로 밀어줘 벽에서 다운 워드 독 자세를 만들어 마무리한다.

변형 푸쉬업(MODIFIED PUSH-UP)

2 단계

좀 더 도전적인 운동으로 복부 연결이 편안할 때만 시도한다. 이 동작은 가슴과 어깨를 강화하고 코어 컨트롤에 더 많은 도전을 추가한다. 아기와 함께 바닥에서 놀 때 좋은 동작이다. 키스할 때까지 밀어준다.

- 네발기기 자세에서 시작한다(p.81 참조). 중립자세에서 길게 늘려준다.
- 잠시 시간을 내어 복부로 숨을 쉬고, 들숨에 배를 부드럽게 하고, 날숨에 복부를 들어 올려 중심과 연결한다.

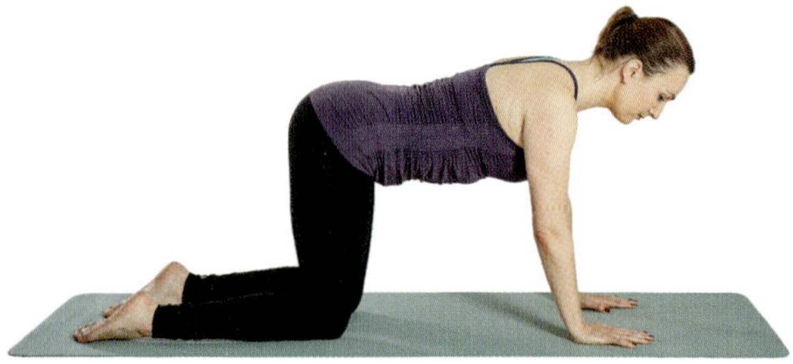

- 들숨에 팔꿈치를 구부려 가슴을 손 사이로 내린다. 척추는 중립으로 유지한다.

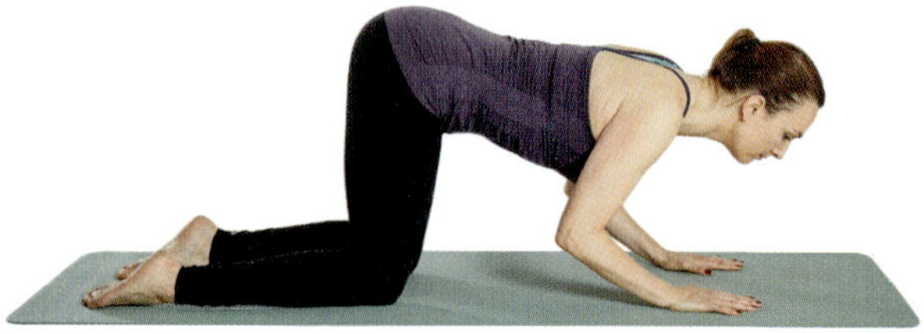

- 숨을 내쉴 때 팔로 바닥을 밀어 네발기기 자세로 돌아온다.
- 최대 10회 반복한 다음 휴식 자세로 돌아온다 (p.85 참조).

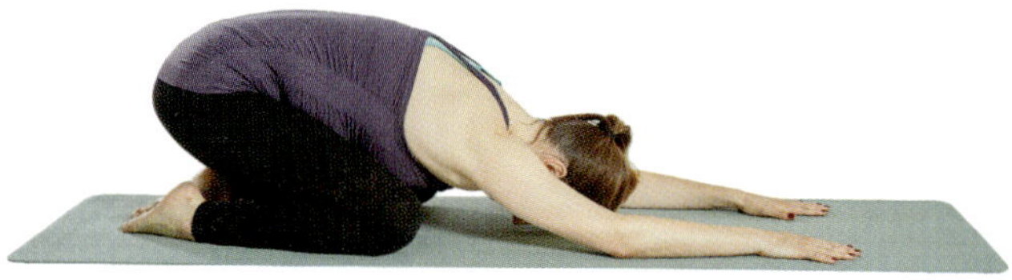

응용 (VARIATION)

3 단계

이 동작은 훨씬 더 도전적인 형태이다. 안정성과 근력을 평가하고 싶을 때 허리에 아치가 생기지 않도록 주의하면서 다리를 들어 올린다. 몸에 무리가 너무 많이 가는 경우 **2단계**로 돌아와서 더 깊은 인식과 연결에 초점을 맞춘 후 다시 시도해 본다. 이 운동의 가장 좋은 점은 약간 불균형한 자세에서 도전한다는 것이다.

어머니로서 우리의 일상 생활은 거의 균등하지 않다. 종종 킥보드, 카시트 및 아기는 대부분 습관적으로 편한 방향으로만 안고 다니는 경우가 많다. 우리는 일상적인 기능을 반영하는 방식으로 우리 몸을 훈련해야 한다. 이 동작은 우리가 해결해야 할 약점과 불균형이 있는 부분을 강조하게 될 것이다.

- 네발기기 자세에서(p.81 참조) 테이블 탑 레그 익스텐드(p.107 참조)와 같이 한쪽 다리를 몸에서 멀리 뻗어준다.
- 날숨에 다리를 엉덩이 높이까지 들어 올린다.

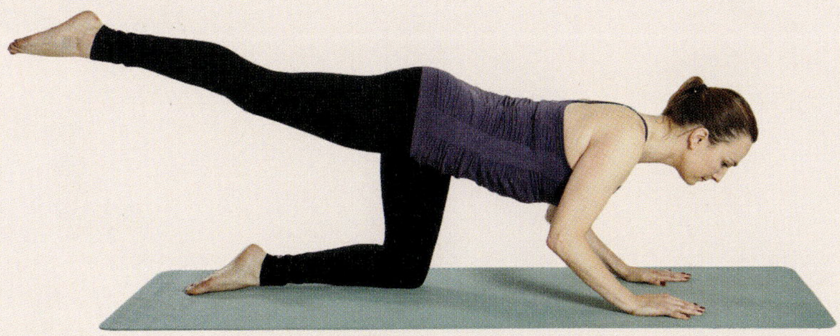

- 숨을 들이마시며 팔굽혀 펴기로 낮추고 척추와 일직선으로 다리는 뻗어준다.
- 다리를 낮추되 무릎은 편 상태를 유지한다. 같은 다리로 5회 반복한 후 반대쪽을 반복하기 전에 휴식 자세로 돌아온다(p.85 참조).

제왕절개 회복을 위한 운동

5분 운동	
릴렉세이션: 펠빅플로어: 퓨빅 본 브리딩 106	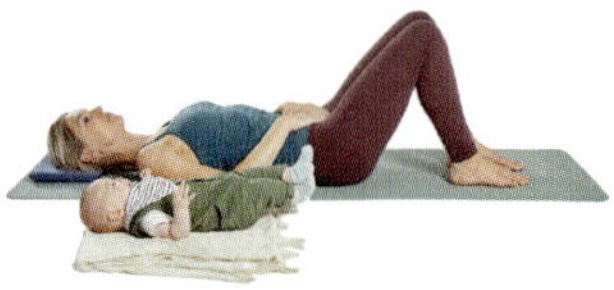
펠빅틸트 푸쉬 위드 피트 131	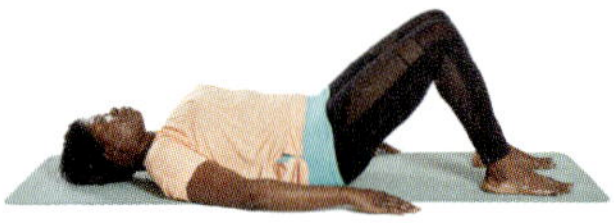
윈드밀 암 135	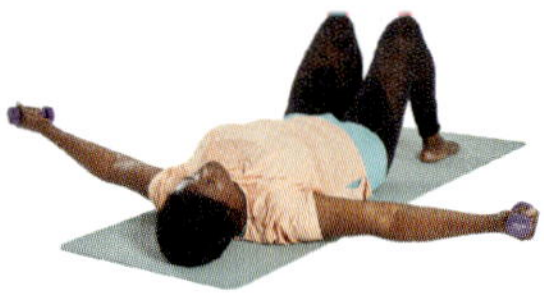
힙플렉서 스트레칭 113	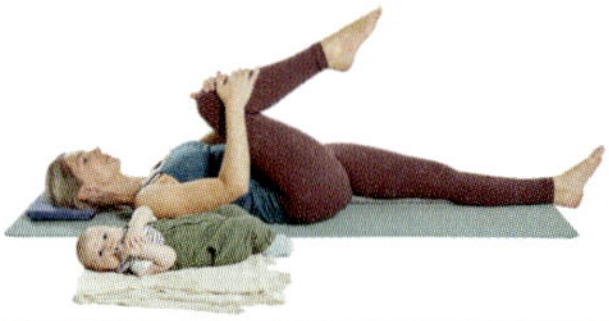

10분 운동	
숄더 드롭 134	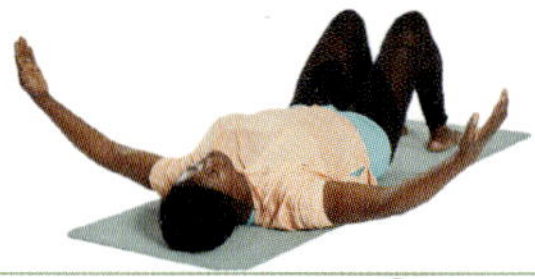
펠 빅플로어: 퓨빅 본 브리딩 106	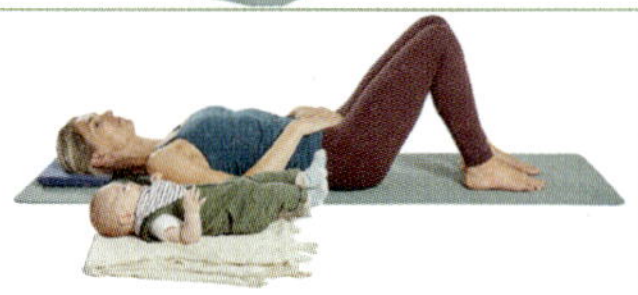
펠빅 컬 86	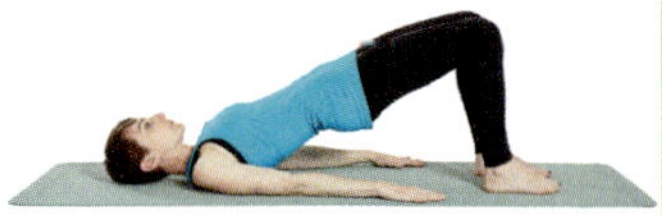
스니프, 플롭, 드롭 103	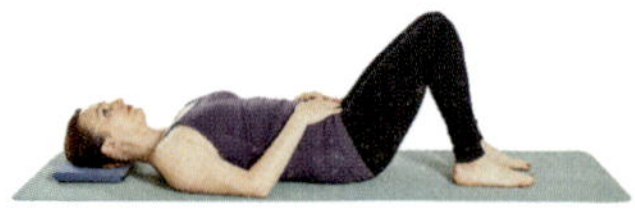
캣-카우 84	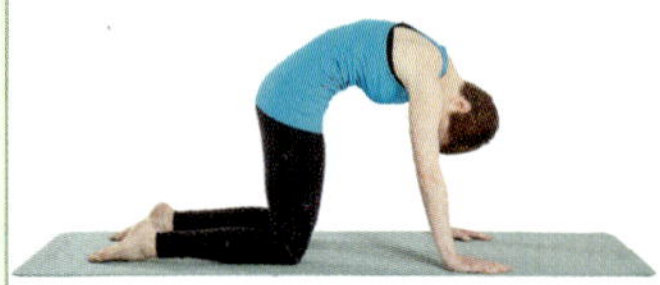
넥 스트레칭 앤 릴리즈 112	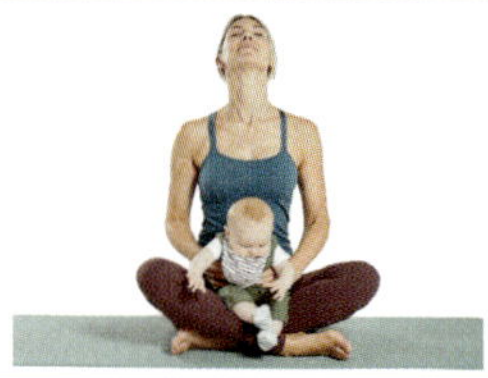
사이드 라잉 볼롤 116	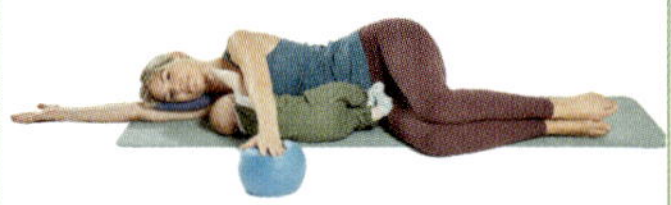
오이스터 76-77	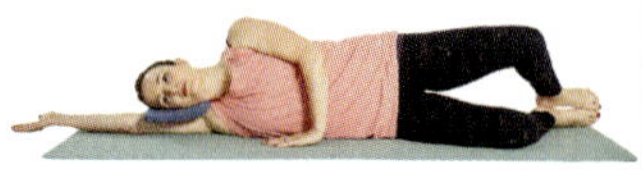
스카프 브리딩 62	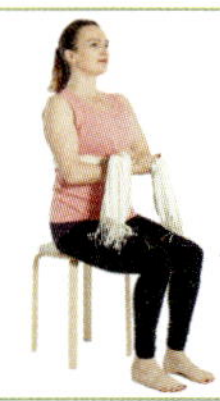

제왕절개 회복을 위한 운동

20분 운동	
릴렉세이션: 펠빅플로어: 퓨빅 본 브리딩 106	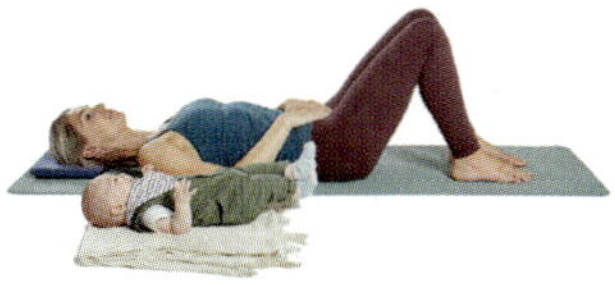
골반기저근 인지 운동 103	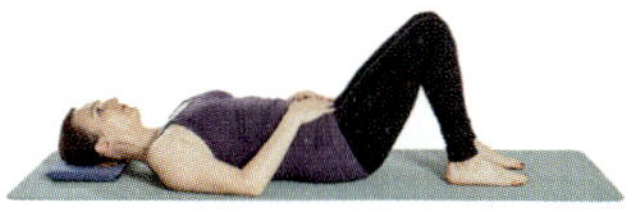
니이 드롭 73	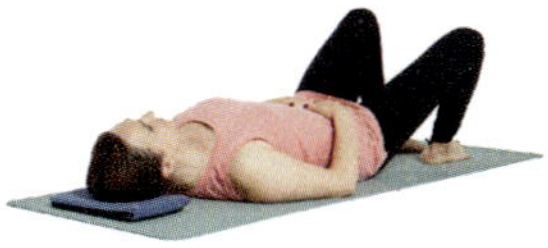
콤파스 79-80	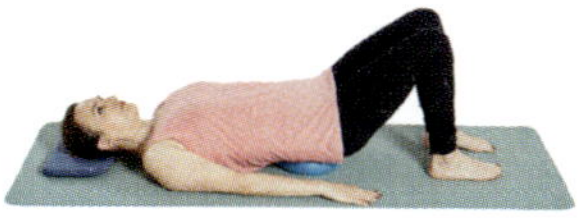
밴드 레이즈 138	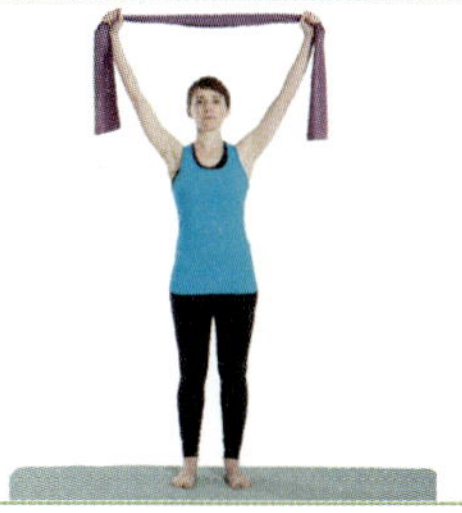
시팅 크로스 레그롤 139	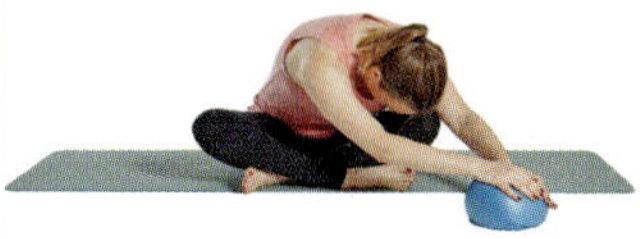
트위스팅 스파인 컬 137	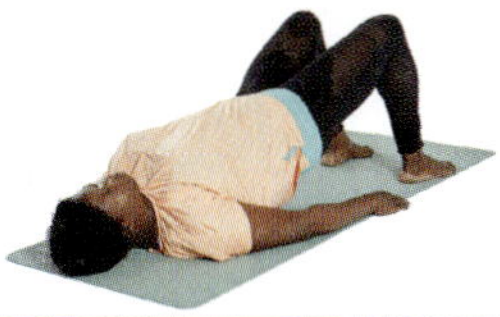

20분 운동 (계속)	
타입라이터 립 140	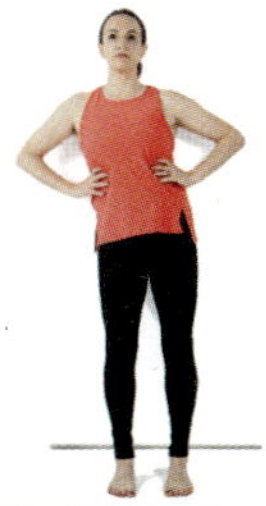
립케이지 클로저 위드 레그 익스텐션 136	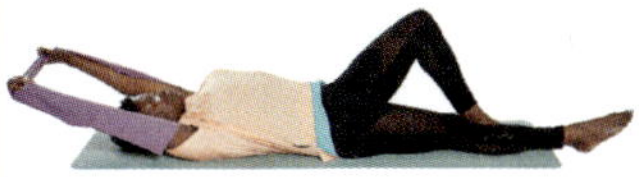
캣-카우 84	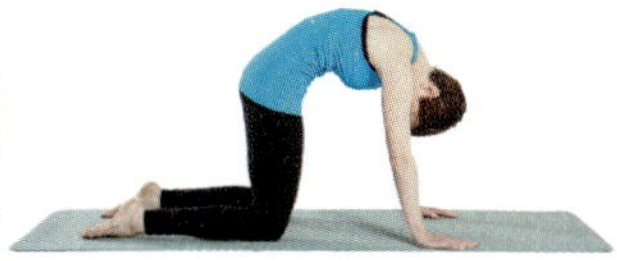
휴식자세 85	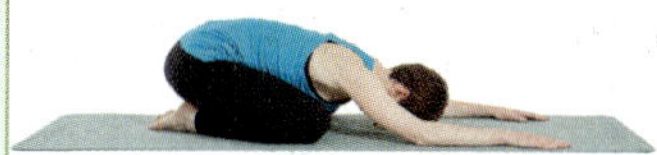
레그 업더 월 118	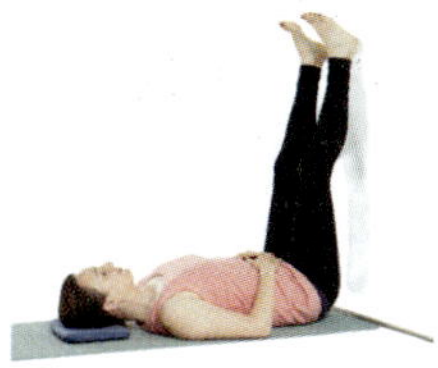

Chapter 4

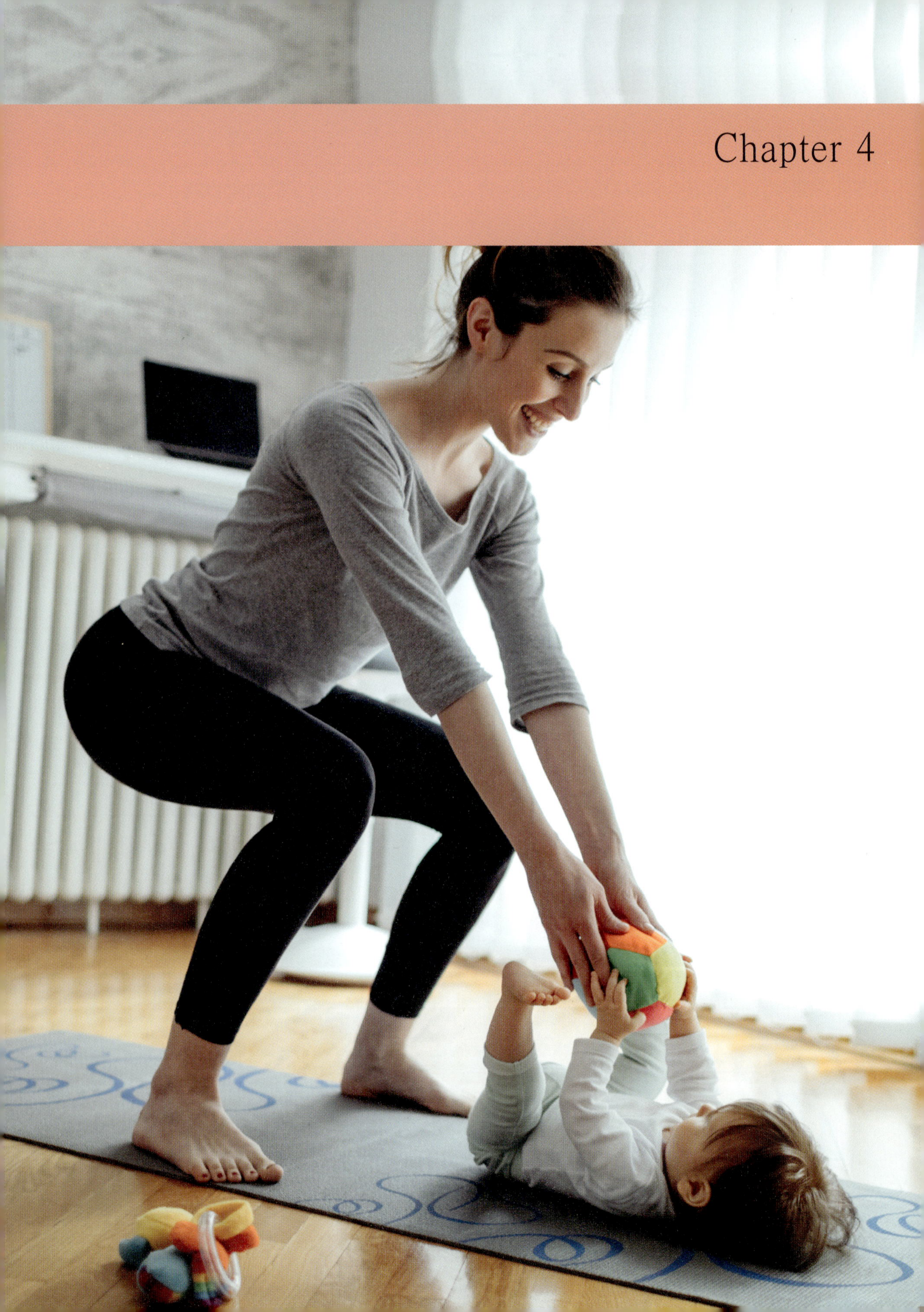

근력을 길러라 : '9개월의 임신과 9개월의 회복'

Building up your strength: 'nine months in, nine months out'

임신 4분기를 6개월 지난 시점은 당신의 아기에게 큰 변화를 가져다 준다: 비교적 수동적이고, 잠을 많이 자고, 이동하기 편한 신생아에서 완전히 발육하고, 계속 움직이고, 소통하며, 활발히 움직이는, 요구가 많은 성격으로 변화한다. 'nine months in, nine months out'이라는 문장은 당신이 9개월 동안 아기를 가졌다는 것을 응원하듯 얘기해주고, 다음 9개월 동안 당신은 출산 이후부터 점차 '원래의 모습으로 돌아가라'는 뜻이다: 이것이 아기 무게만큼 체중이 빠지는 것(shedding baby weight)이든, 몸이 더 튼튼하고 강해지는 것이든, '원래 당신의 본 모습으로 돌아가라'는 뜻이다.* (*주의. 자신의 경험이 아니라고 해서 공감할 수 없다 생각하지 말아라, 나에게도 처음 있는 상황이었다 — 내 아이는 수동적이지 않고, 잠을 잘 자지도 않는 매우 까탈스러운 아이였다…*)

나는 당신이 출산 2주 후에 '임신 전에 입던 청바지'를 다시 입겠다는 생각에 동감한다(캣 워크를 걷는 하이디 클룸 같은 모델이 되겠다는 생각). 누군가에겐 9개월은 눈 깜짝할 사이처럼 짧기에, '예전의 나'로 돌아가겠다는 생각보다는 오늘부터 새로운 내가 되겠다는 마음가짐을 가져야 한다. 임신 4기에서 6개월이 지난 이 기간은 '이제 좀 정상적으로' 느끼고, 아이의 밤낮 없는 요구에 조금 더 익숙해지며, 당신의 에너지 레벨이 상승하기를 원할 것이다. 하지만 당신은 좀비 상태로 방황하고 다닐지도 모르고, 당신이 얼마나 피곤한지에 대해 한숨을 쉬지만, 당신의 아기가 더 잠자기를 바라고 있을 것이다. 또한, 시간이 어떻게 흐르는지 궁금해 할 것이고, 아이들이 너무 빨리 성장하는 것을 막고 싶어 '일시 정지' 버튼을 누르고 싶다는 감정을 동시에 느끼고 있을 것이다. 만약에 당신이 특별히 잠 못 이루는 아기가 있거나 자신을 돌보는 데 헌신할 시간이 없다면, 당신은 몸이 무겁다고 느끼거나 지칠 수 있다. 기억하라, 수면 부족/휴식 부족은 치유 과정을 억제한다. 따라서 여러분이 진정한 휴식을 취하지 않는다면 체력 고갈, 피로, 그리고 무기력함의 요소가 따를 수 있다는 것을 기억하라.

몇 달 동안의 극심한 피로는 순전히 당신의 수면을 빨아먹는 작고 귀여운 흡혈귀 때문일 수도 있고, 아니면 다른 것과 관련된 것일 수도 있다. 이런 상황에는 갑상선 문제나 철분 결핍증(anaemia)을 검사해 볼 필요가 있는데, 이것이 당신이 이전에 경험해 보지 못했던 전신 피로증이라면, 이유를 알아낼 필요가 있다. 또한 정신 건강의 약화, 피로, 체력의 고갈은 감정의 회복에 영향을 미칠 수 있으므로, 내면의 평온을 항상 생각해야 한다. 당신은 살이 빠져서 임신 전 입던 청바지를 입을 순 있지만, 여전히 요실금으로 고통받고 있을 수 있다. 이것은 당신이 예전의 상태로 '돌아온' 것처럼 보일지 모르겠지만 당신의 내부는 아직 완전히 낫지 않았다는 것을 보여준다. 당신은 약한 코어의 힘 또는 골반장기탈출증 때문에 재활의 기간이 길어질 수 있을 것이다. 이것은 실제로 당신의 컨디션과 개인적인 산후 경험에 달려있다. '지금쯤이면… 이래야 하는데' 라고 생각하거나, 스스로 판단하지 말아야 한다.
현재 자신의 모습과 마주하라.

이 6개월 동안에 여러분은 '이제 괜찮다' 라는 생각의 압박을 강하게 느낄 것이다. 회복을 자기 자신만의 페이스로 갖고 가며, 다른 엄마들과 비교하지 않는다.(특히 소셜 미디어를 통해서) 생리학적으로, 당신의 몸 상태는 지금쯤 안정되었을 것이고, 당신의 생리가 돌아오면 호르몬의 변동은 최소화될 것이다. 하지만 우리 여성의 생리주기는 항상 유동적이기 때문에 당신의 생리주기가 돌아오면 이것이 균등하고 규칙적인지 확인해 볼 필요가 있다. 만약 그렇지 못하다면 왜 그런지를 의사와 함께 상의해 보라. 그리고 만약 당신이 여전히 모유 수유를 하고 있다면, 처음 한두 달 정도는 모유 수유가 당신의 인대의 강도에 영향을 받는지 아닌지를 확신할 수 없다. 나는 영향을 받을 수 있다고 조심스럽게 의심하는 편이다. 왜냐하면 그것을 염두에 두고 자신을 돌보는 것이 나중을 위해 좋다고 생각하기 때문이다. 모유 수유를 하고 있나넌 HIIT(고강도 인터벌 트레이닝)과 역동적인 요가는 자제하도록 한다. 그렇지 않더라도 생리주기는 상해에 영향을 미치는 경향이 있다. 호르몬은 장기 탈출증을 야기시킬 수도 있다. 예를 들어, 에스트로겐의 감소는 심각성을 증가시킬 수 있기 때문에 당신은 생리 직전에 그 증상들을 더욱 명확하게 알 수 있을 것이다. 여기서 키 포인트는 회복을 선형(linear)으로 보지 않는 것이다. 몇 주 동안은 다른 날들보다 더 힘이 없다고 느낄 수 있을 것이다. 어떤 날은 에너지를 저장해야 한다고 느낄 때가 있고, 또 어떤 날은 뭔가를 하고 싶어서 몸이 근질근질할 것이다. 답답해하지 말고 생리주기 동안 내가 어떻게 느끼는지 관측하여
올바르게 플랜을 짜도록 한다.

여전히 모유 수유를 하고 있는 경우(6개월 동안 모유 수유를 한다는 건 아주 멋진 일이지만, 모유 수유를 하지 않았더라도 상관없다), 이것은 당신의 에너지를 지속적으로 고갈시키므로, 임신 4기에 했던 것과 같은 방식으로 물 섭취량을 유지하고 식단을 최적화한다.

아기의 몸무게는 점점 늘어가는데 쉴 새 없이 움직이고, 모든 사물에 관심이 많은 아기들과 놀아주다 보면 이 시기에 당신은 아기를 안아주고, 옮기고, 앉았다 일어나기를 반복하면서 골반기저근, 복부, 목, 어깨 그리고 무릎에 지속적인 압력이 가해지게 될 것이다. 당신은 직장으로 돌아가 성인의 삶인 책상 앞의 일상과 업무의 스트레스를 그리워하게 될지도 모른다. 당신의 아픔과 고통에 굴복하지 않도록 코어의 힘이 강해져야 한다(내가 무릎과 어깨에 부상을 당한 것도 나의 두 아이가 걸음마를 시작할 즈음이다. 두 케이스 전부, 수면과 코어의 힘이 부족해서 생긴 부상이며 이것은 산후 치료 과정에서 가장 대두되는 부분이다). 일상생활에서 반복적으로 무거운 것을 들어 올리면서 긴장이 생길 때 그 긴장을 풀도록 한다.

이 6개월 동안 우리는 **3단계**로 더 많은 경험을 할 것이다. 하지만 **1단계**와 **2단계**를 계속해서 반복하게 될 것이다. 당신의 힘에 대해 호기심을 갖고 '몸과 마음'의 대처가 어떻게 모성애와 연관되는지 항상 관심을 갖도록 한다. 산후 회복은 선형적(linear)이지 않으며 아기가 '신생아' 단계를 넘긴 6개월 즈음에 당신은 '원래의 몸' 을 찾은 것 같고, 에너지가 풍부하다고 느낄 수 있을 것이다…. 하지만 초기 산후 기간보다 약해졌다는 느낌이 들기 때문에 좌절, 체력 고갈, 무기력을 느낄 수도 있을 것이다. 이것은 축적된 수면 부족과, 모유 수유, 그리고 끝없이 원하고 갈망하는 아이를 돌봄에 있어 예상되는 상황이다.

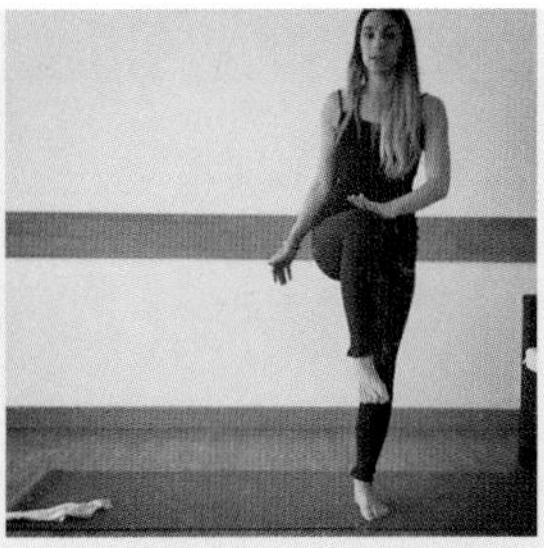

전문가의 조언

조 디플락. PT 겸 Motherhood Core Restore 전문 필라테스 강사이자 두 아이의 엄마.

가장 중요하게 기억해야 할 것은 당신의 몸이 엄청난 여행과 변화를 겪었다는 것이다. 당신의 장기들은 출산 후 9개월 동안 원래의 위치로 돌아가기 위한 시간을 보낼 것이다. 이 시기는 자신의 몸에 관대해야 하며, 본인의 몸 상태의 레벨보다 과부하의 운동을 해야 한다는 압박에 굴하지 않는 것이 매우 중요하다.

현재의 몸을 마주하고 필라테스와 호흡 운동을 사용하면 완전한 체력과 힘을 회복할 수 있는 탄탄한 기초를 다질 수 있을 것이다. 집을 지을 때 단단한 콘크리트가 기반이 되고 이것은 절대 서두르면 안 되듯이 당신의 접근방법은 기초부터 다지는 것이다. 서로 서로 다시 연결하고, 많은 부분을 재교육하면서 한 번에 하나씩 몸을 회복시킨다.

약화에 따른 증상 – 허리와 무릎의 통증 또는 골반기저근의 약화(요실금)는 당신의 몸이 당신의 생활 수준이나 운동 수준에 비해 충분히 강하지 않다는 것을 말해주는 지표이다. 이러한 증상을 절대 무시하지 말아라. 필라테스와 호흡의 연결의 즐거움은 당신의 깊은 코어 근육의 회복과 이전보다 더 강해진 당신을 마주하게 될 것이다.

www.themotherhoodmovement.com
Instagram @the_motherhood_movement
Facebook https://www.facebook .com/themotherhoodmovementofficial/

4가지 요소를 체크해보자 : 휴식(rest), 수분의 보충(rehydrate), 에너지 충전(refuel), 재활력(revitalize). 당신의 개인적인 진행틀 안에서 자신이 현재 어디쯤에 있는지 살펴본다: 1, 2… **3번째 단계**가 준비되었는가?

변화된 체형을 위한 자세 조언

당신의 움직임의 패턴과 리프팅 테크닉을 점검하기 위해 p.56-58를 정기적으로 살펴본다. 이것은 '운동' 이 아니라 매일 골반기저근과 코어 근육에 큰 압박을 가하는 것이다. 아기를 들어 올릴 때나, 옮길 때에 항상 같은 쪽으로 움직이는지 주의깊게 살펴본다. 카시트에 앉히거나 욕조에서 들어 올릴 때 몸의 중심에 힘을 싣고 있는지에 대해서도 주의깊게 살펴보아라. 만약 그렇지 않다면 더 정기적으로 체크하도록 한다.

유모차(buggy)는 이를 상기시키기 좋은 방아쇠 역할을 한다. 유모차의 핸들을 이용해라: 손잡이에 손을 대고 약간의 힘을 가함과 동시에 발에 힘을 주어 선다. 이 자세는 어깨의 긴장을 줄이고 똑바로 서는 데 도움이 된다. Back Stretch Against the Buggy/Wall(p.69 참조), 플리에 Pliés(p.92 참조) 또는 스쿼트(p.158~160 참조)와 종아리 스트레칭을 똑바로 서 있을 때마다 한다. 어깨를 부드럽게 등쪽으로 당긴다고 생각하고, 심장이 가운데로 끌어올려지게 하며, 해바라기처럼 길게 선다. 종종 한 손으로 버기를 밀고, 다른 손으로 핸드폰을 만지는데, 동시에 여러 가지 일을(Multitasking)하는 것을 우리 몸과 영혼이 원하는 것은 아니다.

산후 전문 물리치료사(The Mummy MOT)

아직 여성 건강 물리치료사를 만나지 않았다면 지금이 만나서 체크업하기 좋은 최적의 타이밍이다. 자연적으로 몸이 치유가 되는 초기 단계는 끝났으며, 이제부터는 근력과 탄력에 기반하여 원하는 방식으로 몸을 만드는 것은 당신에게 달렸다. 출산 후의 문제는 무시한다고 해서 사라지는 것이 아니라는 것을 기억해라. 최근에 내 회원이 출산 후 코어의 회복 수업을 시작하고 싶다고 연락이 왔다. 그녀의 아기는 3살이고, 그녀는 지금쯤이면 복직근이개가 회복됐기를 바라고 있었나. 안타깝게노 회복은 이런 식으로 진행되는 것이 아니다: 올바른 자세 또는 속근육의 힘이 없이 매일같이 체중이 늘어가는 아이를 든다면(회복은 이뤄지지 않는다.) 엄마로서 조금씩 적응이 되어 가고 있다면(newborn fog - 출산 후 적응하는 시기, 일반적으로 6주에서 12주를 나타내며, 한국 문화에서는 아기가 100일이 될 때를 생각하면 된다) 골반기저근과 코어에 더 많은 관심을 갖고 싶어질 수도 있다.

여성 골반 건강 물리치료사를 찾아가기 전에 가정의학과 전문의(GP-general practitioner)에게 찾아가 상담을 받아 보아라. 가능하다면 평가를 받을 때 개별적으로 받을 수 있도록 해라.

여성건강 물리치료에 관한 더 많은 정보와 당신 근처에 있는 전문가를 찾는 방법을 참조란에 포함시켜 놓았다.

근력을 길러라

아기는 점점 무거워지고 활발하게 움직이기 시작한다. 그러니 힘을 기르자.

컬 업(CURL-UPS)

3 단계

매일 아침 침대에서 일어나서 아이를 안고, 자동차 시트를 들어 올리고, 유모차를 밀 때, 당신은 복부 근육을 사용한다. 가벼운 컬 업은 의식적인 호흡과 함께 조심스럽게 진행하고, 바닥에서 일어나거나 무거운 아기를 들어 올릴 때보다 복강 내 적은 압력을 만든다(골반기저근에는 하중이 실리고, 복직근은 이개된다). 그럼에도 불구하고 컬 업은 회복에 중요한 요소이기 때문에 조심스럽게 진행해야 한다. 이 동작을 규칙적인 운동으로 만들기 전에 상처 부위의 당김이 사라지고, 골반기저근의 힘이 돌아오는지를 느껴보고, 제왕절개 후 12주까지 기다려라(또는 물리치료사에게 검사 받은 후에 실시한다).

컬 업은 X- factor를 찾는 것을 요구한다 — 바디 컨트롤 필라테스는 갈비뼈부터 반대쪽 엉덩이까지 몸과 근육에너지를 연결하는 가상의 X를 설명한다.

- 편안한 자세로 눕는다(p.60 참조).
  양손을 머리 뒤에 놓는다.

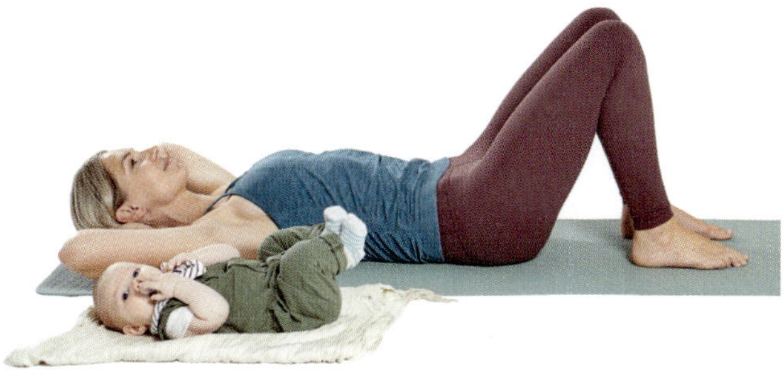

- 숨을 들이마시고, 뒷목을 길게 늘려준다.
  머리는 바닥에 두고,
  턱은 가슴 쪽으로 당긴다.
- 숨을 내쉬고, 골반기저근과 하복부를 끌어당긴 후, 머리를 들어 등의 상부를 매트에서 떼기 시작한다.

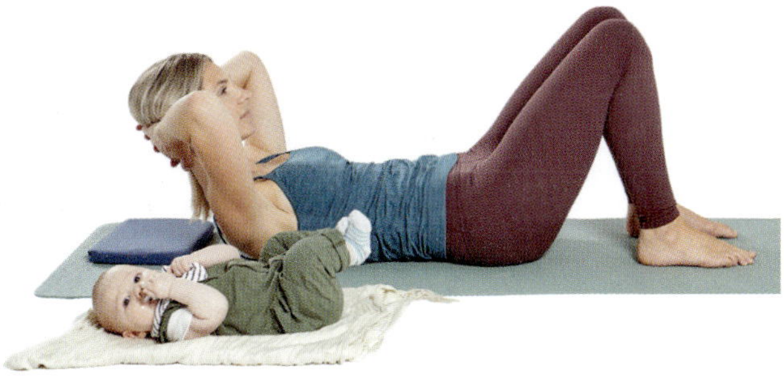

- 숨을 들이마시고, 양손을 허벅지 뒤쪽으로 편안하게 놓은 후, 골반의 중립을 유지한 채, 골반의 뒤에 있는 천골을 무겁게 놓는다.
  가볍고 묵직한 아래 부분을 생각해라.

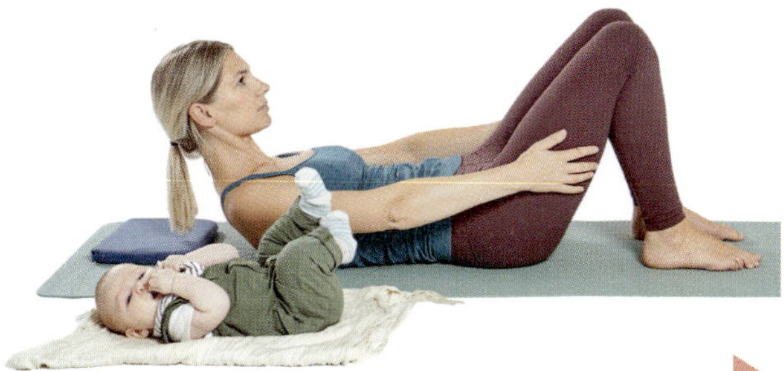

- 숨을 내쉬고, 가볍게 허벅지 뒤를 잡아, 척추 하나 하나를 조금 더 매트에서 떼어 낼 수 있도록 도와준다.

- 숨을 들이마시고, 양손을 머리 뒤로 원위치한다.
- 숨을 내쉬고, 등의 하부를 조절하며 내려놓는다.
- 5번 반복한다.

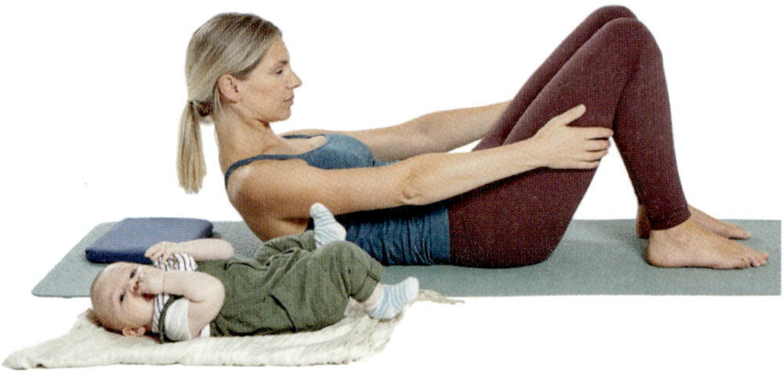

만약에 복부가 위로 볼록하게 튀어 나오거나, 골반기저근의 압력을 느낀다면—
***2단계** 깊은 코어 운동을 끝내고 나서, 다시 이 운동을 진행한다.*

컬 업과 레그 슬라이드(CURL-UPS WITH LEG SLIDE)

3 단계

골반의 안정성을 인지하고 깊은 코어의 연결을 찾을 수 있는 아주 좋은 운동이다.

- 컬 업의 시작 동작과 같은 자세로 시작한다(p.151 참조).
- 호흡을 들이마시며 준비하고 숨을 내쉬고 조절하며 컬 업한다. 동시에 한쪽 다리를 레그 슬라이드하듯이 뻗는다(p.72 참조).

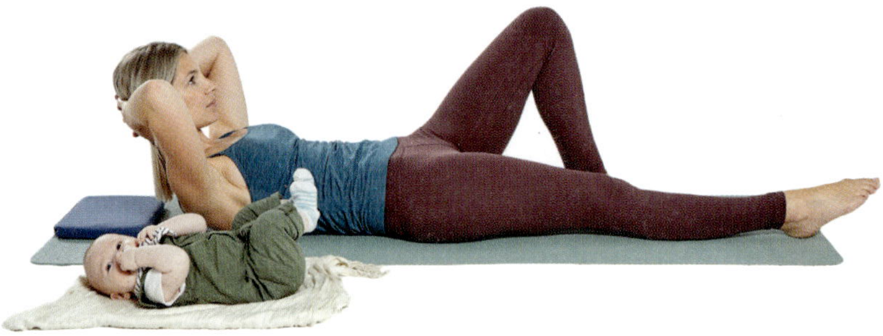

- 숨을 들이마시고, 다리를 다시 시작 자세로 끌어 당기며, 동시에 상체도 천천히 낮춘다. 한 다리당 5번 반복한다.

주요 포인트

깊은 코어 근육의 활성화와 함께 골반의 모든 움직임을 조절한다.

더블 니이 폴드(DOUBLE KNEE FOLDS)

3 단계

이 운동은 코어의 조절과 복부의 근력을 요한다. 우리는 움직일 때 배가 볼록하게 튀어나오지 않게 하기 위해 골반기저근과 복부 근육에 심혈을 기울여야 한다. 만약에 배가 튀어나오거나 당신의 골반이 기울고 등에 아치가 생긴다면, 지금 현재 이 운동은 당신에게는 무리가 갈 수 있으니 **1단계 인지 단계**로 돌아가야 한다. 심부 근육의 힘이 생기기 전까지 싱글 니이 폴드(p.75 참조)를 연습한다.

- 숨을 들이마시고, 준비한다.
- 숨을 내쉬고, 싱글 니이 폴드처럼 한쪽 다리를 띄운다(p.75 참조). 척추와 골반의 중립을 유지하도록 한다.

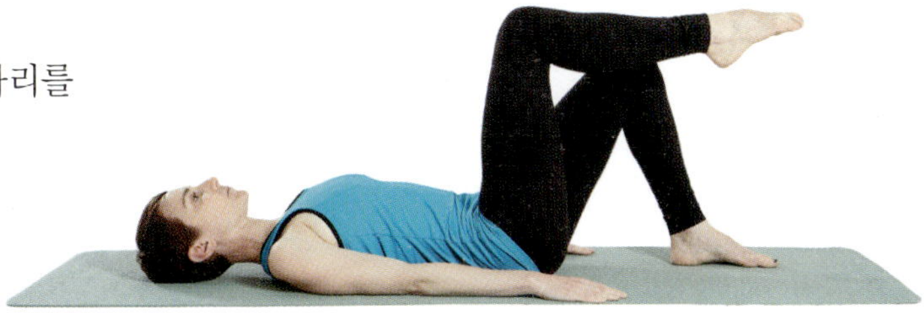

- 같은 호흡에 당신의 중심부와 강한 커넥션을 만들고, 반대쪽 다리를 띄운다. 만약, 도움이 필요하다면 골반을 의식적으로 밀어넣거나, 척추의 하부를 임프린트한다.
  다리의 무게 때문에 골반이 기울어지는 것이 아니라, 의식적으로 골반의 움직임을 만든다.

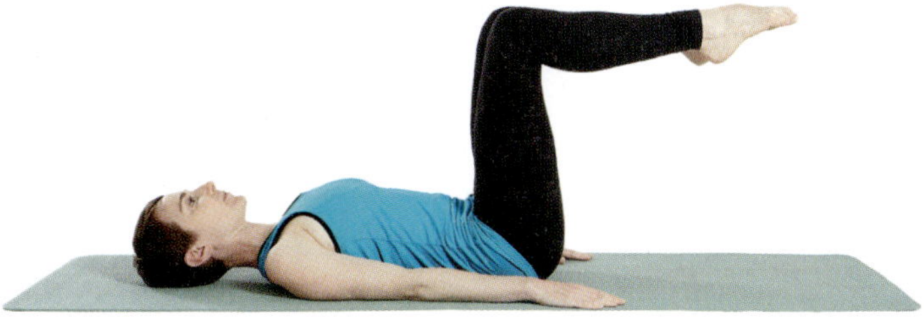

- 숨을 들이마시고, 어깨를 가볍게 두고, 상체를 편안하게 놓는다.
- 숨을 내쉬고, 중심부와 다리의 연결을 느끼며, 한쪽 다리를 내려놓고 나머지 다리도 따라 내린다.
- 5번 반복한다.

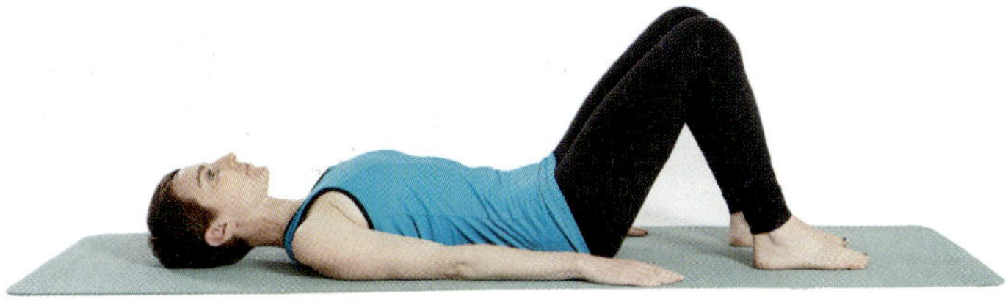

주요 포인트

몸을 경직시키지 마라 : 움직임이 부드러워야 한다.

백 릴리즈 오버 롤러(BACK RELEASE OVER ROLLER)

2 단계

폼롤러는 엄마들에게 굉장한 운동 장비라고 할 수 있다.이 운동은 아이들과 아기 때문에 생긴 등 상부의 뭉침을 푸는 데 좋은 운동이다. 게다가, 균형과 조절을 요하기 때문에 깊은 코어 근육의 운동 효과까지도 얻을 수 있다. 롤러를 따라 척추를 눕히는 것 만으로도 엄마의 등이 굽는 것을 막아 주고 코어가 활성화될 수 있기 때문에 만약 폼롤러가 없다면, 구입하는 것을 추천한다. 구입이 어렵다면, 작은 공을 날개뼈 사이에 놓거나, 두 개의 테니스 공을 날개뼈 부위에 위치하여 비슷한 효과를 볼 수 있다.

• 폼롤러를 매트 위에 놓는다. 폼롤러 앞에 앉은 후, 등을 컨트롤하면서 뒤로 눕고, 날개뼈를 롤러 위에 올려놓는다. 양손은 머리 뒤로 놓고, 무릎은 굽혀 엉덩이를 매트 위에 가볍게 내려놓는다. 숨을 들이마시고, 척추를 길게 늘리고, 흉곽을 부드럽게 한다.

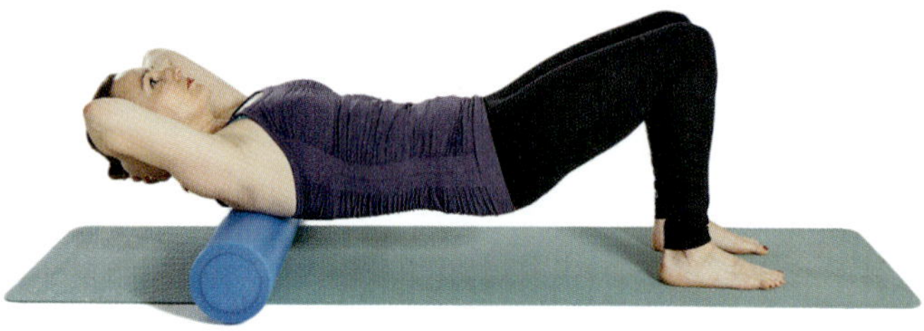

• 숨을 내쉬고, 갈비뼈 높이로 엉덩이를 들어 올린다. 호흡을 편안하게 하며, 폼롤러를 천천히 앞 뒤로 움직여 몸통의 상부를 자극시켜준다. 상부 척추쪽을 마사지 해준다 — 허리를 꺾거나 말지 않고 중립적인 자세를 유지한다.

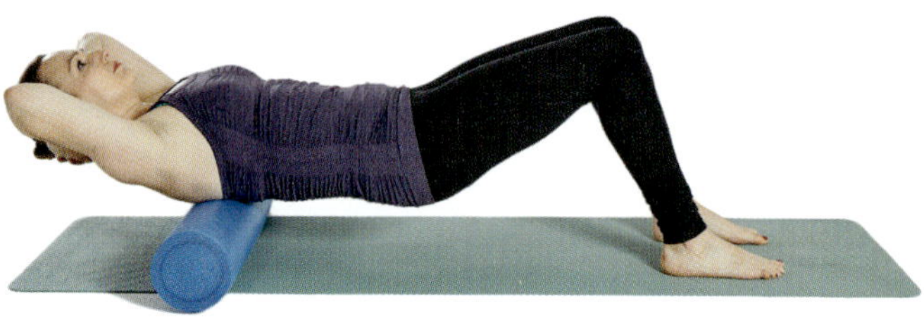

• 천천히 엉덩이를 다시 매트 위에 내려놓고 롤러에서 내려온다.

힙 플렉서 보우 앤 애로우(HIP FLEXOR BOW AND ARROW)

3 단계

이 운동은 어깨와 고관절의 균형감각을 길러주고 스트레칭에 도전하는 운동이다. 안정적인 상태를 유지하려면 꽤 많은 코어 운동이 필요하지만 영향은 적다. 이 동작이 너무 과하다면, 하이닐링(high kneeling) 동작과 똑같이 실시하면 된다.

- 고관절 굴곡근 스트레칭을 위해 높은 런지 자세로 시작한다(p.113 참조). 그 후 오른쪽 무릎을 앞으로 가져온다. 왼쪽 고관절을 열어 주기 위해서 앞으로 뻗은 무릎을 조절하며 체중을 싣어준다. 양팔을 어깨 높이만큼 올리고 앞으로 길게 뻗는다. 어깨는 편안하게 두고 양 손바닥은 서로 마주보게 한다.

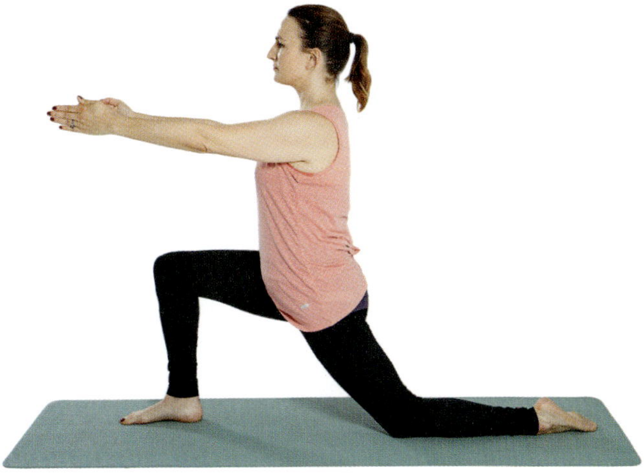

- 팔꿈치를 굽혀 왼쪽 팔을 뒤쪽으로 당겨주며, 척추를 회전하여 움직인다. 시선은 뒤를 향하고, 한 팔을 곧게 펴 뒤쪽으로 뻗어준다. 가슴을 스트레칭 하는 동시에 왼쪽 고관절을 열어준다.

- 팔을 다시 시작 자세로 돌아온다. 같은 방향으로 5번 반복하고, 다른 방향으로 5번 반복한다.

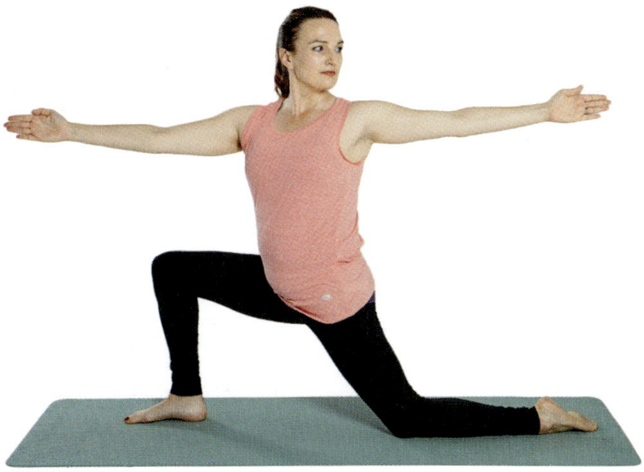

주요 포인트

운동하는 동안 코어의 중심에 힘을 유지하도록 하여 등이 꺾이지 않게 한다.

사이드 라잉 엘보우 투 니이(SIDE-LYING ELBOW TO KNEE)

2-3 단계

이 운동은 복사근의 근력과 협응력을 키우는 데 굉장히 좋은 운동이며, 고관절과 엉덩이의 힘을 기르는 데 탁월한 운동이다. 이 운동의 목표는 하지가 움직이는 동안 몸통과 척추를 길고 안정적으로 유지하는 것이다. 이것은 다른 운동들보다 더 역동적이고, 빠른 속도를 가지며 혈액 순환을 증진시킨다.

- 바닥에 있는 팔을 위로 올리고, 팔과 머리 사이에 베개를 놓고 옆으로 눕는다. 다리를 90°로 굽히고 척추는 길어지게 중립으로 놓는다.

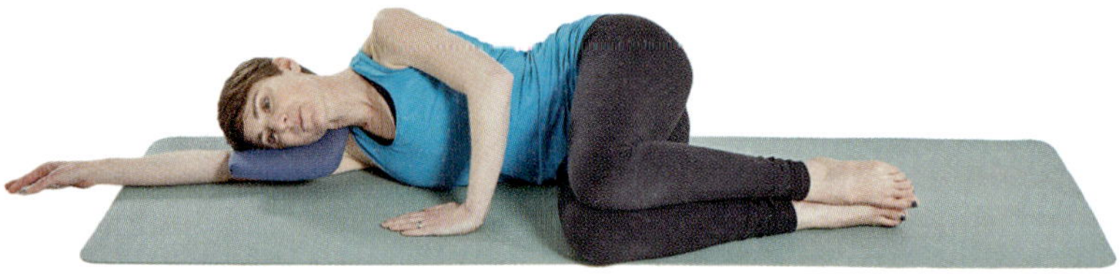

숨을 들이마시고 척추를 길어지게 하고 움직임을 준비한다. 숨을 내쉬고 위쪽 팔을 머리 위로 올리고, 다리를 골반 높이로 들어 올린다.

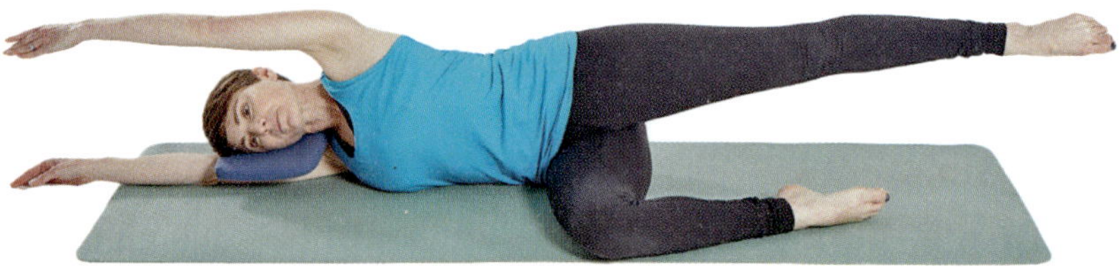

- 계속 내쉬며, 윗팔과 무릎을 굽혀 서로 맞닿게 하고, 숨을 들이마시고 제자리로 돌아온다.

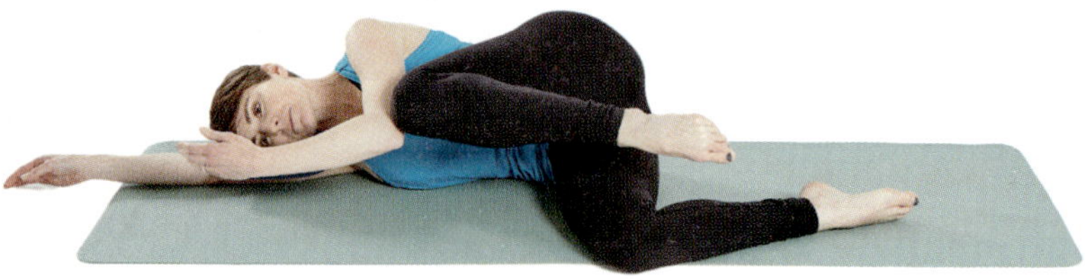

- 10번 반복한다.
- 윗팔과 다리를 서로 멀어지게 하며, 옆구리가 길어지게 숨을 들이마시며 매트 위에 부드럽게 내려놓는다. 사이드 자세의 다른 운동을 하거나, 반대쪽 운동을 한다.

심화 동작 (MAKE IT HARDER)

이 운동은 좀더 코어의 근력과 균형, 조절을 요하는 버전의 운동이다.

3 단계

- 보조된 사이드 플랭크 자세: 하이 닐링 자세에서 오른쪽 팔을 바닥에 댄다. 그 후 왼쪽 팔을 머리 위 대각선을 향하고, 왼쪽 다리를 몸으로부터 대각선으로 뻗는다.

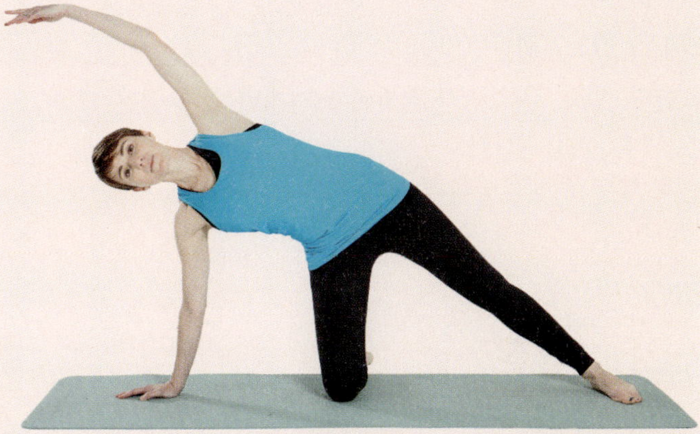

- 숨을 내쉬며, 위쪽 팔과 다리를 서로 맞닿게 허리 위쪽으로 접는다. 든 상태로 몸의 중심을 강하게 유지한다. 숨을 마시며 시작 자세로 돌아간다.

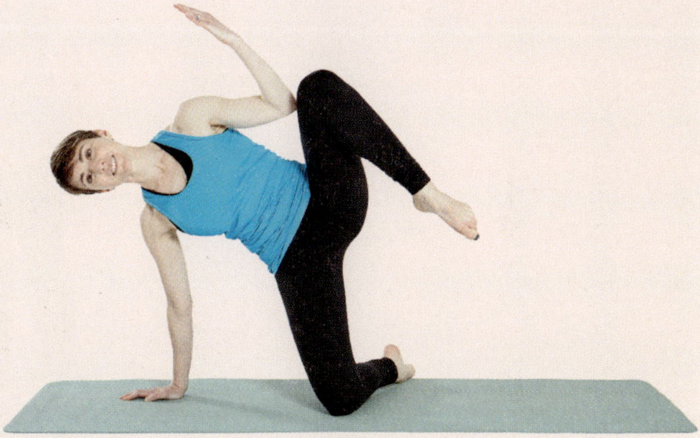

- 10번 반복한다. 반대쪽 자세로 바꾸기 전에 휴식 자세로 마무리 한다(p.85 참조).

스쿼트 위드 암 서클(SQUAT WITH ARM CIRCLE)

3 단계

스쿼트는 필라테스의 굉장히 기능적인 운동이다. 당신은 매일 작은 아기와 아이들과 함께 1700번의 스쿼팅을 한다. 그러니 한 번 세어보자. 골반기저근의 기능장애와 골반장기탈출로 여전히 고통받고 있다면, 주의하라. 딥 스쿼트는 골반기저근에 꽤 많은 부하를 주기 때문에 당신이 스쿼트 시 골반을 안으로 마는 것 대신 고관절의 완전한 힌지(hinge)에 신경써야 한다. 만약 질에 강한 압박이 느껴지면 이 운동은 피하고 여성 골반 전문 물리치료사에게 진료받을 것을 권한다.

이 방법의 스쿼트 운동은 당신의 골반의 안정성을 익히는 데 도움이 될 것이고, 균형에 대한 도전과 어깨를 펴고, 허벅지, 엉덩이, 무릎, 발목의 힘을 길러준다.

- 똑바로 서서 팔은 편하게 놓고 손바닥은 허벅지를 향한다.

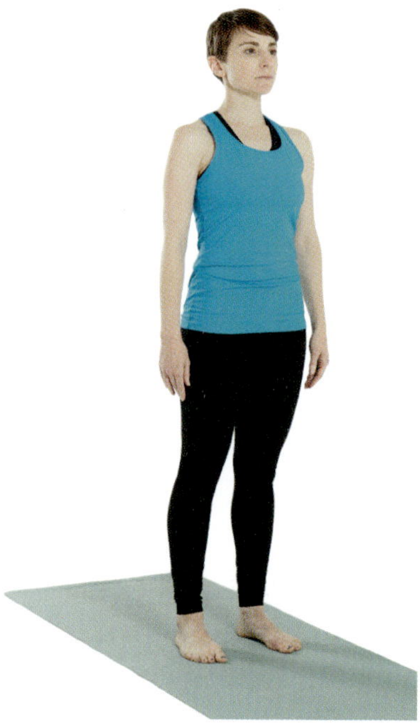

- 숨을 들이마시고, 척추를 길어지게 하고, 몸을 앞으로 숙임과 동시에 무릎과 고관절을 구부린다. 팔을 척추와 일직선으로 길게 뒤로 뻗고, 손바닥은 뒤를 향해 밀어준다.

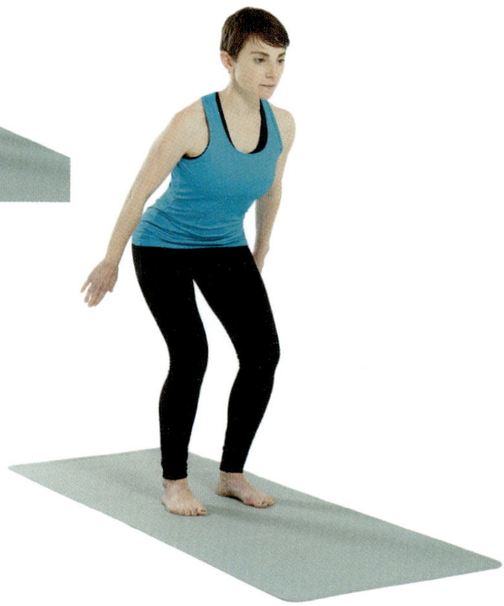

- 숨을 내쉬며, 팔을 다시 한 번 다리 뒤쪽에서부터 끌어 올리고, 동시에 양팔을 앞으로 던져 위로 올린다.

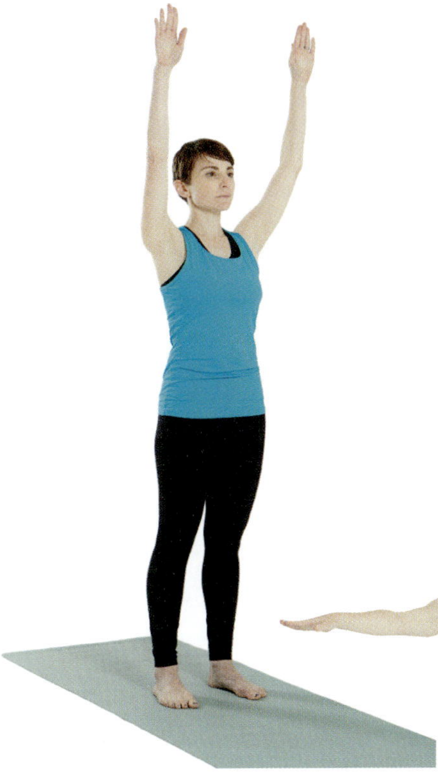

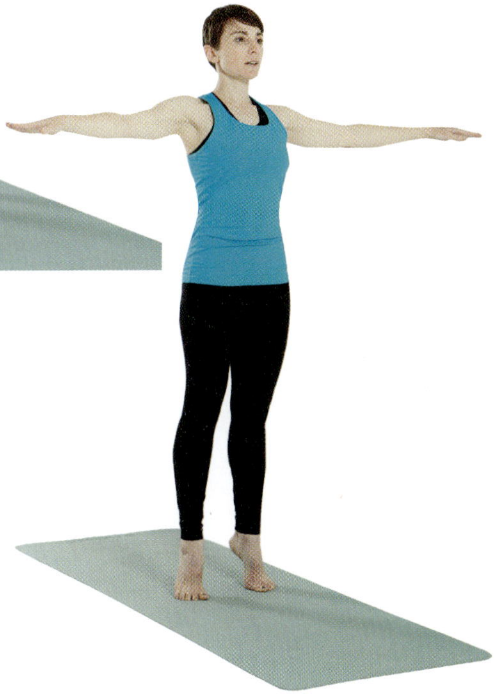

- 숨을 들이마시며 팔을 밖으로 원을 그리며 옆으로 뻗고, 동시에 뒤꿈치를 들어 올린다.
- 뒤꿈치를 조절하며 바닥에 붙여 시작 자세로 돌아온다.
- 10번 반복한다.

주요 포인트

스쿼트할 때 머리, 어깨, 등 하부의 뒤쪽에 기둥이 있다고 상상해 보아라. 골반을 아래로 집어 넣지 말고 긴 꼬리가 있다고 상상하며 엉덩이를 뒤쪽으로 곧게 빼라.

다시 편안하게 제자리로 올라올 수 있을 정도까지만 내려가라.

골반, 무릎, 발목이 평행하도록 유지한다.

머리끝과 꼬리뼈 끝이 서로 멀어진다고 상상해 보아라.

스탠딩 캣 위드 윈드밀 암즈
(STANDING CAT WITH WINDMILL ARMS)

2-3 단계

이 운동은 척추와 골반이 어디에 위치해 있는지에 대한 훌륭한 피드백을 제공하며, 매일 자세를 측정하는 데 도움이 된다. 이 동작은 당신의 코어를 강력하지만, 서포트된 자세로 동작하게 하고, 유연한 어깨를 만들어 준다. 당신은 이 동작을 팔의 움직임 없이 허벅지 위에 손을 올려놓고 할 수도 있다.

- 똑바로 서서 고관절에서 살짝 구부려 스쿼트 자세를 취한다.
- 한쪽 손은 골반에 올려 놓고, 손바닥은 밖을 향하게 놓는다.
  다른 한 손은 손바닥이 머리 뒷면을 닿게 하여 놓는다.
  척추를 중립적으로 늘리고
  후두부를 손바닥에 정확히 닿도록 한다.

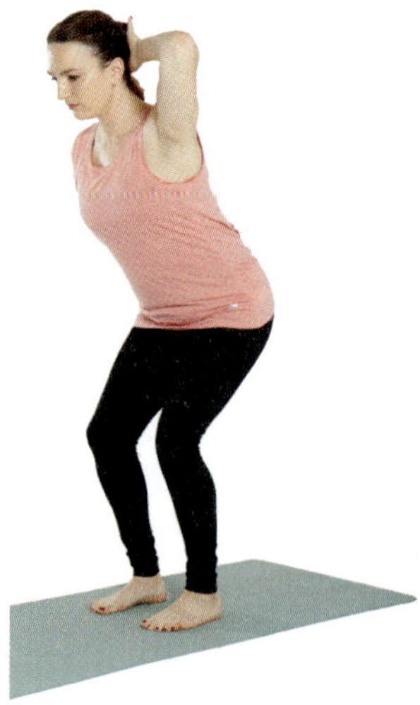

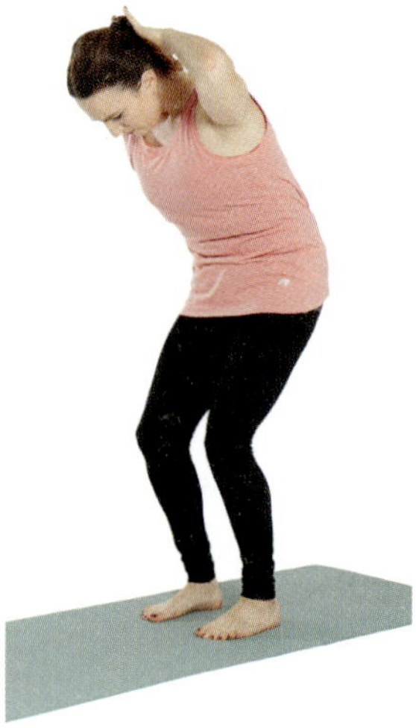

- 숨을 들이마시고, 몸을 길게 늘리고,
  숨을 내쉬고 꼬리뼈를 안쪽으로
  말아 넣고, 척추를 롤하여 스탠딩 캣
  (standing cat) 자세를 만든다
  (p.84 참조).

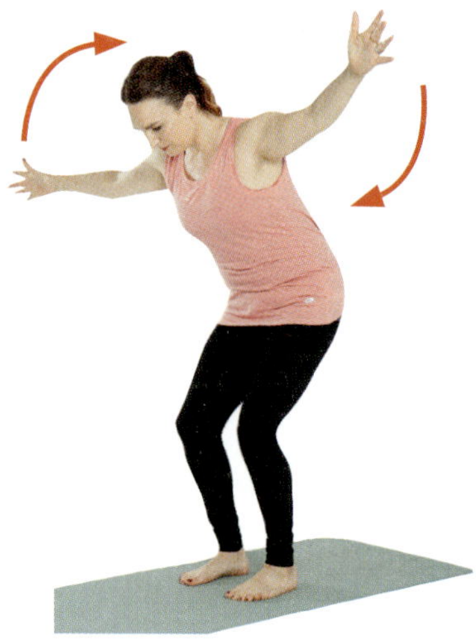

- 숨을 들이마시고, 구부린 자세를 유지하면서
  팔을 양쪽으로 돌리고 교대할 준비한다.

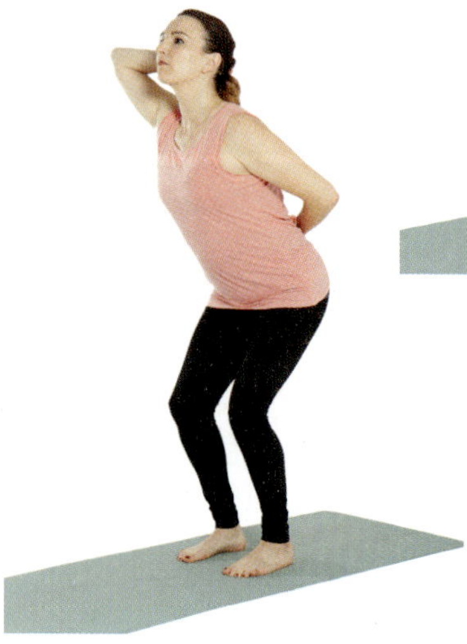

- 숨을 내쉬고, 구부렸던 등을 조심스럽게
  펴주어 스탠딩 카우(standing cow) 자세를
  만든다(p.84 참조).
  양 팔을 돌리고 교대한다.
- 숨을 들이마시고, 다시 중립 자세로 돌아온다.
- 10회 반복한다.

롤 백 위드 밴드(ROLL-BACKS WITH BAND)

2-3 단계

이 운동은 너무 많은 부하를 주지 않고, 복부의 속근육을 강화하는 데 매우 좋은 운동이므로, 모든 종류의 복직근이개 대상에게 적합하다. 만약 배가 볼록하게(doming) 나온다면 부하를 조절할 수 있으며, 속근육이 충분히 서포트해 줄 수 있을 때까지는 롤링백(rolling back) 동작보다는 C—커브 동작을 하도록 한다.(**2단계**) 이 동작은 밴드 없이 할 수도 있으며, 손으로 허벅지 뒤쪽을 가볍게 잡고 할 수도 있고, 손을 앞으로 곧게 뻗어 어깨와 일직선이 되게 할 수도 있다(이 경우 밴드를 가지고 하는 동작보다 더 어렵다).

- 좌골뼈 위로 똑바로 앉은 다음 앞쪽으로 다리를 뻗고 밴드를 발에 감싼다. 한 손에 하나씩 밴드를 감아 잡는다. 무릎을 살짝 굽히고 뒤꿈치는 바닥에 내려놓고 발가락은 세운다.

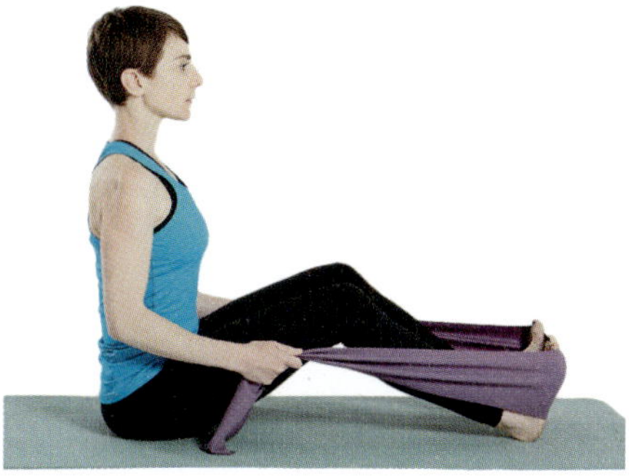

- 숨을 들이마시고, 키를 길게 늘리고, 숨을 내쉬고 당신의 코어 중앙을 연결시키고 꼬리뼈를 안쪽으로 말아
- 여기서 버티거나, C—커브를 이완시켜 준다. 밴드는 가볍게 잡아주고 팔꿈치는 굽힌다.

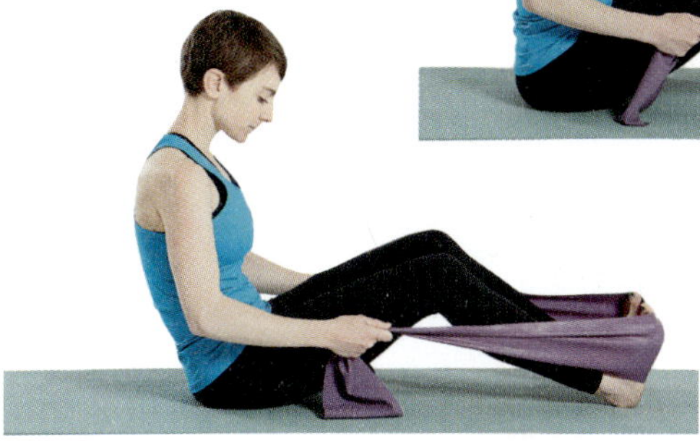

- 숨을 들이마시고, 이 자세를 유지하며 코어 중앙을 연결한 상태로 길게 늘려준다.
- 숨을 내쉬고, C—커브를 앞으로 향하게 말아주고, 좌골뼈 위로 등을 말아 올라온 후, 다시 중립으로 돌아간다.

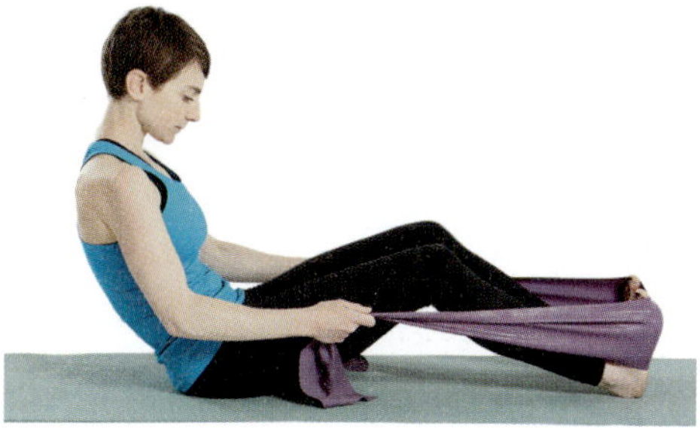

주요 포인트

어깨는 편안하게 내려놓고, 어깨가 귀와 가까워지지 않도록 등이 뒤쪽으로 꺼지지 않도록 주의해라.

이 운동은 등의 굴곡이 아래로 꺼지지 않도록 코어의 중심을 강하게 유지하고, 머리와 꼬리뼈의 길이가 서로 반대방향으로 길어지는 느낌으로 운동해야 한다.

고관절 굴곡근을 꽉 움켜쥐지 않도록 주의한다. 이 모든 힘은 골반기저근과 하복부과 함께 깊은 곳에서부터 나온다.

심화 동작 (MAKE IT HARDER)

이 운동은 좀더 코어의 근력과 균형, 조절을 요하는 버전의 운동이다.

3 단계

배가 볼록하게 튀어 나오지(doming) 않고 복근을 컨트롤 할 수 있으면, 회전을 줘서 좀 더 도전할 수 있다.

- 등이 굴곡되어 있을 때 등은 그대로 유지한 상태에서, 팔꿈치는 접어 한쪽 방향으로 몸을 열어준다. 당신의 허리 근육이 몸통을 지지하는 힘을 느껴라.
- 중앙으로 돌아온 후, C—커브를 앞으로 가져온 후 다시 중립으로 돌아온다.

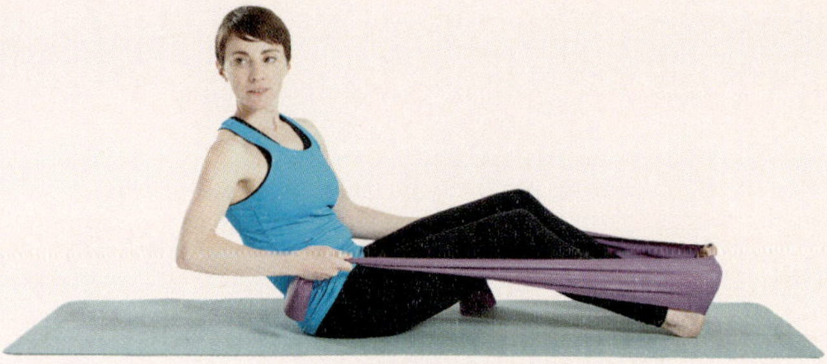

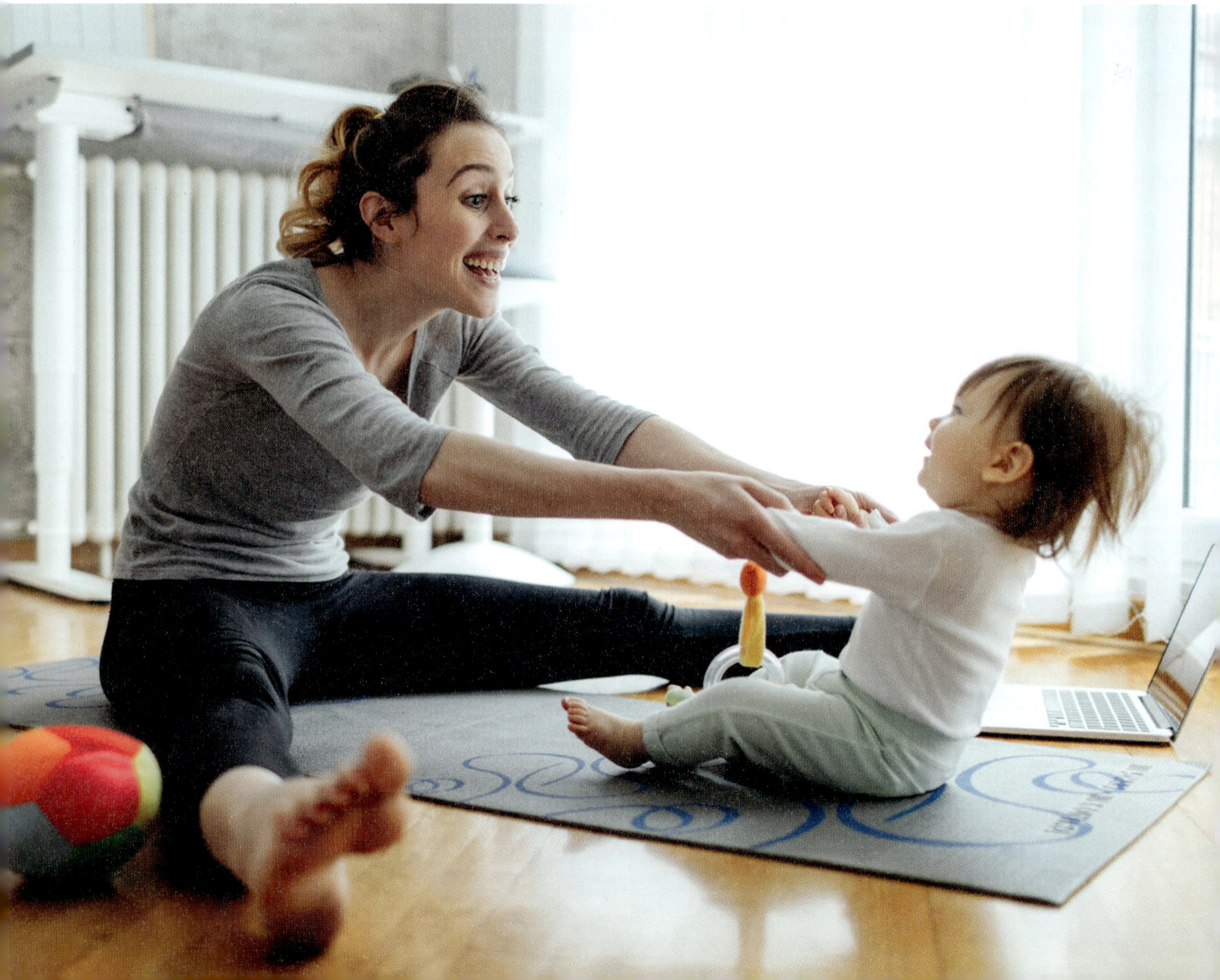

테이블탑 리프트 앤 로어(TABLE TOP LIFT AND LOWER)

3 단계

이 운동은 척추와 어깨의 안정성, 팔다리의 움직임, 고유 수용성 감각(신체가 어디에 위치해 있는지에 대한 감각 및 움직임) 및 균형에 대한 도전운동이다.

- 네발기기 자세로 시작한다(p.81 참조).
  바닥에 균형잡힌 샴페인 쟁반이 있다고 상상해보자.
- 숨을 들이마시고 척추를 길게 늘린다.

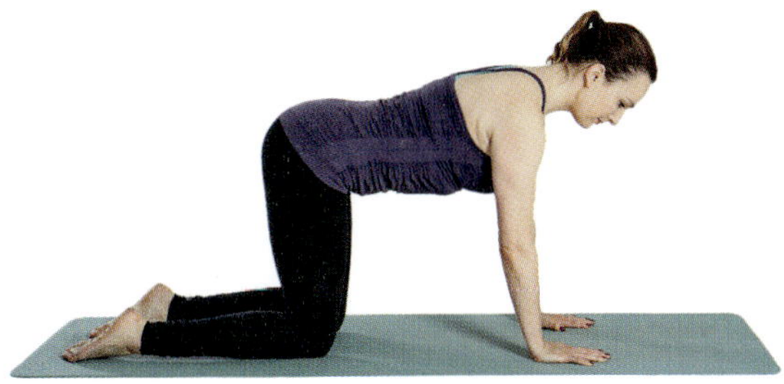

- 숨을 내쉰다. 샴페인 쟁반의 균형을 유지한 채 한쪽 다리를 뒤로 슬라이드 하여 엉덩이와 일직선이 되게 한다. 발은 계속 매트에 닿도록 한다. 동시에 바닥을 따라 반대쪽 팔을 어깨선과 일직선이 되도록 몸 앞쪽으로 놓는다. 손가락이 매트에 계속 닿도록 한다.

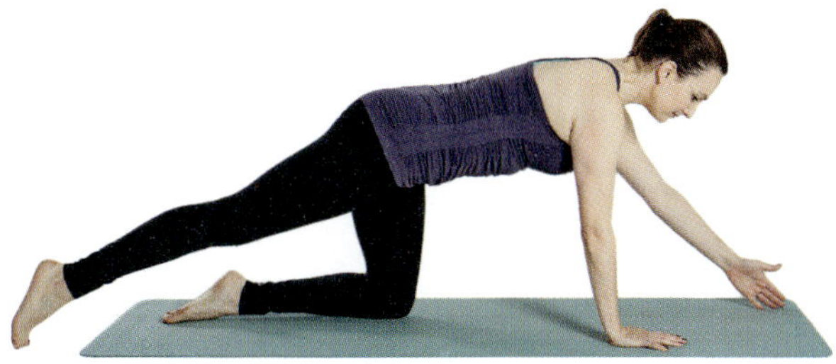

- 숨을 들이마시고 길게 늘린 자세를 유지한다. 척추가 흔들려서 한쪽으로 쏟아지지 않도록 유의한다 — 쟁반을 엎지르지 마라!
- 숨을 내쉬며 팔과 다리를 엉덩이 높이로 들어 올린다. 그 후 낮춘다. 같은 쪽 다리를 5번 반복한다.

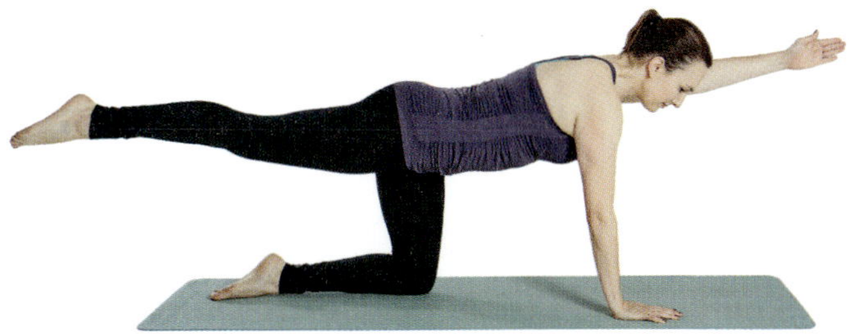

- 숨을 내쉬며 다리와 팔을 다시 시작 위치로 가져온다.
- 양쪽 5번씩 반복한다.

주요 포인트

엉덩이가 기울어지지 않도록 주의하고 다리가 제자리로 돌아갈 때 골반의 높이가 바뀌지 않도록 한다.

머메이드 위드 트위스트(MERMAID WITH TWIST)

3 단계

이 운동은 코어에 좀 더 도전이 될 수 있다. 또한 등 상부와 허리의 이완과 고관절을 열어주는 아주 좋은 동작이다.

- 보통 필라테스에서 이 동작은 비대칭적인 자세로 시작한다. 다리를 꼬고 곧게 앉아서 오른쪽 다리를 몸 뒤쪽으로 가져와 다리가 '선풍기' 모양이 되게 한다. 한쪽으로 치우쳐지지 않도록 양쪽 좌골뼈에 체중을 균일하게 실어 앉는다. 한쪽이 들린다면 방석 또는 작은 공을 반대편 아래에 깔고 앉고, 어깨 역시 한쪽으로 치우치지 않도록 높이를 맞춰 앉는다.

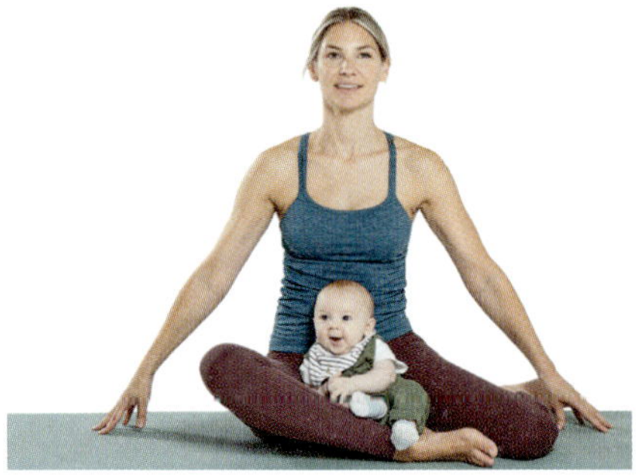

- 숨을 들이마시며 오른쪽 팔을 위로 뻗고 왼쪽 팔은 왼쪽 정강이 위에 놓는다. 숨을 내쉬며 허리를 길게 밖으로 향하고 오른쪽 팔을 대각선으로 뻗는다.

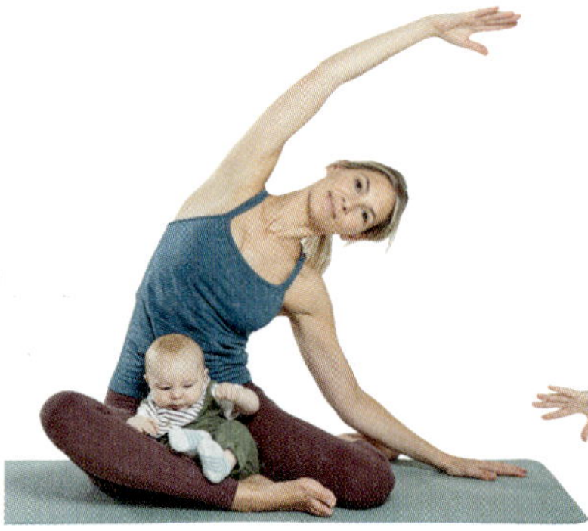

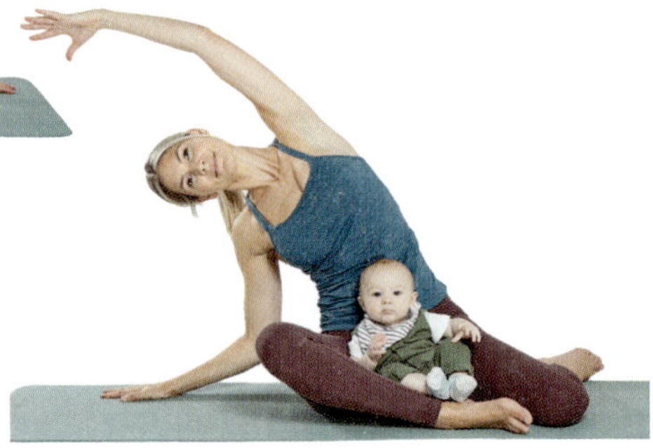

- 몸을 길게 유지하면서 숨을 들이마시고 허리 오른쪽이 늘어난다는 느낌을 받도록 한다.
- 숨을 내쉬며 다시 중심으로 몸을 가져오고 왼쪽 팔을 위로 올렸다가 왼쪽으로 다시 넘기고, 오른쪽 팔은 바닥으로 뻗는다. 여기서 숨을 들이마신다.

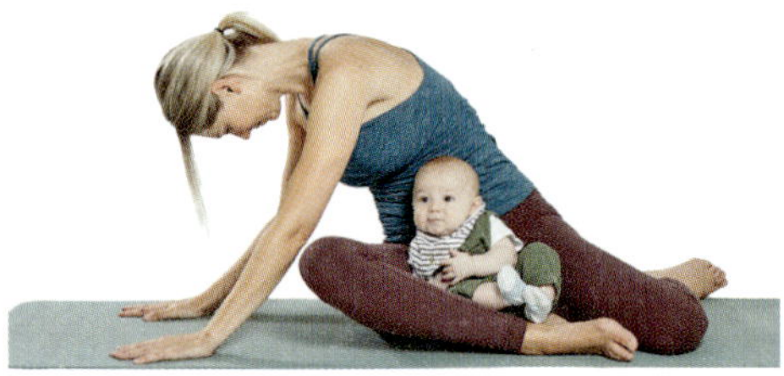

- 그 다음 숨을 내쉴 때 왼쪽 팔을 바닥을 따라 내리고 상체를 비틀어 매트를 향하게 하여 두 팔을 매트쪽으로 가져온다. 여기서 숨을 들이마신다.
- 숨을 내쉬며 허리를 중앙으로 가지고 올 때 코어의 강한 연결을 느낀다. 3번 더 반복한다.
- 다리를 반대로 바꿔 반복한다.

주요 포인트

몸을 대각선으로 뻗을 때 허리 아래 부분을 활성화하고, 위로 들어 올려지도록 한다.

베이비 코브라 위드 넥 롤 앤 트위스트 (BABY COBRA WITH NECK ROLL AND TWIST)

2 단계

아기가 바닥에서부터 머리의 무게를 지탱하며 들어 올릴 때(tummy time) 이 신전 운동을 정확히 배웠을 것이다. 아기와 당신 모두 깊은 곳의 자세유지근을 사용하는 것이며, 고관절과 척추 하부의 좋은 마사지 효과도 주는 운동이다. 이 동작이 너무 도전적이라면, 다리 쪽의 회전없이 상체만 움직여도 된다.

- 작은 베개 위에 이마를 올려 놓는다. 양팔을 벌리고 팔꿈치를 90°로 굽혀 바닥에 놓고 손바닥은 아래를 향해 두고, 이마와 일직선이 되게 놓는다. 팔꿈치와 허리 사이에 편안한 공간이 있는지 확인한다. 손목은 팔꿈치와 일직선이 되도록 하여, 손목이 어깨쪽으로 꺾이지 않도록 한다. 쇄골뼈를 넓게 열어 두도록 한다. 다리는 고관절 넓이보다 조금 넓게 벌리고, 밖을 향하게 한다.

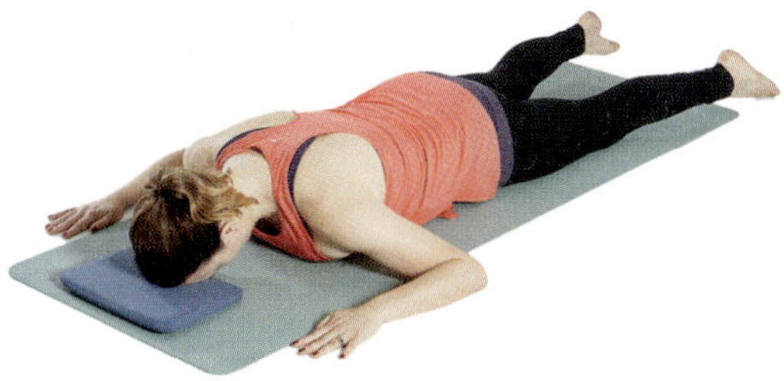

- 숨을 들이마시고 준비한다.
- 숨을 내쉬고 왼쪽 어깨를 바라보며, 왼팔로 매트를 밀어내 흉부를 매트에서 끌어 올린다. 목이 과하게 꺾이지 않도록 주의한다. 흉곽의 아래쪽은 매트에 계속 닿아 있도록 하고 오른쪽 팔은 가볍게 바닥에 눌려질 것이다.

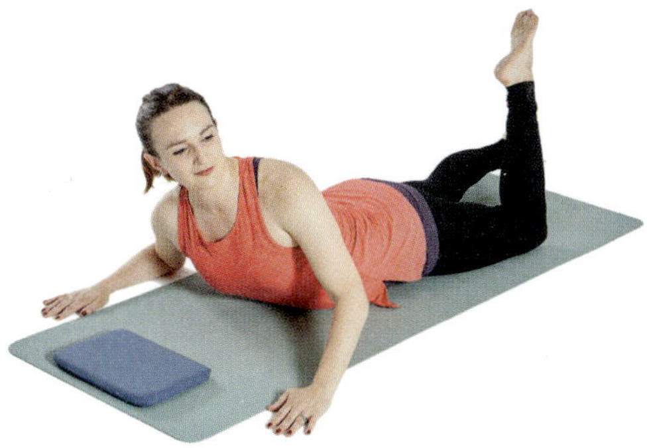

- 허리를 열어주고 왼팔을 뻗는 동시에 왼쪽 무릎을 굽혀 천천히 매트에서 떨어뜨린다. 고관절을 회전하여 왼쪽 발가락 끝을 오른쪽 다리를 넘어 바닥에 닿게 한다.

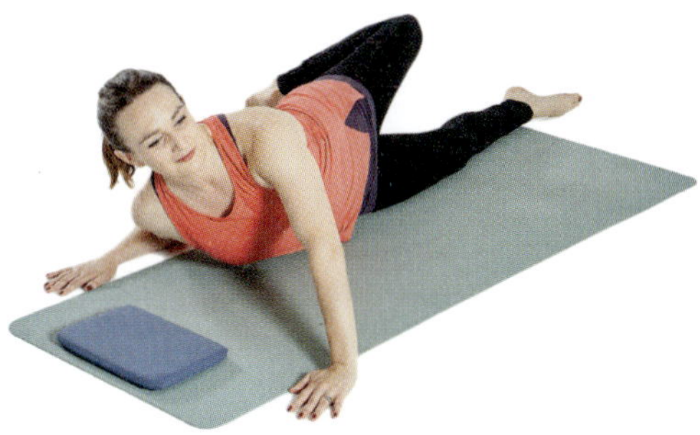

- 숨을 내쉬고 다리와 고관절을 풀어주어 중앙으로 돌아오고, 들었던 가슴을 바닥에 내리며 spine curl을 하듯이 순차적으로 척추를 매트에 내려놓는다(p.86 참조).
- 각 방향 당 5번 반복한 후 허리를 휴식자세로 가져간다(p.85 참조).

주요 포인트

하부 척추의 압박을 피하기 위해 운동 전반에 걸쳐 코어의 부드러운 활성화를 유지한다.

힙 힌지/롤링 캣(HIP HINGE/ROLLING CAT)

3 단계

이 동작은 요추의 스트레칭과 고관절이 뻣뻣한 사람에게 굉장히 좋은 운동이다. 팔목에 통증이 있으면 이 운동을 피하거나, 손바닥 아래에 쿠션을 두거나, 두 손 사이를 살짝 앞으로 뻗어 지지하는 하중이 어깨 아래 손목으로 일직선에 떨어지지 않도록 해준다.

- 네발기기 자세로 시작한다(p.81 참조). 숨을 들이마시고 척추를 길게 늘리며 중립자세로 놓는다.
- 숨을 내쉬고 엉덩이가 뒤꿈치쪽으로 향하며 고관절을 힌지(hinge) 한다. 척추를 길어지게 유지하며 꼬리뼈가 아래쪽으로 말리지 않도록 한다.

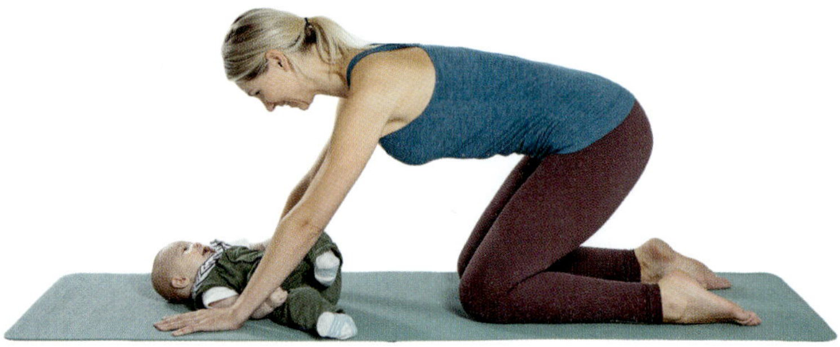

- 숨을 들이마시고 손바닥을 밀어 네발기기 자세로 돌아간다. 손 방향 쪽으로 척추를 길게 늘리고, 고관절을 열어준다. 5번 반복한다.

- 숨을 내쉬고 꼬리뼈를 말아 캣(cat) 동작을 해라. 그 후 C—커브를 유지하며 허리를 뒤꿈치 방향으로 내린다. 이때 요추는 길어지고 스트레칭되는 것을 느낀다.

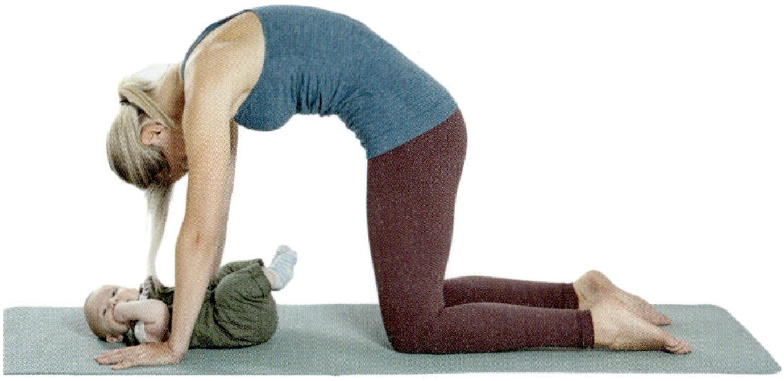

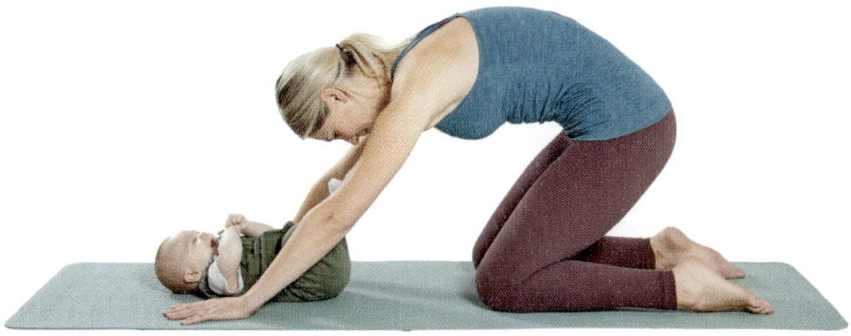

- 숨을 들이마시고 중립으로 돌아와 체중을 다시 양손에 옮긴다. 5번 반복한다.
- 원한다면 rolling wave 움직임을 만들 수도 있다. 뒤로 기울이며 캣 동작을 했다가 앞쪽으로 기울이며 척추를 신전한다.

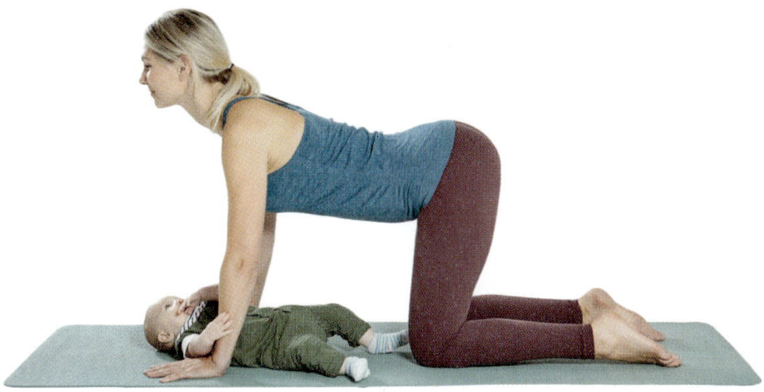

- 휴식 자세에서 쉬어준다(p.85 참조).

3분 의식 명상(THREE-MINUTE HEADSPACE MEDITATION)

엄마로서 당신의 시간은 그 어느 때보다 소중하다. 감정을 조절하고 몸을 부드럽게 하기 위해서 숨 돌릴 시간이 필요하지만 해야 할 일의 목록(to-do list)에 다른 할 일을 추가하고 싶지는 않을 것이다. 이런 이유로 mindfulness-based-cognitive therapy (MBCT) 3분 의식 명상은 완벽하다고 할 수 있다.

스스로를 위해 3분의 시간을 낼 수 있다. 혹시 소셜 미디어에 3분 이상을 소비하는지 인지하고, 하루에 한 번 정도는 이 시간을 명상을 하기 위해 할애할 수 있는지 생각해 보아라. 당신은 1분 안에 첫 걸음을 수행할 수 있다. — 이것이 엄마로서 하루를 보내는 데 찾을 수 있는 유일한 시간이라면 그것만으로도 충분하다. 세 번의 심호흡은 명상과 같다. 이와 같이 짧은 명상은 정신이 흩어진 날에 당신을 정박시키는 역할을 할 수 있다.

1 단계 : 정신

이 순간 모든 것들이 어떠한지 인지하고 미어캣처럼 긴장하며 똑바로 앉아 눈을 감는다.
스스로에게 "나는 지금 기분이 어떠한가?" 하고 물어본다.

- 어떤 생각들이 당신의 마음속에 있는가? 지금 자신의 마음속에 흐르는 의식을 하늘의 구름이 지나가듯이 다른 의식으로 생각하도록 해본다.
- 지금 어떠한 감정들을 느끼는가? 당신의 감정에 주목한다. 불편함이나 불쾌한 감정을 느낀다면 이것을 인지하고 포옹한다.
- 어떠한 신체적 감각을 느끼는가? 따가움, 압박감, 상쾌함이 느껴진다면 그 중 하나의 감각을 선택한다. 호흡을 마시며 복식호흡을 통해 감각을 가깝게 가져온다. 호흡을 마실 때 복벽의 느낌들을 더 확장시키는 것을 느껴라… 그리고 호흡을 내쉴 때 복부가 떨어지는 것을 느껴라. 호흡을 끝까지 들이마시고 내쉬며 호흡을 현재 당신의 상태를 잡아주는 버팀목으로 사용해라.
- 이제 어떤 것들을 인지했는지 설명해 보도록 한다. 너의 경험을 표현하고 이것을 받아 들여라(예를 들어, 스스로에게 말한다. '나는 오늘 좀 화가 났어.' '안녕 비판적인 나의 생각들아')

2 단계 : 심장

흉곽과 복부, 심장의 중심 안에서 호흡할 때 느껴지는 신체적인 감각에 다시 집중해 보아라.

3 단계: 신체

호흡을 하며 온몸에 전해오는 감각을 포함하여 자아의식을 확대시켜 보아라(자세, 표정). 불쾌감, 긴장, 반발심이 들면 이것들을 향해 숨을 쉬어라. 그 후 이 감정들을 호흡과 함께 뱉어내며, 부드럽고 열린 마음을 갖는다. 당신 자신에게 말하라 '괜찮아 이것이 무엇이든 내가 느껴 볼께.'

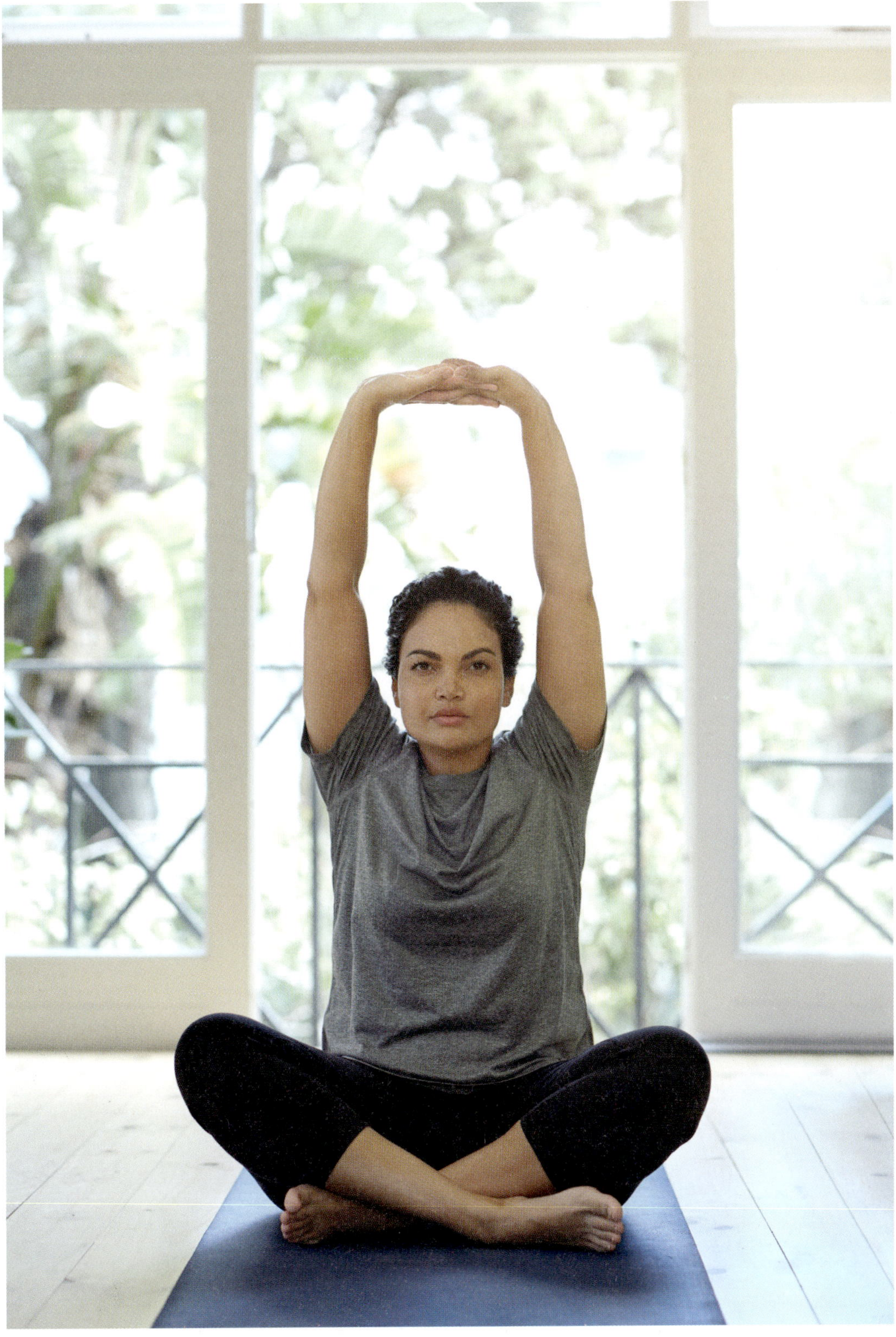

산후 9개월을 위한 운동

5분 운동	
이완: 골반기저근:치골호흡 106	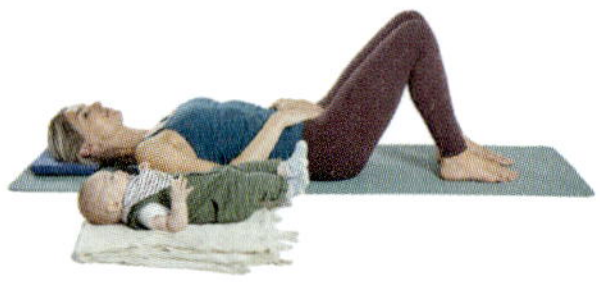
콤파스 79	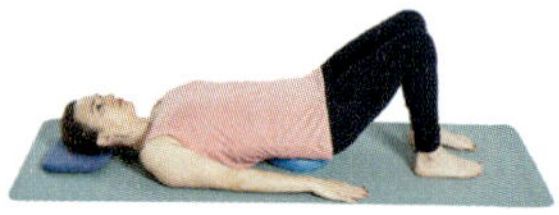
스파인 컬 86	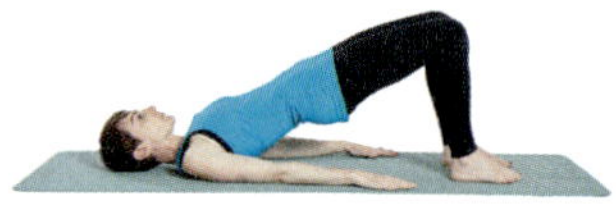
롤백 위드 밴드 161	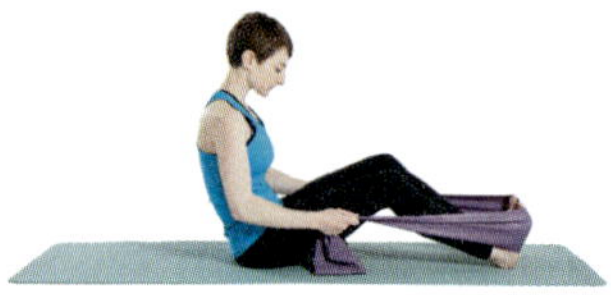
베이비 코브라 위드 넥롤 앤 트위스트 165	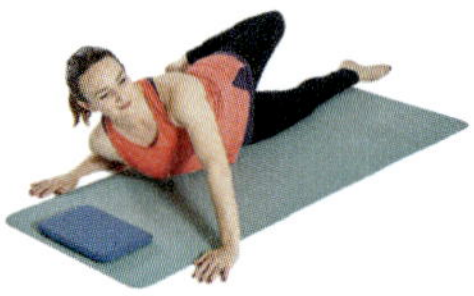

10분 운동			
스탠딩, 숄더 스트레칭 71	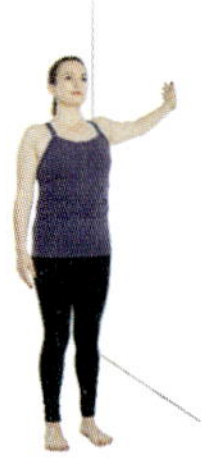	스탠딩, 월 푸쉬업 141	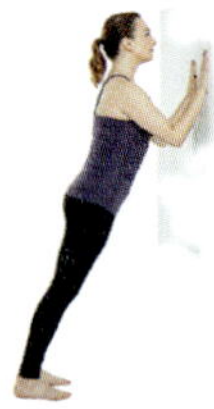
벽에 저항한 롤다운 83	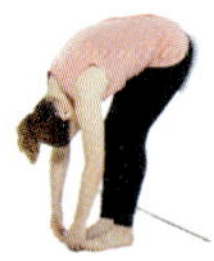	스쿼트 위드 암 서클 159-160	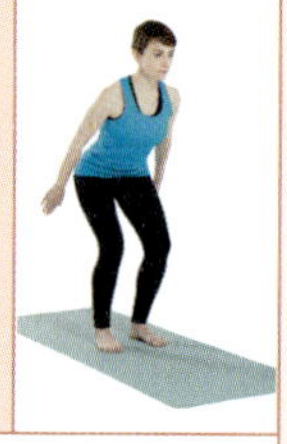
머메이드 위드 트위스트 164	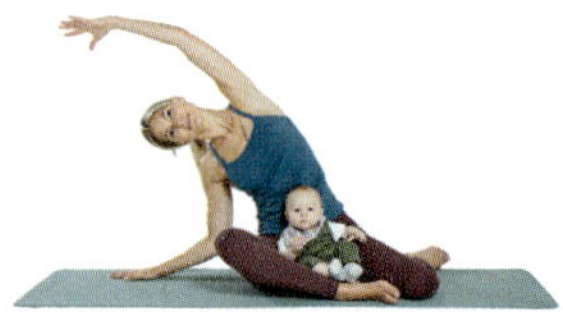		
테이블탑 리프트 앤 로어 163	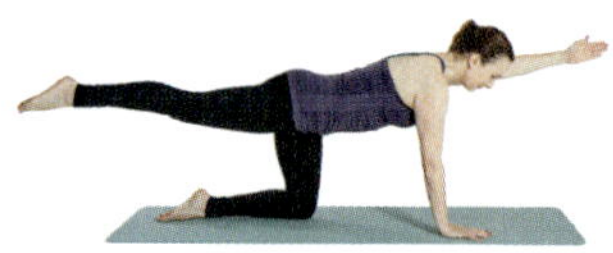		
다트 88	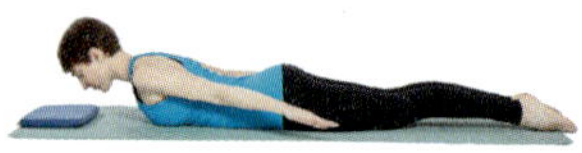		
베이비 코브라 위드 넥롤 앤 트위스트 165	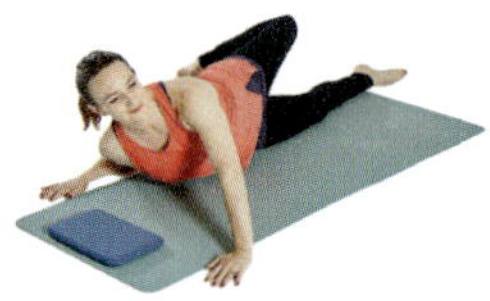		
휴식 자세 85	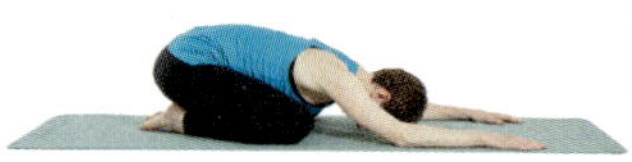		

산후 9개월을 위한 운동

20분 운동	
3분 의식 명상 164	
골반기저근: 리프트 앤 펄스 105	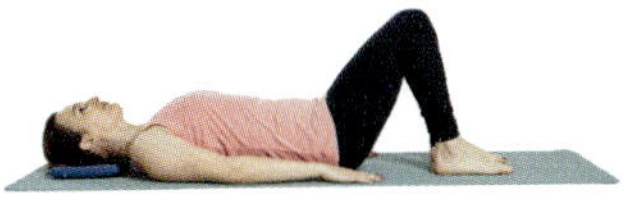
더블 니이 폴드 153	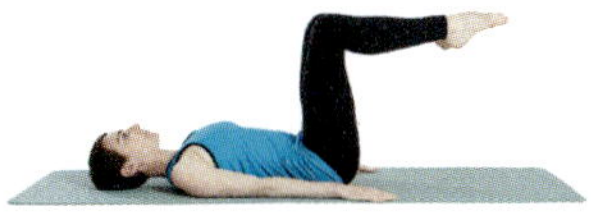
밴드 풀 위드 니이 드롭 74	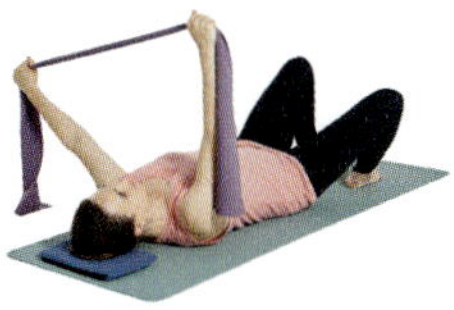
스파인 컬 86	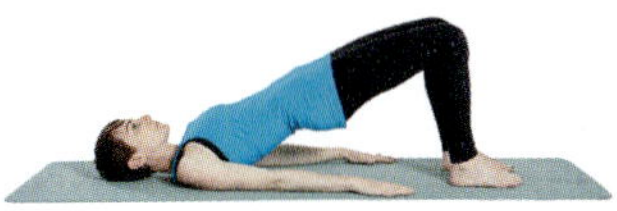
브릿지 위드 더블 니이 드롭 87	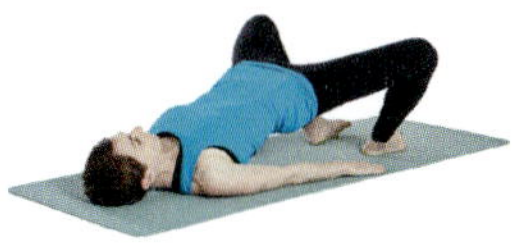
립케이지 클로져 위드 레그 익스텐션 136	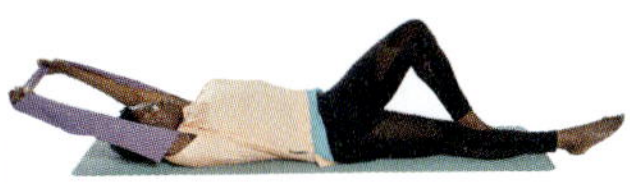
힙 롤 91	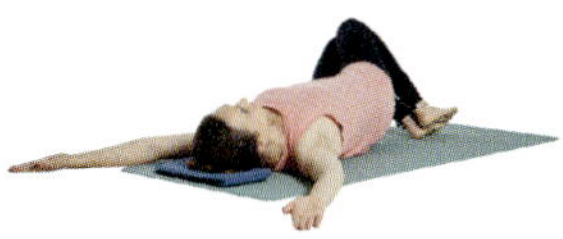
힙 플렉서 스트레칭 113	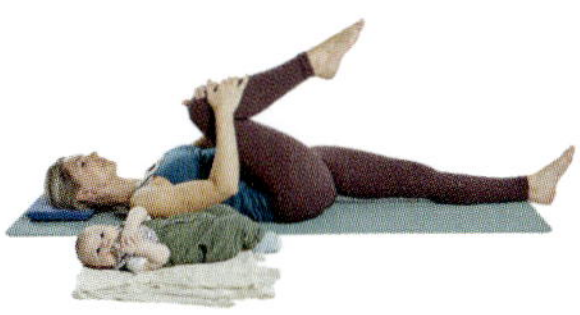

20분 운동 (계속)	
엉덩이 스트레칭 115	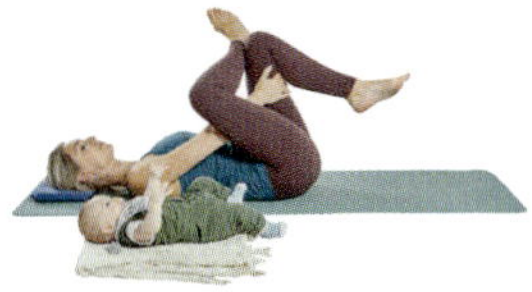
컬 업스 151-152	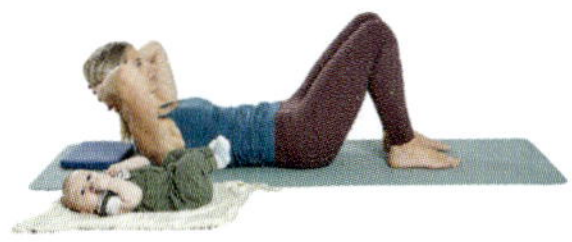
백 릴리즈 오버 롤러 154	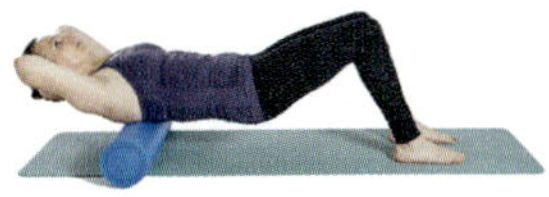
오이스터 76-77	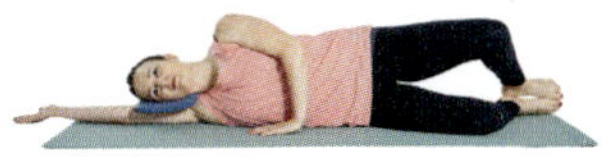
프론 레그 서클 82	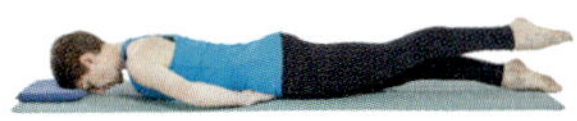
다트 88	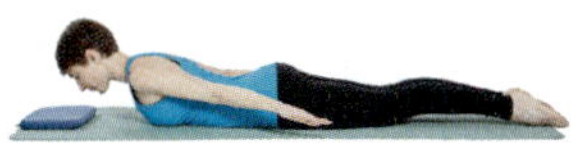
힙 힌지 / 롤링 캣 166	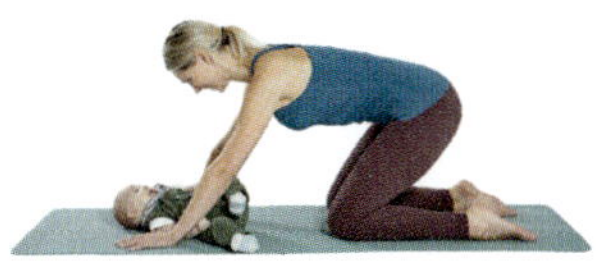
레그 업 더 월 118	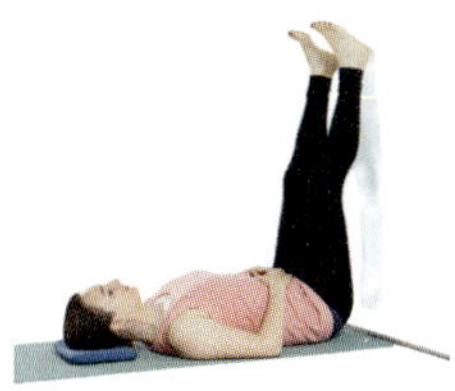

Chapter 5

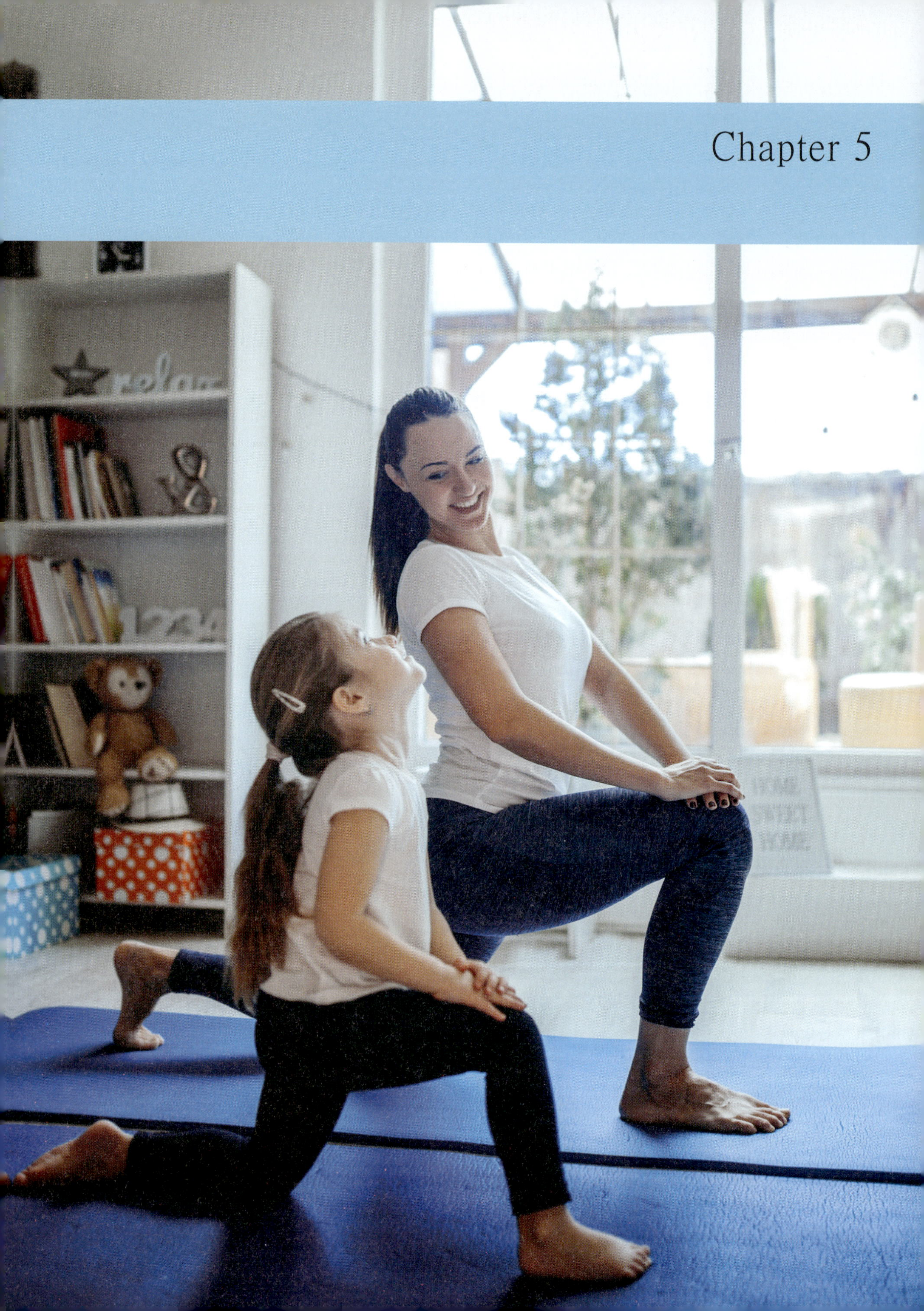

1년 그리고 그 이후...

Year one and beyond

산후의 기간은 정해져 있는 것인가?

출산 후 몸이 회복되기까지의 기간은 정해진 것이 아니다. 가끔 회원들에게 이런 질문을 받는다. "저는 아직 산후에 있나요? 제 아이는 이제 1살이에요," 또는 "저는 아이를 2년 전에 낳았어요. 그래서 더 이상 산후는 아닌 것 같아요." 내 견해로는 단 한 번이라도 출산 경험이 있다면, 남은 인생 동안에 당신은 산후에 있는 것이다.

내 생각에 산욕기라는 단어는 잘못 이해되고 있는 것 같다. 이 기간은 지나가야 하고 견뎌내야 하며 자연스럽게 원래대로 돌아갈 것이라는 것으로 인식되어, 과소 평가되고 무시되고 있다. 또한 사람들은 이 기간을 임의대로 6주로 좁히려 한다.

그러나 — 당신의 몸, 당신의 심장, 당신의 정신은 영원히 바뀌게 된다. 임신과 출산으로 당신은 성숙이라는 것을 경험했다. 산욕기 치유의 매우 중요하고 강렬한 시기는 아기를 낳은 후 몇 주와 몇 달 동안 일어나는 것은 사실이고, 동시에 이 시기에는 요동치는 호르몬과 감정의 변화로 롤러코스터를 타거나, 종종 눈이 가려진 채 자유 낙하를 하는 것 같은 느낌이 든다. 호르몬과 감정이 안정되게 되면 당신은 평정심을 찾을 것이다. 신체적인 치유과정은 계속될 수 있다. 특히 제왕절개 분만이나 다른 신체적, 정신적 트라우마를 겪은 경우에 말이다.

당신은 '보통의 생활'로 돌아가기를 원할 것이다. 이 산욕기를 끝내고 '정상'으로 돌아가기 위해서 말이다. 이 시기에 자신에게 조심스럽게 대하기를 바란다. 산욕기는 단순히 당신이 모유 수유를 끝냈고, 회사에 돌아가고, 임신 전 입었던 청바지를 입었다고 해서 끝나는 것이 아니다. 건강관리사 및 대부분의 피트니스 전문가들은 '더이상 산욕기가 아니다' 라고 얘기할 테지만 이는 임신 및 출산의 생리적(또는 심리적) 문제가 장기간 영향을 미친다는 사실을 간과한 것이다. 아직까지 약한 코어와 골반기저근의 문제로 고통받고 있으면서, 아이를 '몇 해 전'에 낳았다는 이유 만으로 자기 스스로를 완전하게 회복되었다고 착각하지 말아라. 어떻게든 이 증상들이 없어지기를 바라는 것보다 왜 그런지 알아보아라. 당신은 항상 더 강해질 수 있다.

영국의 의료 총책임자 데임 설리 데이비스 2018년 데일리 메일을 통해 출산 후 20년이 지난 지금도 요실금으로 고통받고 있다고 밝혔다. 그러나 그녀는 의료 전문가로부터 산욕기가 아니라고 진단 받았다. 나는 그녀가 이런 경험을 한 유일한 사람이 아니라고 생각한다. 나는 2018년 골반기저근 안전요원 그룹 캠페인에서 산욕기 케어를 어떻게 더 향상시키고 골반기저근의 재활을 인지시킬 것인지에 대하여 토론하기 위해 데임 설리를 만났었다. 그녀는 물리치료의 이점과 규칙적인 골반기저근 운동이 골반기저근 장애에 영향을 미칠 수 있는지에 대해 알고 있었다면, *그녀의 삶을 변화시켰을 것*이라고 말했다.

당신은 단 한 번의 인생을 산다. 절대 골반기저근의 건강과 정신건강, 신체 건강, 감정의 건강의 체크를 멈춰서는 안된다. 항상 자각하고 호기심을 가져라. 더 많은 정보와 이것에 대해 안내받기 위해 끊임없이 손을 내밀어라. '나는 3명의 아이가 있어요. '당연히 내 허리와 골반기저근은 망가졌어요.' '이젠 너무 늦었어요' 라는 말을 여성들에게 듣는 것보다 더 가슴 아픈 것은 없다. 절대 늦지 않았다. 찝찝한 기분을 안고 가지 마라. 절대 당신의 요구를 가볍게 여기거나 무시하지 말고, 자신을 돌보는 것을 멈추지 마라. 당신은 항상 산욕 중이다.

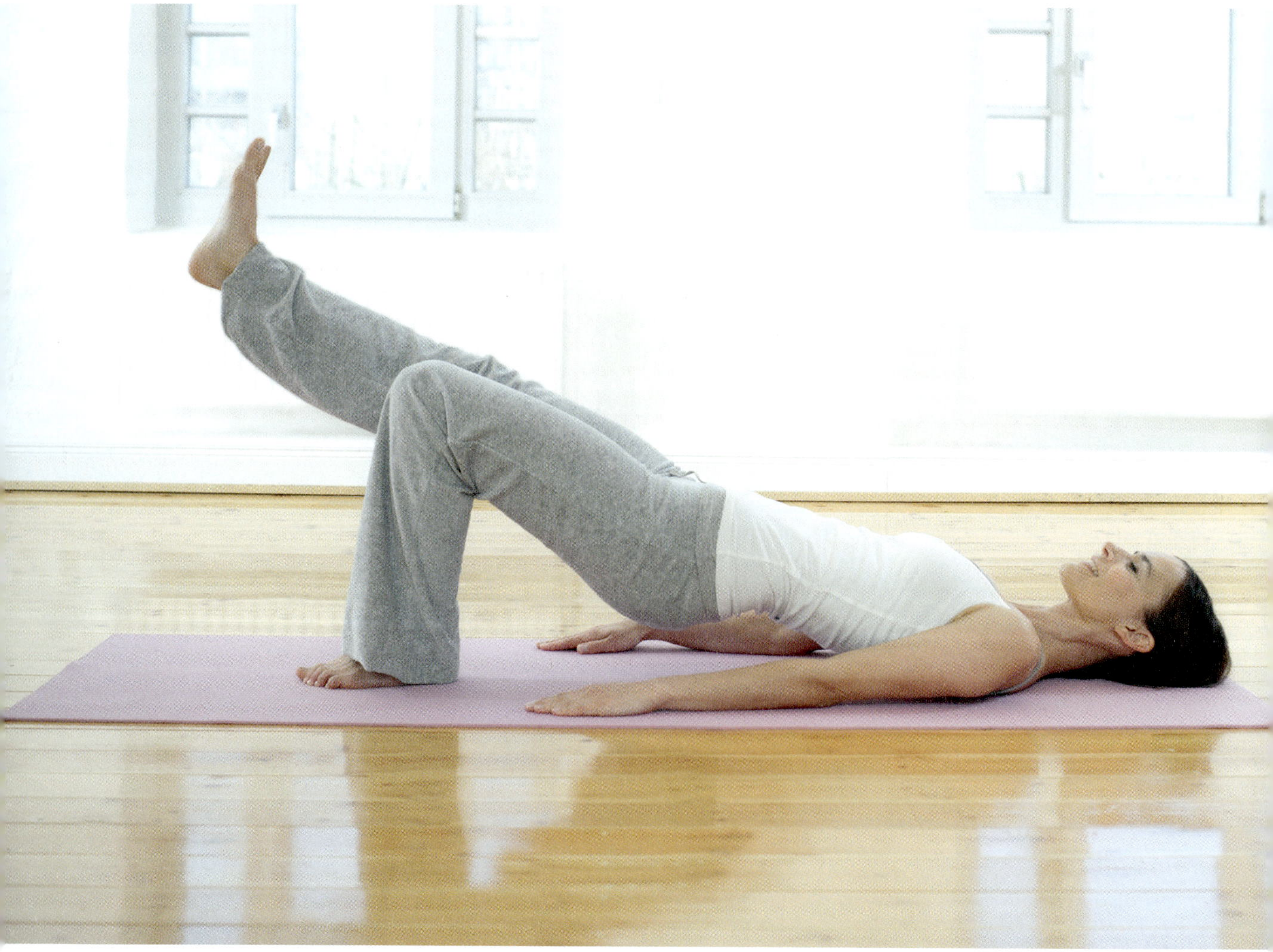

컬 업 - 암 리치 앤 니이 드롭(ARM REACH AND KNEE DROP)

3 단계

나는 당신이 '복근 운동 중' 이라고 느끼고, '규칙적인 운동 클래스'에 다시 참여하고 싶다거나, 필라테스 베테랑인 경우 헌드레드 동작과 싱글 레그 스트레칭과 같은 동작을 하고 싶어 한다는 것을 알고 있다. 컬 업은 당신이 골반을 안정화시키는 것에 도전하고, 어떻게 강한 중심부(centre)를 유지할 수 있는지에 대해 배우는 동작이다. 복부가 위로 튀어 나오거나, 골반기저근의 압력을 느낀다면 복압을 조절할 수 있을 때까지 *1 단계 운동*을 진행한다. 골반은 중립을 유지하고 당신의 근육에 의해 항상 지지되고 있어야 한다. 조절하며 천천히 동작을 진행한다. 만약 목의 어떠한 통증이라도 있다면 긴장을 풀어준다.

X factor를 기억해라(p.70 참조). 컬 업을 하는 동안 팔과 다리를 반대 방향으로 움직여 몸에 도전을 줄 때 더욱 의식적으로 복부의 연결감을 느껴라.

- 휴식 자세에서 시작한다(p.60 참조). 팔은 머리 뒤에 위치한다.
  팔꿈치를 시선 안에 보이게 두고 견갑골을 넓게 펼친다.
  숨을 들이마시고 길게 늘린다.
- 숨을 내쉬며 턱을 가슴 쪽으로 끌어 당기고 머리를 말아 올려 상부 척추를 매트에서 서서히 떼어냄과 동시에 골반기저근의 연결을 느낀다.

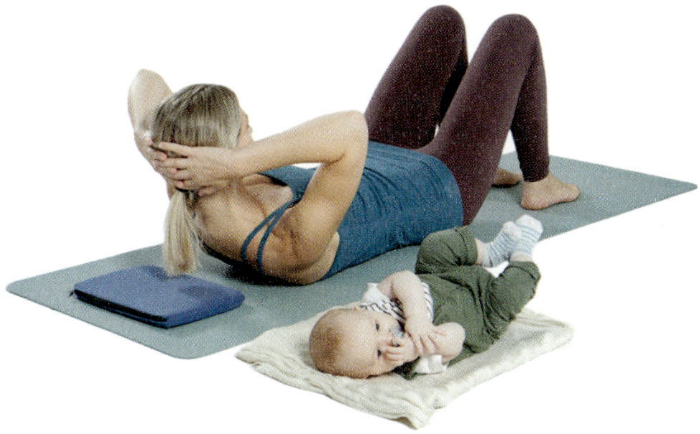

- 숨을 들이마시고 늘려주고 깊은 연결감을 느낀다.
- 숨을 내쉬며 오른팔을 몸의 옆쪽으로 내리고, 동시에 왼쪽 무릎을 옆으로 떨어 뜨린다.
- 숨을 들이마시고 가운데로 돌아온다.
- 숨을 내쉬며 반대쪽도 반복한다.
- 각 방향 당 5번 반복한다.
- 등을 내리고 고개를 좌우로 돌려준다.

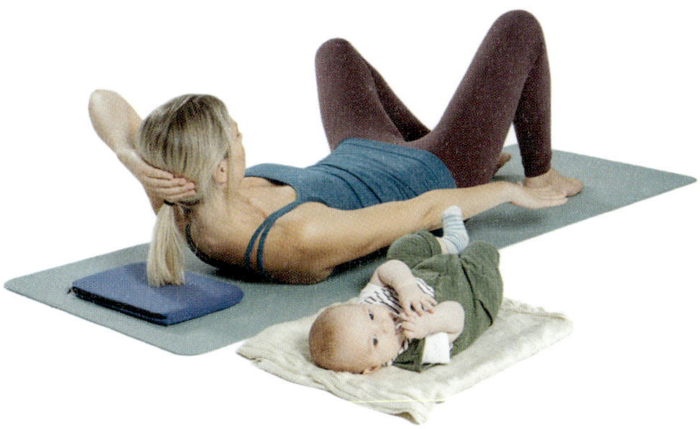

주요 포인트

골반이 흔들리지 않아야 한다. 계속 호흡하라!

스파인 컬스 위드 치킨 윙스
(SUPINE CURLS WITH CHICKEN WINGS)

2 단계

이 운동은 하체를 들어 올릴 때 골반기저근이 중력의 도움을 받게 되고 골반기저근의 인식을 향상시켜 주는 훌륭한 방법이다.

- 휴식 자세로 시작한다(p.60 참조).
- 숨을 들이마시고 척추를 길게 늘린다. 두 팔을 머리 위로 들고 이완시키며 가능하다면 바닥에 놓는다. 손바닥은 위를 향하게 둔다.

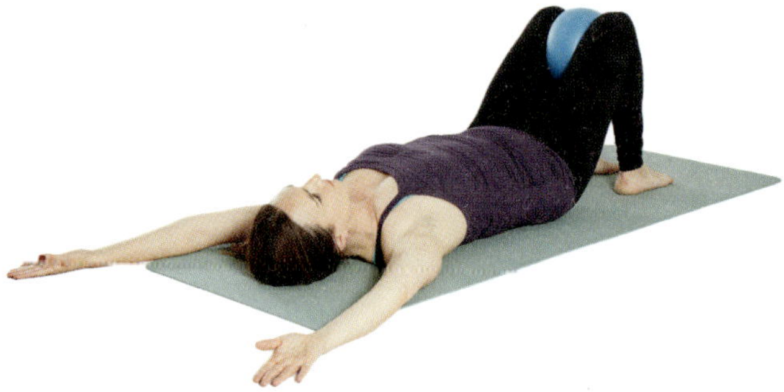

- 숨을 내쉬면서 꼬리뼈를 아래쪽으로 당기고 척추뼈를 하나 하나씩 매트에서 뗀다는 느낌으로 허리를 든다. 어깨뼈의 뒷부분만 바닥에 닿을 때까지 자전거의 체인이 움직이듯 한다. — 또는 그 전에 멈춰도 된다. 동시에 팔꿈치를 허리 안쪽으로 넣어 허리와 일직선이 되게 한다. 손바닥은 계속 천정을 향하게 유지하고 손목을 꺾지 말고 팔꿈치와 일직선을 유지한다.

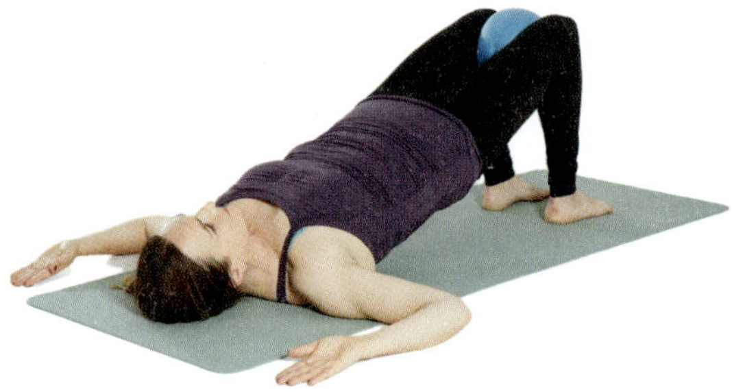

- 숨을 들이마시고 팔을 뒤로 젖힌다.
- 숨을 내쉬며 가슴뼈를 부드럽게 하고 척추를 매트로 내린다. 완전히 바닥에 닿을 때까지 엉덩이는 들고 골반은 집어 넣는다.

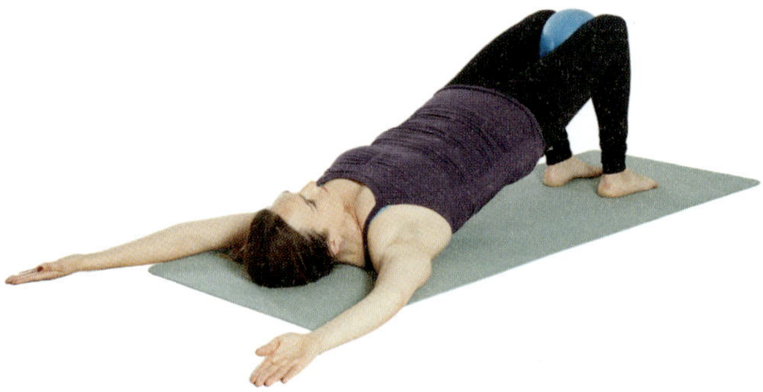

- 숨을 들이마시면서 어깨와 엉덩이의 긴장을 풀고 다음 숨을 내쉬며 팔을 양 옆으로 내린다.
- 10회 정도 반복한다.

주요 포인트

어깨뼈가 충분히 열려 있고 긴장을 풀도록 유지한다.

운동의 흐름과 함께 움직이며 척추와 팔이 협응적으로 움직이도록 한다.

덤 웨이터(DUMB WAITER) (중량을 들고 할 수 있다. 선택)

2 단계

이 운동은 계속 자라는 아기를 안기 위해 팔을 강화시키고 어깨 앞쪽의 긴장을 풀어주고 가슴을 펴게 해준다.

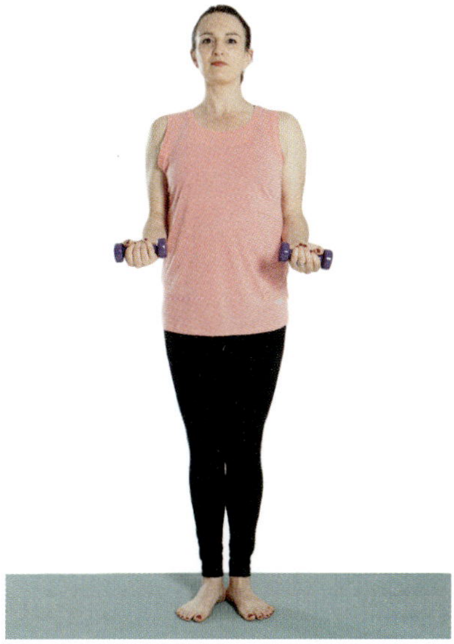

- 필라테스 서기 Pilates Stance(p.92 참조) 자세로 똑바로 선다.
  팔꿈치를 대략 90° 정도 굽힌다. 두 가지 방법 중 택일:
  1. 손바닥을 펴고 천장을 향하게 두고, 마치 음료가 올려진 쟁반을 들고 있다고 상상한다.
  2. 무게(또는 음료수병)를 손에 든다.
     센터의 연결을 느끼고 척추를 길게 펴준다.

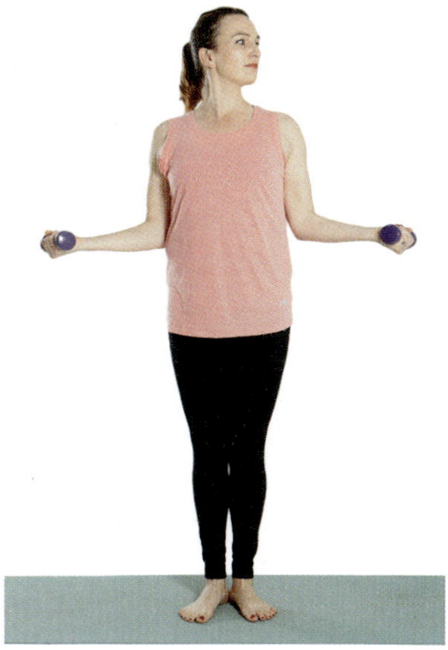

- 숨을 들이마시고 어깨 관절에서부터 팔을 바깥쪽으로 돌린다. 팔꿈치는 허리에 가깝게 유지한다. 어깨의 움직임은 어깨의 상단부가 마치 문에 달린 경첩처럼 이루어진다. 머리를 한쪽 어깨 방향으로 돌리고 시선도 같이 보낸다.
- 숨을 내쉬고 팔과 머리를 시작 위치로 돌아온다.
- 머리를 한쪽 방향으로 돌리는 것을 기준으로 최대 10번 반복한다.
- 좀 더 도전적인 방법: 팔을 열어줌과 동시에 무릎을 약간 굽혀 플리에(Plié) 동작을 한다(p.92 참조).

주요 포인트

이 동작은 당신의 척추를 아치 모양으로 여는 동작이기 때문에 어깨뼈가 서로 조여지는 것을 피하도록 한다. 대신 쇄골과 어깨뼈가 부드럽게 몸 앞과 뒷면에서 열리는 상상을 해보아라.

사이드 리치 암 서클 인투 사이드 플랭크 (SIDE REACH ARM CIRCLE, INTO SIDE PLANK)

3 단계

몸의 옆면과 햄스트링에 좋은 이 영광스러운 스트레칭은 어깨와 코어 근육, 균형 감각에 도전하게 하는 운동이다. 손목/어깨에 문제가 있다면 주의해야 한다.

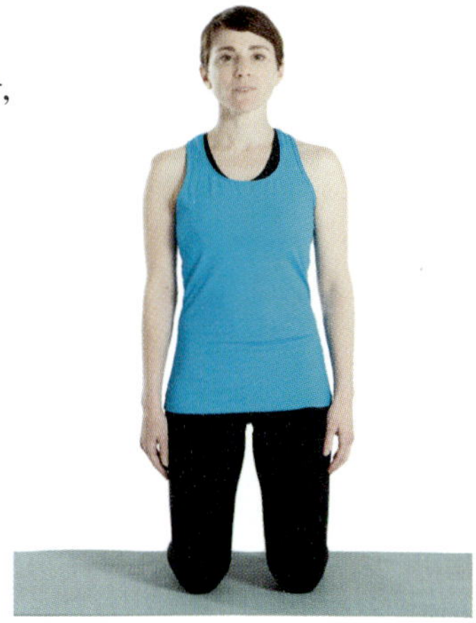

- 무릎을 꿇은 자세에서 오른팔을 매트를 향해 내리고 어깨 아래에 손을 내려놓는다. 왼발을 몸에서 멀리 뻗어 발 전체가 바닥에 닿도록 한다.
  오른쪽 허리를 들어 올린다는 느낌으로
  엉덩이는 높게 들고 코어 근육을 연결시킨다.
  왼쪽 팔은 천장을 향해 뻗는다.

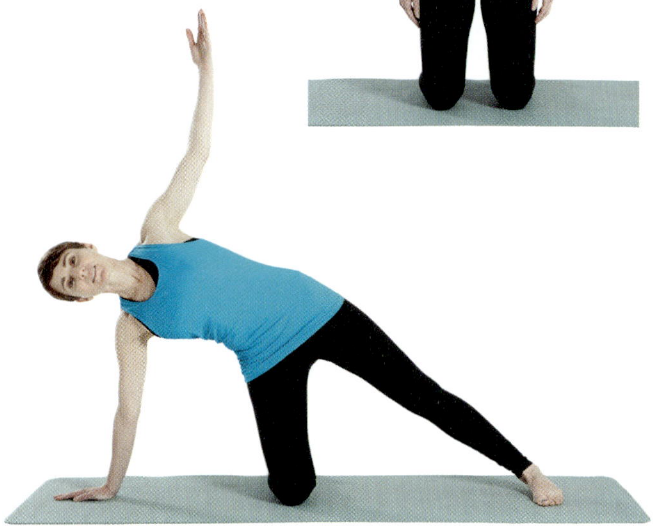

- 숨을 들이마시고 왼쪽 팔을 머리 위로 뻗은 다음, 머리 위로 원을 그리며 척추를 비틀어 바닥을 향해 닿게 한다. 그 후 엉덩이 쪽으로 보냈다가 다시 천장 쪽으로 한 번 더 올린다.
  몸의 윗면에 양호한 스트레칭이 일어나도록 위쪽 다리의 발은 바닥에 계속 닿아 있는다.

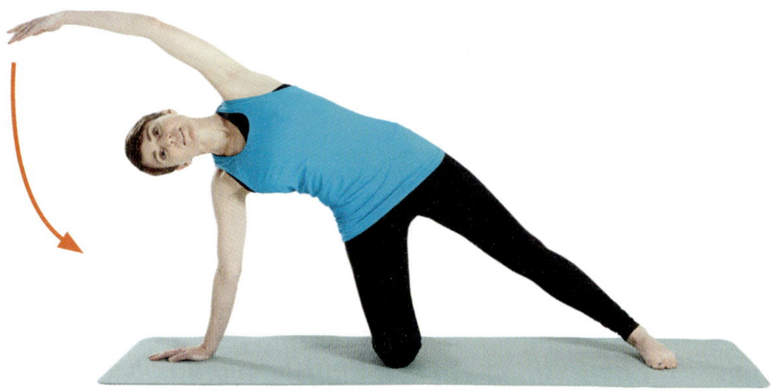

- 6-10회 반복한다.

- 더 많은 도전을 원한다면,
  왼쪽 팔을 천장으로 뻗은 상태로
  코어 근육을 강하게 사용하여
  오른쪽 다리를 매트에서 들어 올려
  풀 사이드 플랭크 자세를 취한다.

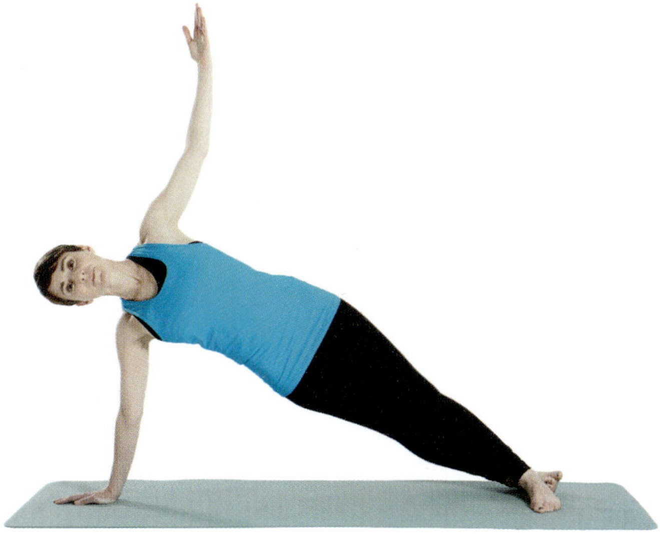

- 반대쪽으로 전환하려면 왼손을 아래로 내려 훠어-포인트 닐링 Four-Point Kneeling
  (p.81 참조) 자세를 취한 후, 하체를 위로 들어올려
  다운워드 도그 Downward Dog 자세를 취한다.
  여기서 호흡을 여러 차례 한다.

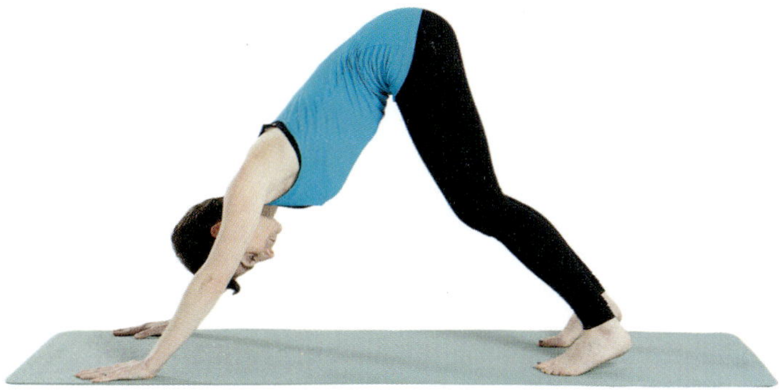

- 반대쪽도 같은 방법으로 반복한다.

캣 위드 레그 익스텐드(CAT WITH LEG EXTEND)

3 단계

이 운동은 균형과 안정성에 도전하는 역동적인 운동이다. 당신은 동작을 재빠르게 변경해야 하기 때문에 깊은 코어 근육이 확보되어야 하고, 팔, 엉덩이, 배를 강화시켜야 한다. — 진정한 전신 운동!

- 네발기기 Four-Point Kneeling(p.81 참조) 자세로 시작한다. 척추를 길게, 중립으로 두고 호흡을 하면서 준비한다.

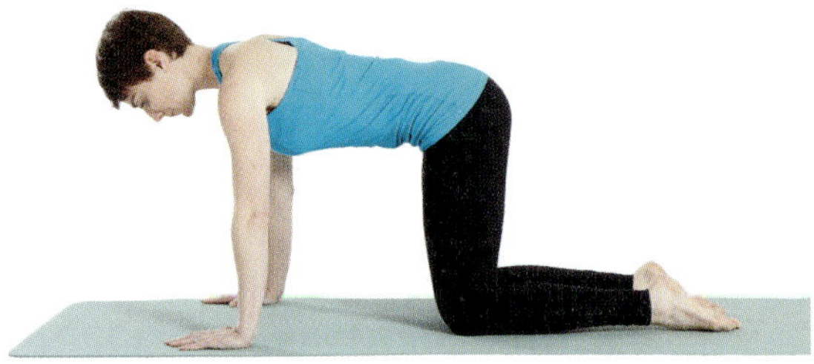

- 숨을 내쉬며 꼬리뼈를 아래로 집어넣어 고양이 자세(p.84 참조)를 취한다. 동시에 오른쪽 팔꿈치를 왼쪽 무릎 쪽으로 구부리고 왼쪽 무릎은 몸의 중심쪽으로 구부린다.

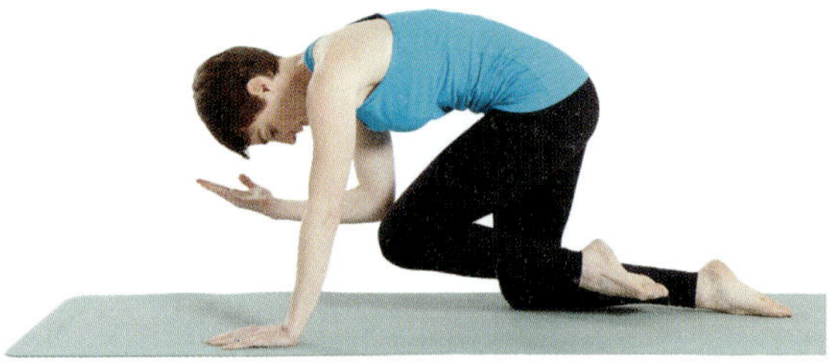

- 숨을 들이마시고 팔과 다리를 서로 멀어지게 하면서 몸통 높이로 올린다. 너무 역동적으로 느껴지면 팔과 다리를 바닥에 내려놓는다.

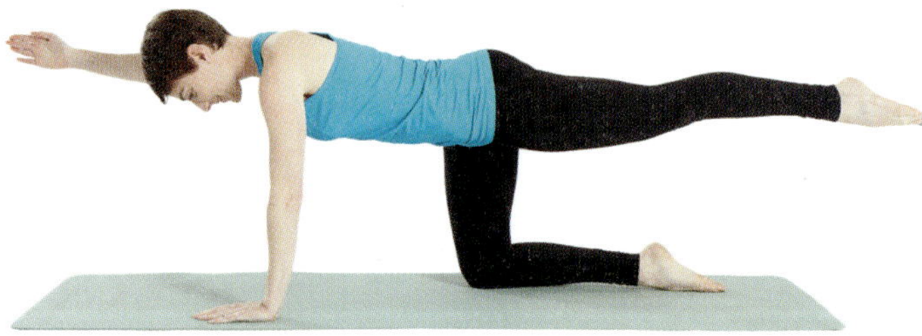

- 숨을 내쉬고 무릎을 팔꿈치 쪽으로 굽혀 고양이 자세를 한 번 더 취한다. 그 후 팔과 다리의 신전을 최대 10번 반복한다.
- 필요한 경우, 반대쪽 운동을 반복하기 전에 휴식 자세 Rest Position(p.85 참조)로 돌아간다. 손목에 휴식이 필요한 경우 동그라미를 그리며 손목을 이완시켜 준다.

엘보우 투 니이(ELBOW TO KNEE)

3 단계

이 운동은 혈액순환을 도와주고 전신에 도전을 준다. 복부에 강한 자극을 주기 때문에 복직근이개 치료를 하는 경우에는 이 점을 주의해서 수행하여야 한다. 골반기저근의 연결을 의식하고, 하복부를 위쪽 안쪽으로 퍼올려 코어의 깊은 코르셋 근육의 힘을 기른다. 이를 위해 힘을 키워야 할 수도 있다 — 2번 또는 3번 반복하는 것으로 시작하고, 최대 10번까지 반복할 수 있도록 한다.

- 네발기기 Four-Point Kneeling(p.81 참조) 자세로 시작한다. 척추를 길게, 중립으로 두고 호흡하면서 준비한다.

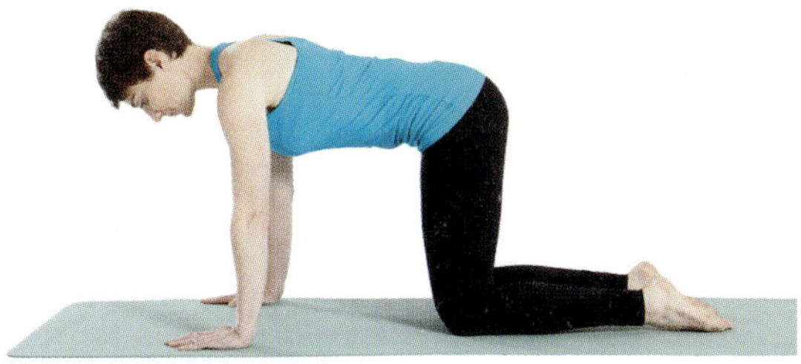

- 숨을 내쉬는 동안 왼쪽 무릎을 굽히고 들어 올려 왼쪽 팔꿈치에 닿는다. 당신의 몸 전체가 움직이기 때문에 체중이 손에 실릴 것이다.

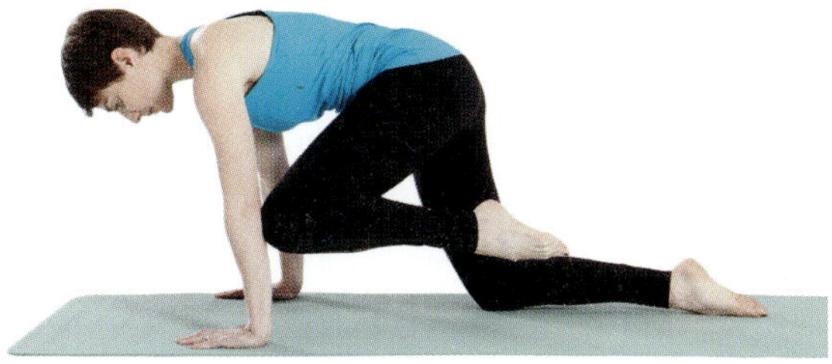

- 숨을 들이마시고 왼쪽 다리를 곧게 펴서 몸통과 일직선이 되도록 뒤로 보낸다. 체중이 뒤로 약간 움직인다. 척추를 길게 유지한다.

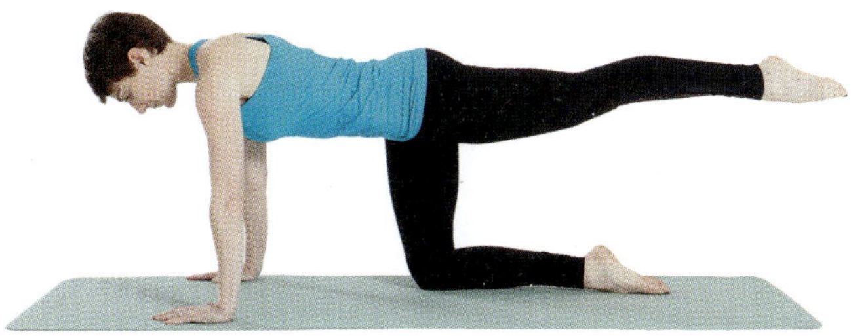

- 반대 방향을 진행하기 전에 최대 10번 반복한 후 레스트 포지션 Rest Position (p.85 참조)으로 돌아온다.

주요 포인트

다리를 뒤로 뻗을 때 엉덩이 높이로 유지하고, 아치가 생기는 게 아닌 척추를 길게 유지한다.

런지 앤 밸런스(LUNGE AND BALANCE)

3 단계

서서 일하는 것의 가장 큰 장점 중 하나는 일상 생활에서 쉽게 이동할 수 있고, 골반기저근의 인지와 균형을 맞출 수 있다는 것이다. 산만하고 벅찬 감정을 느끼고 있다면, 균형을 잡는 것에 초점을 맞추는 것이 마음을 진정시키기에 아주 좋을 것이다. 또한, 이것은 신체적인 향상뿐 아니라 감정적으로도 강인함을 느끼게 해준다. 팔을 올리는 것이 너무 어려운 경우 팔을 옆에 두어도 된다.

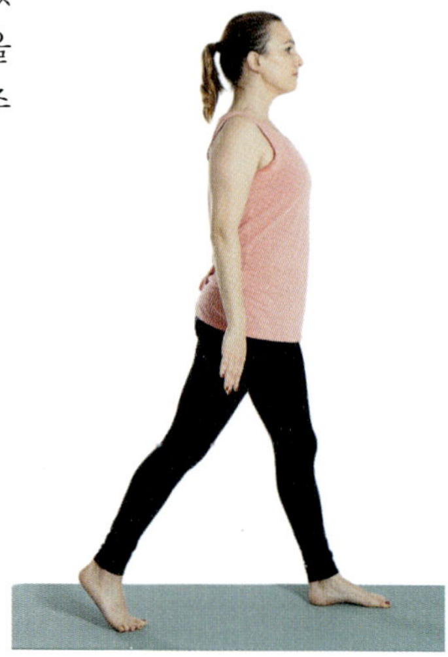

- 서서 시작한다. 오른쪽 다리를 뒤로 보내고 발을 골반 너비로 벌리고 골반과 바닥은 평행하게 유지한다. 오른쪽 다리를 부드럽게 구부리고 발뒤꿈치를 들어 올린다. 척추를 통해 키가 커짐을 느낀다.

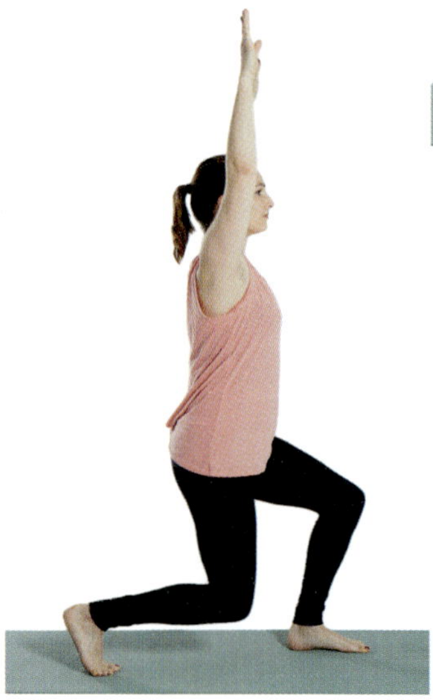

- 왼쪽 다리를 구부려 런지 자세로 만든다. 앞으로 몸을 기울이지 않고 정수리부터 똑바로 유지하면서 몸통을 직선으로 내린다. 팔을 머리 위로 들어 올린다.

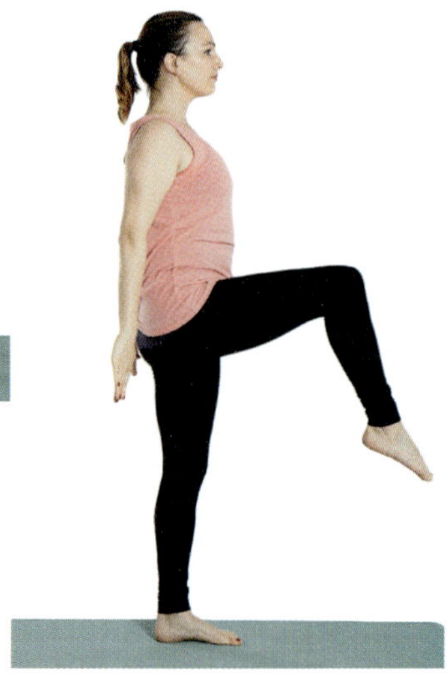

- 숨을 내쉬고 일어서며 오른쪽 다리를 접어서 무릎을 엉덩이 높이까지 든다. 삼두근이 활성화되는 것을 느끼기 위해 팔을 약간 뒤로 누른다. 등을 아치형으로 만들지 않도록 주의한다.
- 팔을 들어 올리고 양쪽 다리를 구부리면서 다시 런지 자세로 돌아간다.
- 같은 방향으로 최대 10번 반복한 후 반대방향으로 옮겨서 반복한다.

주요 포인트

다리를 들어 올리는 게 균형을 잃게 만든다면, 균형을 맞출 힘이 생길 때까지 런지 자세로 위 · 아래 움직인다.

쥬시 힙스(JUICY HIPS)

2 단계

이 운동은 기술적으로는 요가의 비둘기 자세(Pigeon pose)이지만, 나는 이것을 가져와 다른 이름으로 바꾸었다. 우리는 어린아이를 키우며 골반 부위에 많은 긴장을 느낀다. 고관절 스트레칭은 긴장을 풀어 주고 몸의 중심과 당신을 연결시켜 주며 허리와 골반기저근에 긴장을 완화시켜 준다. 샤키라(콜롬비아 가수)가 노래했듯이 '엉덩이는 거짓말을 하지 않는다.'

- 네발기기 Four-Point Kneeling(p.81 참조) 자세로 시작한다. 오른쪽 무릎을 접어 오른손 쪽으로 기댈 수 있도록 한다. 발을 왼쪽 엉덩이 쪽으로 옮기고 몸을 굽힐 수 있는 공간을 만들어 준다. 그 다음 왼쪽 다리를 바닥을 따라 뒤로 뻗는다.

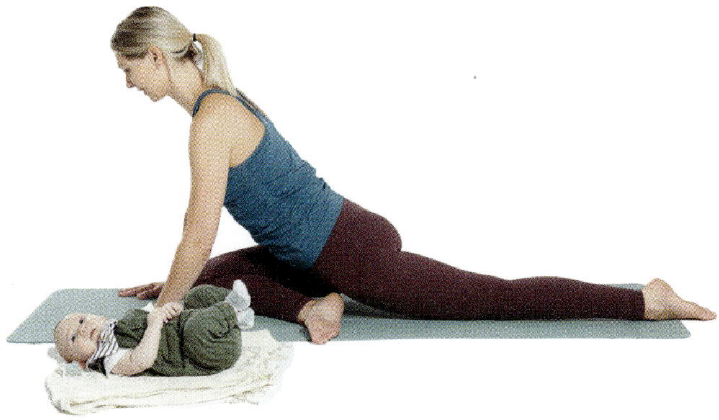

- 센터부터 몸을 들어 올리고 왼쪽 다리를 뒤로 쭉 뻗어 엉덩이의 앞쪽부터 스트레칭이 되도록 한다.

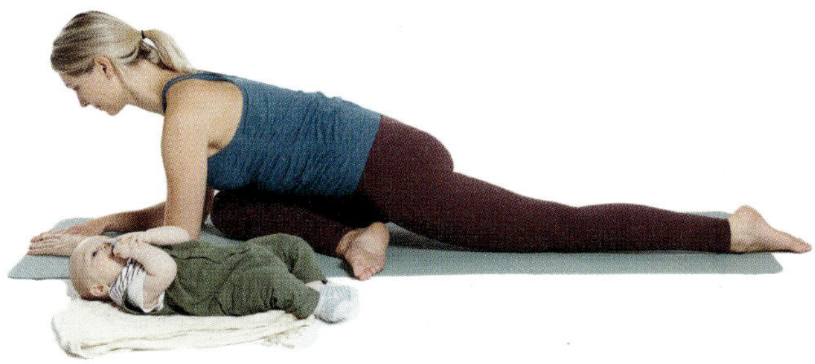

- 호흡을 길고 깊게 쉬면서 천천히 몸통을 매트 앞쪽으로 숙인다.

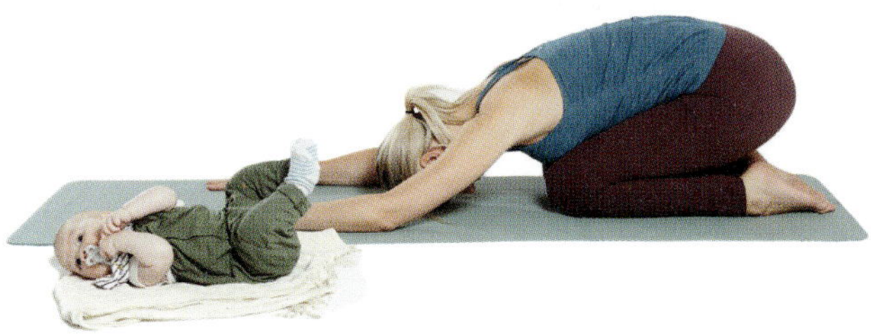

- 편하다고 느껴지는 곳까지 스트레칭하면서 숨을 깊게 들이마신다. 그 후 조심스럽게 몸을 이완시키고 반대 방향으로 자세를 바꾼다.
- 몸을 낮추어 휴식 자세로 Rest Position(p.85 참조)로 돌아간다.

산후 맘 범 리프트(POSTNATAL MUM BUM LIFT)

3 단계

이 운동은 엉덩이와 허벅지 안쪽에 좋은 운동으로 척추와 골반을 움직이게 하며 엄청나게 도전적인 운동이다. 이 운동을 매일 하게 되면 강철같은 엉덩이를 갖게 될 것이다. 바닥에 누운 후 legs up the wall(p.118 참조) 자세를 취한다. 이 자세는 아기를 가슴 위에 앉혀 놓고 할 수도 있고 더 많은 무게를 더하려면 정강이에 아기를 걸터 앉혀 놓고 할 수도 있다.

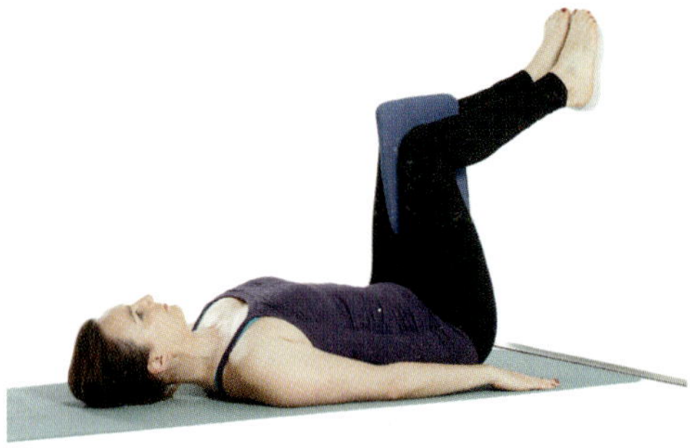

- 벽 가까이에 매트를 놓고 눕는다. 엉덩이를 벽에 가깝게 가져가 발이 벽에 편평하게 닿을 수 있도록 한다. 발은 약간 벌리고 무릎은 직각이 되도록 한다. 무릎 사이에 작은 공을 놓는다. 팔을 옆으로 내려 놓는다.
- 숨을 들이마시고 척추를 전체적으로 길어지게 늘린다.

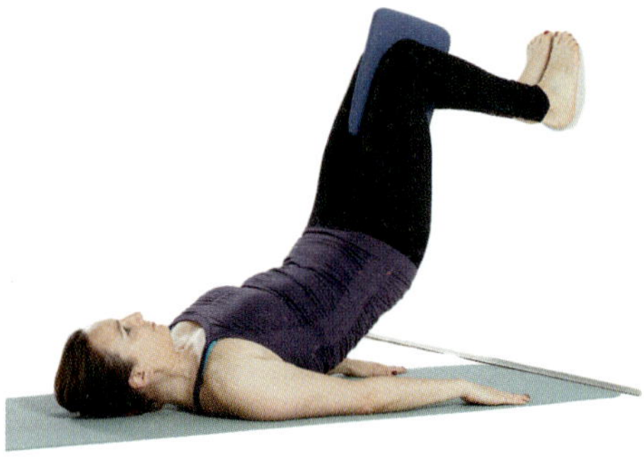

- 숨을 내쉬고 컬 하며, 척추가 매트에서 천천히 떨어지도록 한다. 몸의 센터와 연결하여 엉덩이 근육이 더 적극적으로 활성화되게 한다. 견갑골의 하부까지 균일하게 척추를 말아 올린다.

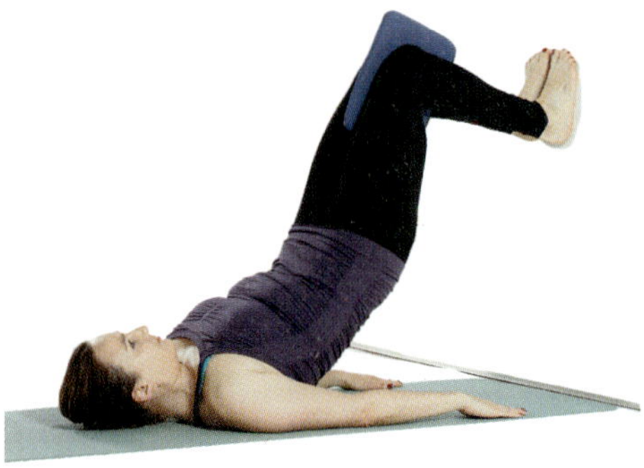

- 정상적으로 호흡하며 엉덩이를 들어 올려준다. 그 후 허벅지 안쪽과 엉덩이를 꽉 쥐어 짰다가 다시 놓고 다시 짜준다. 천천히 수축-이완했다가 다시 빠른 리듬으로 진행한다. 당신은 엉덩이를 일부러 움직이거나 들어 올리는 것이 아니라, 단지 근육을 수축하여 근육이 저절로 올라가도록 하는 것이다. 최대 20번 반복하고 그 후 30번까지 늘린다.
- 숨을 내쉬며 척추뼈 하나 하나가 매트에 닿는 느낌으로 매트에 내려 놓는다.

조금 쉬운 방법 (MAKE IT EASIER)

이 운동이 너무 어렵거나 목, 척추 또는 골반기저근에 불편을 유발하는 경우, 엉덩이 아래 조그마한 공을 놓는다. 컴프레스 온더 월 Compass on the wall(p.79-80 참조) 자세처럼 말이다. 엉덩이를 공 위에 내리고 쉬다가 부드럽게 올렸다 내리는 동작을 최대 30회 반복한다.

데드 버그(DEAD BUG)

3 단계

이 운동은 복부 근육에 큰 도전이 된다. 등을 굽히거나 골반이 발뒤꿈치 쪽으로 기울어지지 않도록 안정성에 집중한다. 골반 아래에 작은 공을 넣어서 도전할 수도 있다.

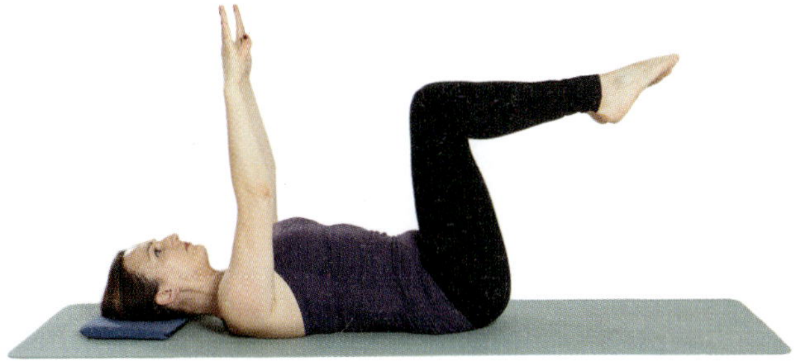

- 휴식 자세 Relaxation position(p.60 참조)로 눕는다. 손바닥을 앞쪽으로 향하게 하고 어깨 위로 팔을 길게 늘려준다. 한쪽 무릎을 공중에 띄운 후 다른 쪽 무릎을 따라 올려 더블 니이 포드 Double Knee Fold(p.153 참조) 자세를 만든다. 골반과 척추를 중립으로 한다.

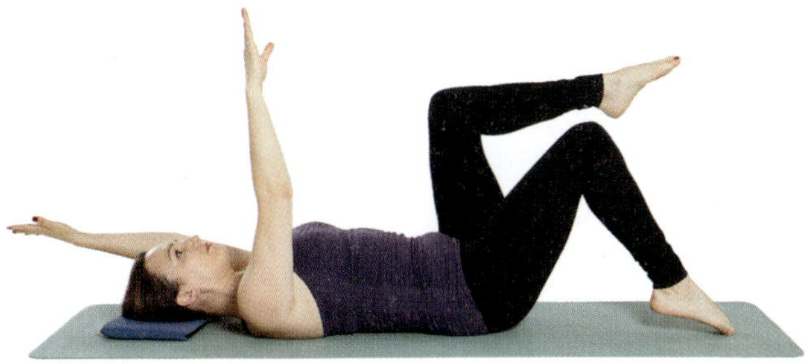

- 숨을 들이마시면서 척추를 늘리고 준비한다. 숨을 내쉬면서 고관절을 힌지(hinge)하여 오른쪽 발가락을 매트에 살짝 닿고 왼쪽 팔은 반대쪽으로 뻗는다.
- 숨을 들이마시면서 중앙으로 다시 돌아온다
- 숨을 내쉬면서 반대쪽 팔과 다리를 뻗어준다.
- 몸통의 움직임을 의식한다. — 골반이 당겨지거나 떨어지는지, 등을 아치로 만드는지 등등을 의식하면서 움직인다. 안정적이고 강한 자세를 유지한다.
- 각 방향당 8번 반복한 다음, 무릎을 가슴에 대고 마무리한다.

주요 포인트

발끝이 매트에 닿을 때 무릎을 굽혀 닿지 않도록 주의한다. — 고관절에서 힌지(hinge)의 움직임이 일어나며, 무릎의 각도는 변하지 않는다.

발가락을 물에 담그고 다시 올린다는 상상을 해 본다.

골반기저근 명상(PELVIC FLOOR MEDITATION)

이 명상은 우리 몸에 대한 인지를 일깨어 준다. 휴식 시에 우리의 감각을 일깨우면 움직임 속에서 이러한 감각들을 활발하게 연결할 수 있다. 이 명상은 앉거나 누워서 할 수 있다.

둘 중 편안한 방법대로 하면 된다. 이것은 당신의 선택에 따라 2분 동안만 해도 되고, 20분 동안 해도 된다.

- 눈을 감고 부드럽게 내 몸안에 집중한다. 호흡에 따라 움직이는 아랫배의 상승 및 하강을 느낀다.
- 꼬리뼈, 좌골뼈 및 치골 사이의 공간을 채우는 다이아몬드 모양을 시각화한다. 숨을 마시면서 이 다이아몬드 모양이 넓어지고 열리는 것을 상상해 본다.
- 꼬리뼈, 좌골뼈 및 치골 사이의 공간을 채우는 다이아몬드 모양을 시각화한다. 숨을 마시면서 이 다이아몬드 모양이 넓어지고 열리는 것을 상상해 본다.
- 계속 숨을 쉬면서 마음 속의 그 모양을 인지하도록 한다. 마음이 방황한다면 이것은 정상적인 것이므로 자신을 비난하지 말고, 다이아몬드의 시각적인 모양을 생각하고 당신의 몸 안에서 호흡을 다시 찾으면 된다.
- 그 후, 숨을 크게 들이마시며 속근육들을 적극적으로 사용해 몸의 중심을 향해 다이아몬드 모양을 가져온다.
- 근육이 충분히 이완될 수 있도록 호흡한다.

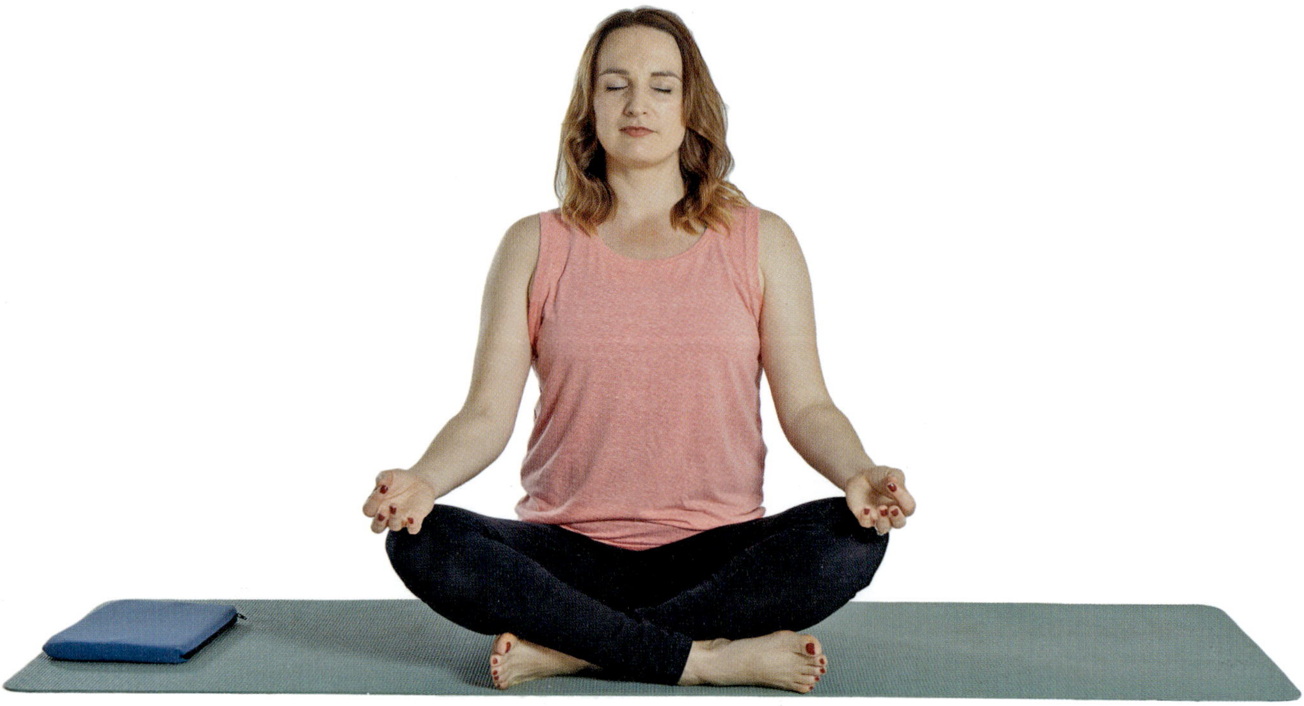

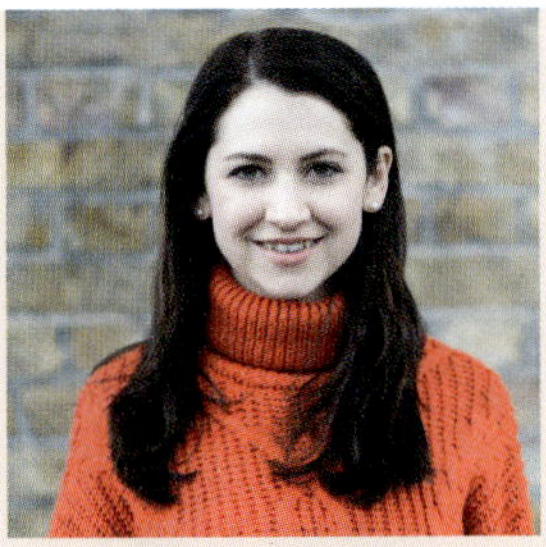

전문가의 조언

클래어 번(Clare Bourne), 한 아이의 엄마로, 런던에 본사를 둔 여성 건강 물리치료 전문가이다. 그녀의 특별 관심 분야는 출산 후 회복과 재활에 관한 것이며, 임산 기간 중이나 출산의 목표 달성을 원하는 여성들과 함께 일하는 것이다. 그녀가 열정을 가지고 있는 부분은 여성들이 울컥하고 외로움을 느끼는 시기에 귀기울이고, 이해 받고, 교육을 받고 권한을 부여받는다는 느낌을 받도록 하는 것이다.

Instagram에서 @clarebournephysio를 팔로우 할 수 있다.

나는 딸을 임신했을 때 임신과 출산이 신체에 미치는 영향을 직접 배웠다. 출산을 하기 전 이론을 알고 있는 것과 직접 경험하는 것은 완전히 다른 이야기였다. 나는 자연분만 교과서에서 임신은 위험성이 적고 복잡하지 않다고 배웠다. 그러나 이것은 내가 골반기저근 기능부전이나 물리치료, 또는 골반 재활이 필요하지 않다는 것을 의미하지는 않았다. 솔직히 말해 아기의 출산 경로가 어떻든(제왕절개 또는 자연분만) 출산은 강렬한 경험이다. 우리 중 많은 사람들에게 골반기저근 운동은 많이 시도하거나, 시도했지만 지루해졌거나, 우리가 의도한 부분을 해결하지 못했을 것이다. 나는 항상 여성들에게 말한다. '나는 하루 종일 사람들에게 이 운동들에 대해 이야기하고 다니지만 여전히 운동하는 것을 잊어버리긴 한다!'– 우리 모두 현실에 살고 있기 때문에 항상 쉽게 실행할 수 있는 것은 아니다.

필라테스를 하는 것이 그냥 앉아서 골반기저근 운동을 하는 것보다 훨씬 더 재미있기 때문에 여성들에게 필라테스를 권장하고 장려하려 한다. 오해는 하지 않기 바란다. 분명히 산후 초기에는 골반기저근이 약할 수 있다. 내 경우 골반기저근의 힘이 더 이상 나아지고 있지 않다고 느꼈지만 지금은 점점 더 많은 필라테스를 할 수 있게 되었고, 일상 생활에서 할 수 있는 동작 중에 골반기저근을 다시 사용하는 법을 배우게 되어 이전과 엄청난 차이를 만들어냈다.

산후에 상실감을 갖는 것은 정상이다. 내가 만나는 대부분의 여성들은 무엇을 해야 할지, 어디로 돌아가야 하는 것인지 또는 어떻게 '정상적인' 상태로 돌아가는지 잘 모른다. 솔직히 말하면 모든 산모들의 여정은 다르지만, 전문가에 의해 수행되는 산후 신체검사(Postnatal Body Check)와 같은 종합적인 평가를 내리는 SIX Physio 또는 Mummy MOT(영국 전역에 있는 물리치료 전문 병원)과 같은 곳은 "산후" 에 운동을 시작하기에 좋은 장소이다. 또한 가정의학과 전문의(General Practitioner)도 당신이 요청하면 여성건강 전문 물리치료사를 소개해 줄 수 있다.

나의 산후 관리 조언:

- 자세는 출생 후 가장 중요한 것 중 하나이므로 책의 지침을 정확히 따르고 모든 동작에서 올바른 자세를 취한다. 당신의 몸은 당신에게 고마움을 표할 것이다.
- 성관계(맞습니다): 성관계가 질이나 제왕절개를 통한 출산의 여부에 관계없이 여러 가지 이유로 고통스러울 수 있다.(성교통이라고 불리운다). 이것은 모유 수유 중 호르몬 변화로 인해 질 조직을 건조하게 만들거나 골반기저근 내 또는 제왕절개의 흉터로 인한 것이다. 흉터 부위의 마사지와 윤활제 사용은 많은 도움이 되며, 도움을 받을 수 있기 때문에 침묵하면서 고통을 참지 않길 바란다. 많은 환자들이 말하는 것처럼 '한두 잔의 술로 고통을 참는 것' 보다 더 전문적인 도움이 필요할 수도 있다.
- 서두르지 않길 바란다: 천천히 심부의 코어 근육을 훈련시킨다면 기분뿐만 아니라 외형적으로도 좋아질 것이다. 정말 열심히 운동했지만 여전히 자신의 복부에 만족하지 못하는 여성분들을 많이 접했다. 이것은 대부분 그들이 근육을 제대로 사용하지 않았기 때문이다. 안야의 점차적인 단계별 운동을 따른다면 결과는 좋을 것이다.

생활속 운동

5분 운동	
윈드스크린 와이퍼 레그 109	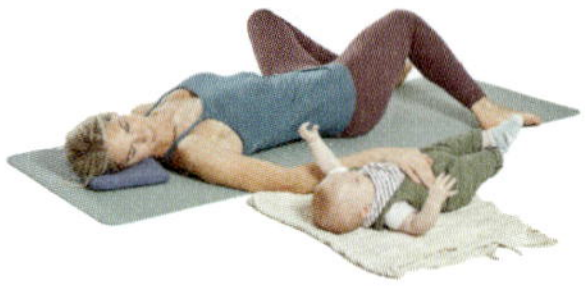
브릿지 위드 더블 니이 드롭 87	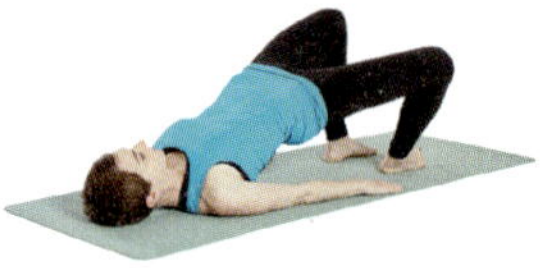
컬 업-암 리치 앤 니이 드롭 175	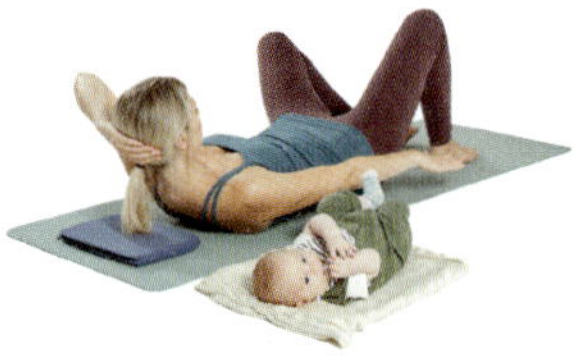
사이드 리치 암 서클, 인투 사이드 플랭크 178-179	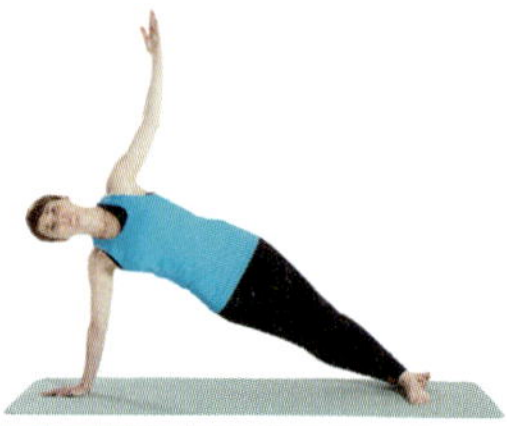
휴식 자세 60	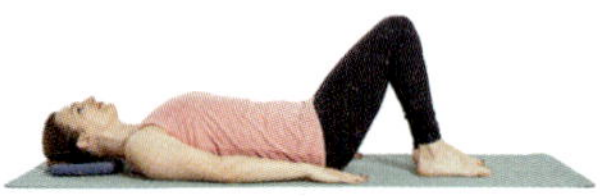

10분 운동			
스탠딩 캣 위드 윈드밀 암 160	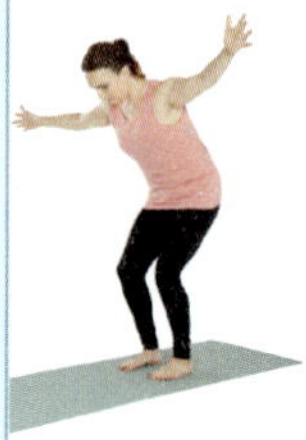	덤 웨이터 177	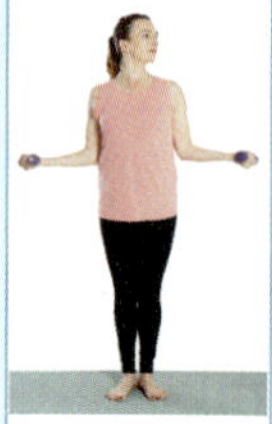
런지 앤 밸런스 182	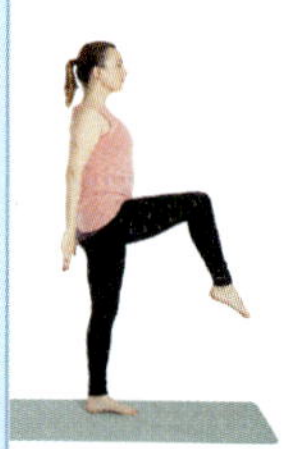	타입라이터 립스 익스텐디드 암스 140	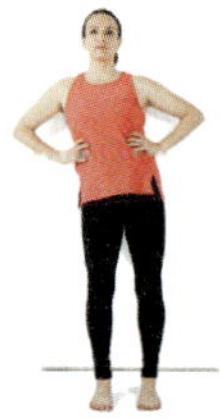
캣 카우 84	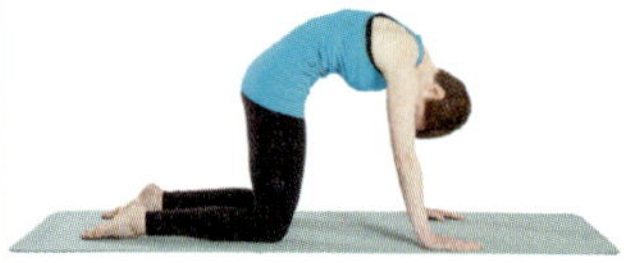		
다트 88	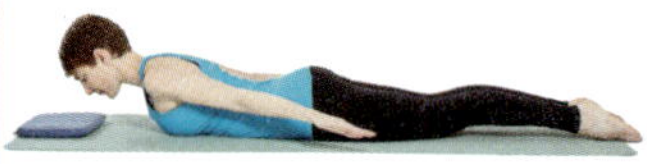		
프론 레그 서클 82	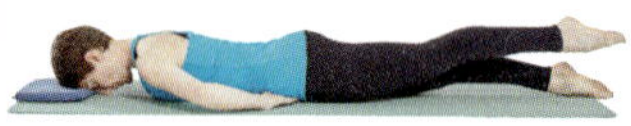		
쥬시 힙스 183	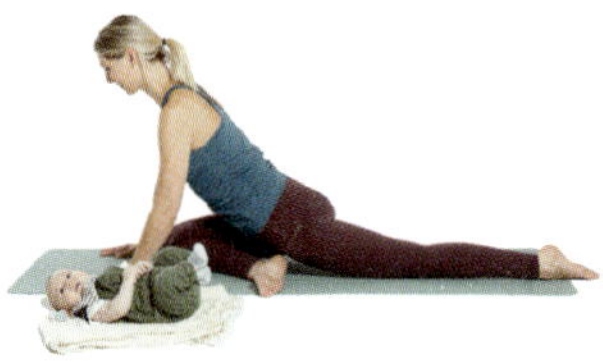		
휴식 자세 85	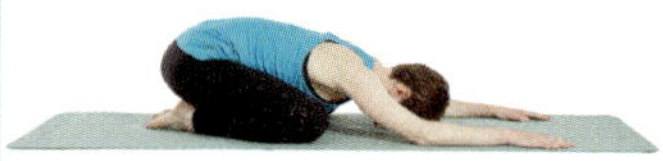		

생활속 운동

20분 운동	
스파인 컬스 위드 치킨 윙스 176	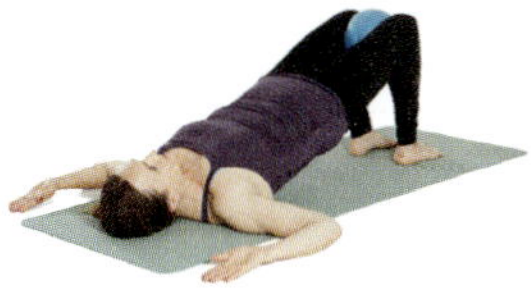
힙 롤스 91	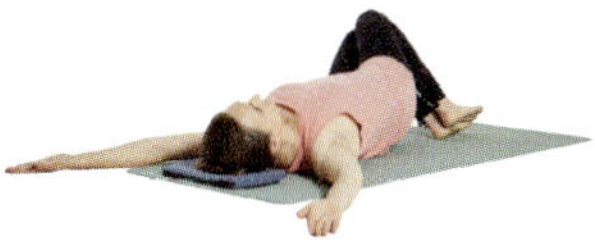
더블 니이 드롭 153	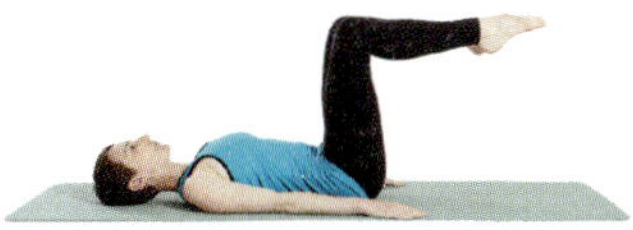
데드 버그 185	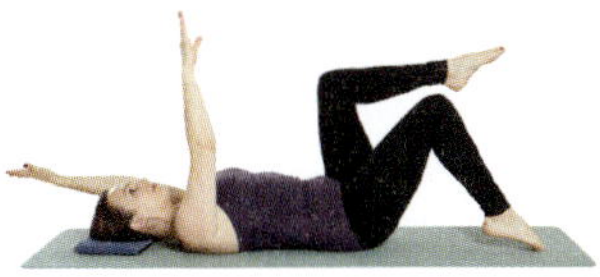
오이스터 76-77	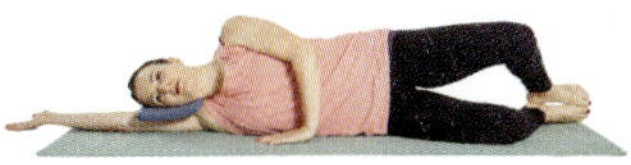
사이드 리치 암 서클, 인투 사이드 플랭크 178-179	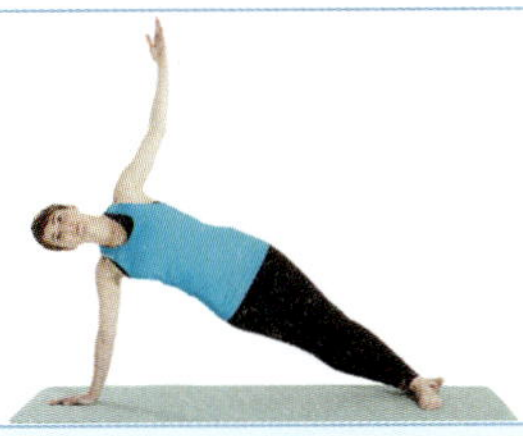

20분 운동 (계속)	
테이블 탑 리프트 앤 로어 163	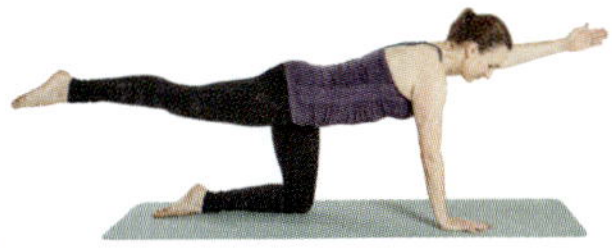
엘보우 투 니이 181	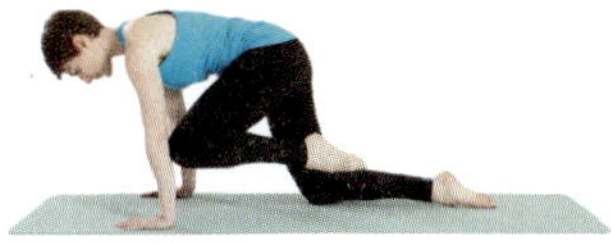
스트레칭 앤 릴렉세이션 시퀀스 113	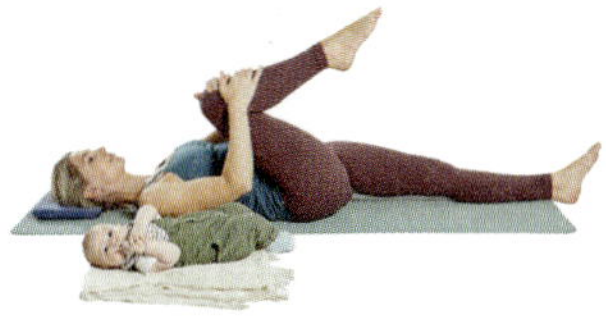
포스트네이털 멈 범 리프트 184	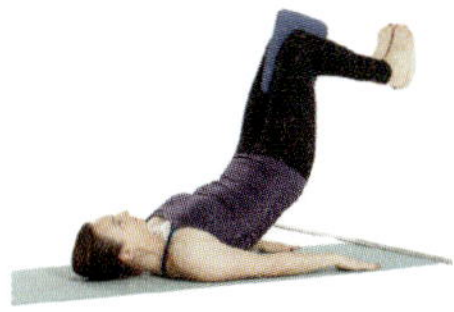
레그스 업 더 월 118	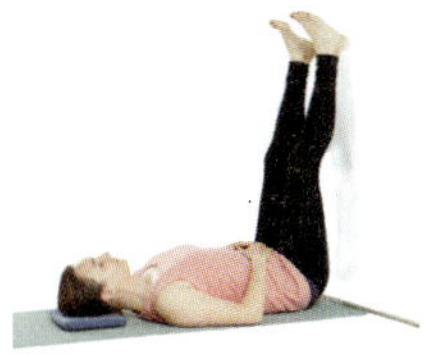
골반기저근 명상 186	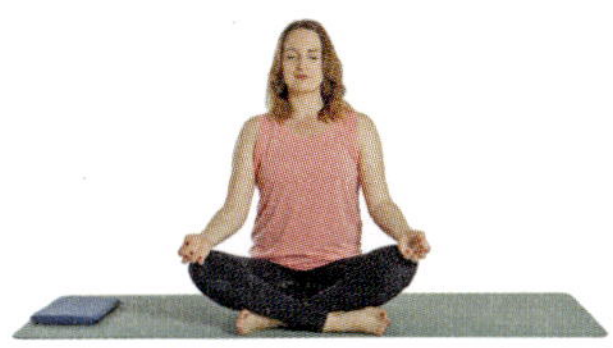

감사의 글

지난 10여 년 동안 이 책에 수록된 운동에 대한 영감과 피드백을 제공해 준 나의 필라테스 고객들께 많은 감사를 드린다. 또한 지난 수년간 나와 함께 웃고 뛰어놀며 잠시나마 엄마들이 운동할 수 있도록 도움을 준 사랑스러운 아기들에게 고마움을 전한다.

펠빅 로어(인스타그램 @pelvicroar)의 창립 멤버이자 마미 못(Mummy MOT)의 실무자이며 여성 건강 전문 물리치료사인 에마 브록웰(Emma Brockwell)에게 깊은 감사를 드린다. 에마는 훌륭한 산후 건강전문가이자 골반기저근 건강의 치어리더로서, 이 책의 정확성을 위해 원고를 검수하고 솔직한 피드백과 생각을 들려주었다. Six Physio 의 물리치료사인 클래어 본(Clare Bourne)과, 확실함을 위해 원고를 두 번이나 검토해 준 마미트라이브(인스타 @mummytribe — 마미 트라이브는 영국에 있는 산후맘들을 위한 출판과 이벤트 기획)에게도 깊이 감사드린다. 워킹맘으로서 바쁜 와중에도 귀한 시간을 내어 주신 두 분께 평생 빚을 지게 되었다. 여성 건강 전문 물리치료사이자 여성들에게 영감을 주는 필라테스강사로서 이 원고에 대한 지도와 조언을 아낌없이 제공해 주고, 복직근이개에 관련된 경이로운 지식의 폭을 넓혀준 케이트 프라이(Kate Fry)에게도 감사의 마음을 전한다(또한 들떠 있던 내 갈비뼈도 바로잡아 주었다!).

골반기저근과 복직근이개에 관련된 자료와 아이디어 그리고 정보에 대한 아낌없는 조언과 도움을 준 여성 전문 물리 치료의 매므 웰란(Maeve Whelan)과 바디 컨트롤 필라테스(Body Control Pilates)의 린 고빈슨(Lynne Robinson) 덕분에 필라테스 강사로서의 나의 지속적인 전문성 개발을 이뤄가고 있다.

이 열정 프로젝트를 현실로 만들어 준 블룸스버리(Bloomsbury)의 샬롯 크로프트(Charlotte Croft)와 새라 스키퍼(Sarah Skipper)에게 큰 감사를 드린다.

이 책의 완성을 위해 시간을 내어준 내 사랑스러운 모델들과 엄마인 드니스(Denise), 시몬(Simmone)과 제마(Gemma) 그리고 사랑스러운 아기 노아(Noah)에게도 감사의 말을 전한다.

작가와의 결혼 생활을 늘 이해해주는 주는 내 남편, 고마워! 그리고 나의 개구쟁이 멋진 두 아들 모리스(Maurice)와 프레디(Freddie) — 너희들은 엄마가 하고 있는 산후 여정에서 모든 것을 가르쳐줬어!

참고문헌

Suggested books

Bowman, Katy, *Diastasis Recti: the Whole-Body Solution to Abdominal Weakness and Separation* (Propriometrics Press, 2016)

Chatterjee, Rangan, *The 4 Pillar Plan: How to Relax, Eat, Move and Sleep Your Way to a Longer, Healthier Life* (Penguin Life, 2017)

Franklin, Eric, *Pelvic Power: Mind/Body Exercises for Strength, Flexibility, Posture and Balance for Men and Women* (Princeton Book Company, 2003)

Hands, Beccy and Alexis Stickland, *The Little Book of Self-care for New Mums* (Vermillion, 2018)

Hayes, Anya and Dr Rachel Andrew, *The Supermum Myth: Overcome anxiety, ditch guilt and embrace imperfection* (White Ladder, 2017)

Johnson, Kimberly Ann, *The Fourth Trimester: A Postpartum Guide to Healing Your Body, Balancing Your Emotions, and Restoring Your Vitality* (Shambala, 2017)

Kalinik, Eve, *Be Good to Your Gut* (Piatkus, 2017)

Myers, Thomas, *Anatomy Trains* (Elsevier, 2013)

Neufeld, Suzannah, *Awake at 3am.: Yoga Therapy for Anxiety and Depression in Pregnancy and Early Motherhood* (Parallax Press, 2018)

Ou, Heng, *The First Forty Days: The Essential Art of Nourishing the New Mother* (Abrams Books, 2016)

Panagos, Angelique, *The Balance Plan: Six Steps to Optimize Your Hormonal Health* (Aster, 2017)

Serrallach, Oscar, *The Postnatal Depletion Cure: A Complete Guide to Rebuilding Your Health and Reclaiming Your Energy for Mothers of Newborns, Toddlers and Young Children* (Sphere, 2018)

Stadlen, Naomi, *What Mothers Do, Especially When it Looks Like Nothing* (Piatkus, 2012)

Articles, TED talks

Benjamin, D.R., van de Water, A.T. and Peiris, C.L. (2014). 'Effects of exercise on diastasis of the rectus abdominis muscle in the antenatal and postnatal periods: a systematic review', *Physiotherapy*, 100(1), 1–8

Gilleard, W.L. and Brown, J.M.M. *Structure and function of the abdominal muscles in primigravida during pregnancy and the immediate post-birth period* (Southern Cross University ePublications@SCU, 1996)

Fernandes da Mota, P., Pascoal, A., Carita, A. and Bø, K. (2015). 'Prevalence and risk factors of diastasis recti abdominis from late pregnancy to 6 months postpartum, and relationship with limbo-pelvic pain', *Musculoskeletal Science & Practice*, 20(1), 200–205. DOI: http://dx.doi.org/10.1016/j.math.2014.09.002

Swift, S.E., Tate, S.B. and Nicholas, J. (2003). 'Correlation of symptoms with degree of pelvic organ support in a general population of women: what is pelvic organ prolapse?' *American Journal of Obstetrics and Gynaecology*, 189(2), 372–377

Pilates relating to incontinence symptoms https://bmcwomenshealth.biomedcentral.com/articles/10.1186/s12905-017-0503-y

NICE 2019 Guidelines for the treatment of Urinary Incontinence and Pelvic Organ Prolapse https://www.nice.org.uk/guidance/NG123

Returning to running postnatal – guideline for medical, health and fitness professionals managing this population https://www.researchgate.net/publication/331608702_Returning_to_running_postnatal_-_guideline_for_medical_health_and_fitness_professionals_managing_this_population

Dr Alexandra Sack's TED: A new way to think about the transition to motherhood
www.ted.com/talks/alexandra_sacks_a_new_way_to_think_about_the_transition_to_motherhood

Useful websites

Bladder & Bowel Community
www.bladderandbowel.org

Breastfeeding support
www.vanessachristie.com

www.breastfeedingnetwork.org.uk/breastfeeding-support/

Cranial osteopathy
https://breastfeeding.support/cranial-osteopathy-or-craniosacral-therapy/

Chartered Society of Physiotherapy
www.csp.org.uk

Diane Lee: for information on pelvic floor health and recovery
www.dianeleephysio.com
https://dianeleephysio.com/education/diastasis-rectus-abdominis-postpartum-health

Holistic Core Restore®
www.holisticcorerestore.com

Julie Wiebe: Women's health physio specialising in pelvic floor recovery and Piston Breath
www.juliewiebept.com

Matrescence and transition to motherhood
www.matrescence.com

Make Birth Better – advice, support and information for birth trauma sufferers
www.makebirthbetter.org

Mummy MOT – postnatal health check covering pelvic floor and diastasis recti
http://themummymot.com/about/

NCT Hidden Half
www.nct.org.uk/hidden-half

NHS Start4Life Breastfeeding advice
https://www.nhs.uk/start4life/baby/breastfeeding/breastfeeding-challenges/mastitis/

Pelvic Obstetric & Gynaecological Physiotherapy (formerly Association of Chartered Physiotherapists in Women's Health)
http://pogp.csp.org.uk

Pelvic physiotherapy
www.pelvicphysiotherapy.com

Pelvic girdle pain charity support group
www.pelvicpartnership.org.uk

Pelvic Roar – information about pelvic health and women's health physiotherapy
www.pelvicroar.org

저자에 대해

안야 해이스는 필라테스 강사이자, 마음챙김기반 인지치료(MBCT) 교사로 산전 산후 여성들의 활력과 자기 연민을 전문적으로 다루는 저자이다. 안야는 여성들이 골반기저근과 온전한 정신상태를 손상시키지 않고 현대 사회에서의 엄마로서 힘든 상황을 헤쳐나갈 수 있는 힘을 전달하기 위해 사명감을 가지고 있다.

안야의 블로그인 Motherswellnesstoolkit.wordpress.com에서 신체적, 정신적 회복력을 구축하는 데 도움이 되는 자가 관리 도구를 찾을 수 있다. 인스타그램 @mothers.wellness.toolkit에서 대화에 참여할 수 있다. 그녀에게는 7살 모리스(Maurice)와 4살된 프레디(Freddi), 두 아들이 있다.

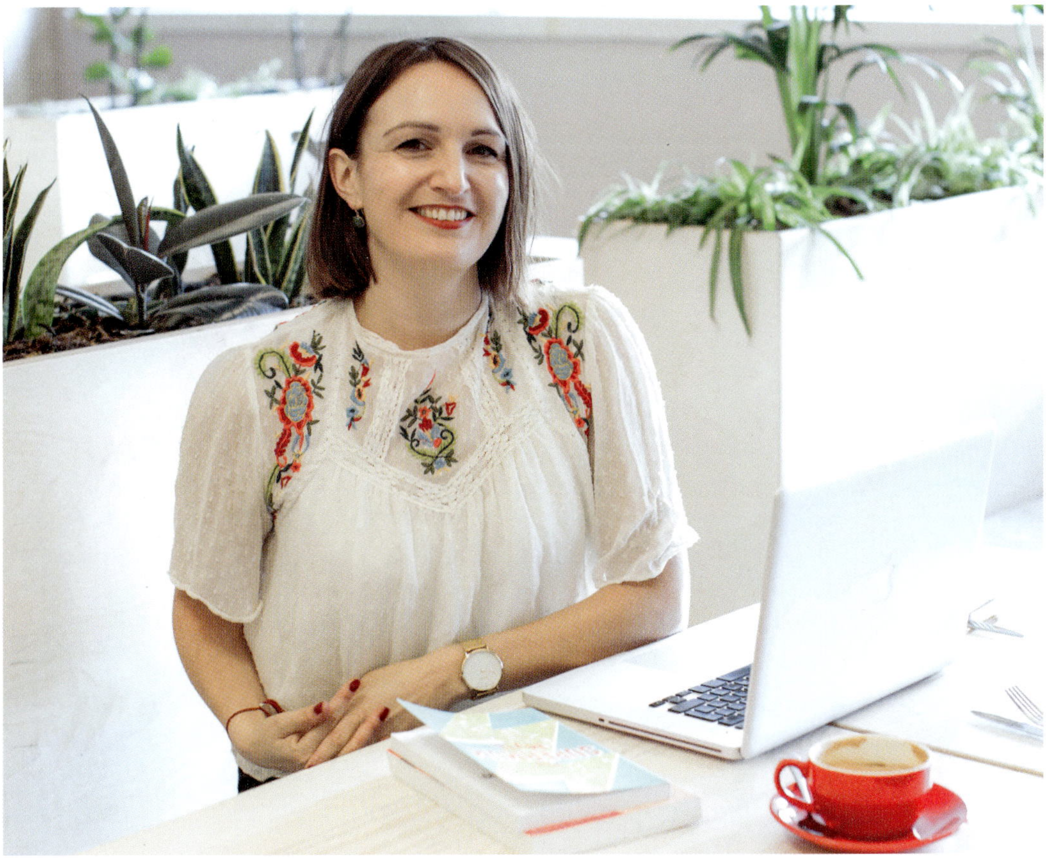

역자의 글

임신 4기, 우리가 알고 있는 산후나 산욕기를 새롭게 묘사한 표현으로 아기가 태어난 직후부터 3개월 동안의 기간을 의미합니다. 임신 전, 임신 중, 출산 직후의 관리들은 산모와 태아의 건강을 위하는데 오랫동안 초점이 맞추어져 있다는 것을 우리는 알고 있습니다. 하지만 여성의 삶에서 중년기 또는 갱년기의 건강에도 영향을 줄 수 있는 임신 4기의 중요성은 종종 간과되는 경향이 있습니다.

초기 산후 기간은 많은 사람들에게 새로운 생명을 맞이하는 기쁨의 시간이기도 하지만 산모는 상당한 생리적, 사회적, 정서적 그리고 심리적 변화를 경험하는 매우 취약할 수 있는 시기이기도 합니다.

우리나라의 전통적인 산후 조리는 보양식을 섭취하고 신체를 돌보며 회복기간을 갖는 비교적 수동적인 방법이었다면 최근에는 임신 전의 모습으로 돌아가려는 노력들로 적극적으로 산후 관리에 참여하고 있는 모습들을 볼 수 있지만, 종종 외형적인 변화에 지나치게 치중되어 있고 여성들의 현재 건강상태가 고려되지 않은 채 무리하게 체중감량이 강조되고 있어 아쉬움이 있기도 합니다. 임신 4기에는 산모의 신체적 건강 회복뿐만 아니라 심리적 회복도 함께 관리되어야 하며 신체적 회복을 위한 단계적인 접근 방식을 통해 그렇지 않았을 경우에 발생할 수 있는 여성관련 질환들을 예방할 수 있습니다.

이 책은 산후 여성들의 체계적인 회복을 위해 임신과 분만시의 심리적, 신체적 변화와 고통으로부터 회복하고, 엄마라는 새로운 역할, 새로운 환경에 적응하고 자신과 가족을 위해 필라테스를 통해 임신 전의 몸매로 돌아가는 것을 넘어, 출산 경험이 있는 여성들에게 자주 나타나는 요실금이나 골반장기 탈출증과 같은 여성질환을 예방하고 회복할 수 있도록 영국의 '우먼스 헬스' 전문가들로부터 조언을 받아 체계적으로 구성되어 있습니다. 또한 모든 산후 여성들이 경험하는 산후 우울증, 하지만 스스로가 또는 가족들에게 무시될 수 있는 증상들도 언급하고 있어 남편들도 꼭 읽어야 할 책이라고 생각됩니다.

이 책이 나오기까지 함께 번역에 참여해 주신 조지연 선생님과 윤원형 선생님, 좋은 기회를 마련해 주신 영문 출판사 관계자 여러 분들께도 고마운 마음 전합니다.

2021년 지니킴

역자 소개

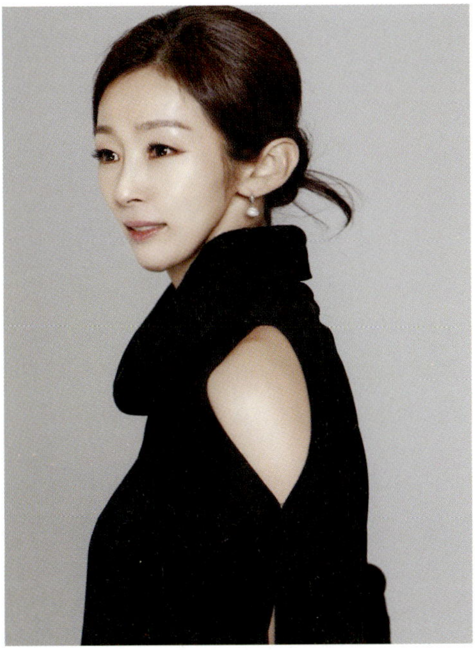

지니킴(대표 역자)

호주 Griffith 대학에서 물리치료와 스포츠 의학을 전공하고, 퀸즈랜드주 대표 종합병원과 스포츠 클리닉에서 근무하면서 다양한 근골격계의 질환과 여성 골반건강 질환을 치료하였다. 동시에 한국인 최초로 클리니컬 필라테스 자격을 취득하고 치료에 적용하면서, 근골격계와 여성 골반건강을 동시에 치료하는 치료사로서 호주에서 자리매김하게 되었다. 현재는 호주와 한국을 오가며 환자 치료와 산전 산후 골반통증과 재활 필라테스 교육을 의사, 물리치료사, 운동 전문가들을 대상으로 교육하고, 해외의 여성 골반건강 관련 선진 학문과 치료법을 국내에 보급하기 위해 애쓰고 있다.

- 호주 GRIFFITH UNIVERSITY, 석사 PHYSIOTHERAPY
- 호주 GRIFFITH UNIVERSITY, 학사 EXERCISE SCIENCE
- 호주 여성골반건강 전문 치료사
- 현) Australian Pilates Co & Women's Health Int'l 대표
- 현) 호주 재활 필라테스 지도자 전문 과정 한국 교육 마스터
- 현) 산전산후 전문가 과정 교육 마스터
- 호주 APA 골반건강, 근골격계 정회원
- 미국 APTA 골반건강 정회원
- 호주 Women's Health Training Association 여성 골반 건강 과정 수료
- 호주, 미국, 영국 산전산후 전문가 치료 과정 수료
- 캐나다 다이앤리 복직근이개 치료 과정 수료
- 호주 프린세스 알렉산드라 종합병원 근무
- 호주 로얄 브리즈번 여성 전문 종합병원 근무
- 퀸즈랜드 스포츠 의학 클리닉 근무
- 한국인 최초 호주 클리니컬 필라테스 마스터
- STUDIO PILATES INTERNATIONAL 교육강사
- 전) 연세대, 이화여대, 와세다대, 영남이공대, 동주대 및 유수의 대학 초빙강사

역자 소개 (계속)

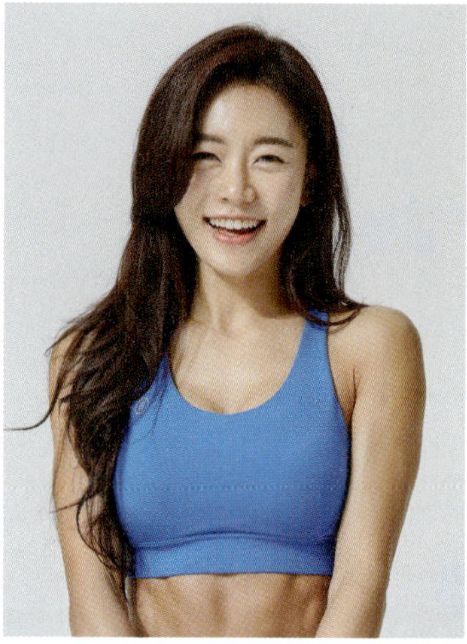

조지연

- 신구대 물리학과 물리치료 전공
- 시립 인천전문대 체육학 전공
- 물리치료사
- PMA-NCPT 자격증
- STOTT Reh- rehab Pilates 과정 수료
- 대한 운동사회 자격증 (KACCEP)
- 전) 국제재활 필라테스협회 임산부 과정 교육강사
- 전) IPYA 필라테스 협회 정규과정 교육강사
- 현) 필라테스 유니크 원장

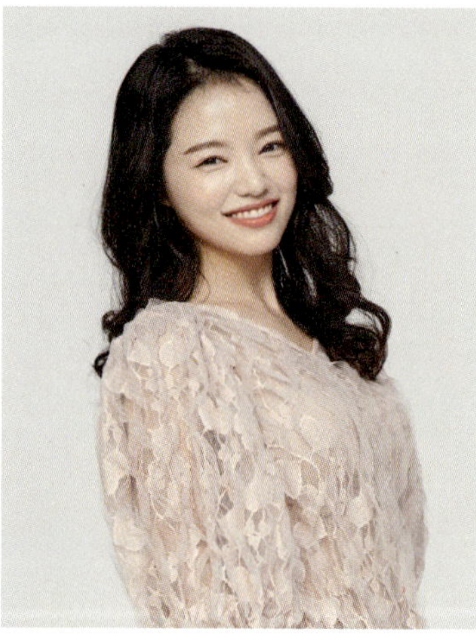

윤원형

- SPA 서울 필라테스 협회 지도자과정 수료
- E Pilates 근막이완 인증강사
- CORE PILATES 산전산후 과정 수료
- TCFWF 산전산후 복직근이개 인증강사
- 인스타그램 농쌤 산전 산후 운동
- 유튜브 흥둥이 홈트

인덱스